La belle du Vietnam

*

Mariage au May Màn Hospital

SCARLET WILSON

La belle du Vietnam

Traduction française de
MARIE-JOSÉ LAMORLETTE

BLANCHE

HARLEQUIN

Collection : Blanche

Ce roman a déjà été publié en 2020

Titre original :
HEALING THE SINGLE DAD'S HEART

HARPERCOLLINS FRANCE
83-85, boulevard Vincent-Auriol, 75646 PARIS CEDEX 13
Service Clients — www.harlequin.fr
ISBN 978-2-2805-1622-8 — ISSN 0223-5056

Édité par HarperCollins France.
Composition et mise en pages Nord Compo.
Imprimé en janvier 2025 par CPI Black Print (Barcelone)
en utilisant 100% d'électricité renouvelable.
Dépôt légal : février 2025.

FSC
www.fsc.org
MIXTE
Papier issu de sources responsables
FSC® C159065

Pour limiter l'empreinte environnementale de ses livres, HarperCollins France s'engage à n'utiliser que du papier fabriqué à partir de bois provenant de forêts gérées durablement et de manière responsable.

1

Sur le papier, le voyage avait paru très long, mais pour Joe il était passé en un clin d'œil. « Va montrer à ton petit garçon une partie du monde où vous pourrez vous fabriquer de nouveaux souvenirs. » C'était ce que sa mère lui avait dit en lui remettant les billets d'avion pour le Vietnam.

Elle avait eu raison. Finalement, elle lui avait donné l'impulsion dont il avait besoin.

Ensuite, tout s'était déroulé très vite. Faire faire toutes leurs vaccinations, boucler les affaires au travail, préparer les bagages, donner les clés de sa maison à une agence de location et s'assurer que tout son courrier serait envoyé chez sa mère…

Lorsqu'il s'était assis dans l'avion, il avait été bel et bien décidé à se reposer. Mais son estomac, se serrant d'une manière étrange, en avait décidé autrement. En fait, il y avait si longtemps qu'il n'avait pas éprouvé d'excitation pour quelque chose qu'il avait failli ne pas reconnaître cette sensation.

Regan avait adoré le voyage. Entre regarder des films, prendre des collations, dormir et poser des questions, il avait été un excellent compagnon de vol. Et maintenant, alors qu'ils s'apprêtaient à atterrir à l'aéroport de Hanoï, il regardait par le hublot le paysage verdoyant, émerveillé.

— C'est comme chez nous ! dit-il avec un grand sourire.

Joe sentit son cœur se serrer malgré lui. L'objet de toute cette expédition était d'aller de l'avant, il le savait, et en lui-même il était prêt, mais jusqu'à présent il n'avait tout simplement pas pu franchir le pas car, à tout bout de champ, Regan faisait quelque chose qui lui rappelait Esther. Ce pouvait être un geste de la main, une expression dans son regard. Comment écarter la douleur à l'idée qu'elle n'était plus là pour voir cela, pour partager ce moment avec eux et être fière de leur fils – du petit garçon intelligent et courageux qu'il était en train de devenir ?

Joe se pencha pour regarder lui aussi par le hublot. Il s'était à moitié attendu à découvrir un paysage urbain, mais, apparemment, les pistes d'atterrissage de Hanoï étaient aussi vertes que celles de Glasgow. Cet endroit serait peut-être plus familier qu'il ne l'avait pensé.

L'aéroport était bondé, et Joe tint bien la main de Regan pendant qu'ils passaient les contrôles des passeports et allaient récupérer leurs bagages. Un homme vêtu d'une chemise blanche et d'un pantalon décontracté était appuyé contre un pilier, tenant une feuille de papier avec leurs noms écrits en noir dessus.

Dr Joe LENNOX et fils

Tout en bataillant pour tirer les valises et tenir la main de Regan, Joe fit un signe de tête à l'homme. Autour de lui, on parlait une douzaine de langues et il pria que leur accompagnateur parlât un peu l'anglais.

— Docteur Joe ? demanda ce dernier.

Joe hocha de nouveau la tête et l'homme lui tendit la main.

— Rudi. Je vais vous conduire au May Mân Hospital.

Il prit les deux valises et se mit à marcher rapidement vers la sortie.

— Vous venez d'Écosse ? lança-t-il par-dessus son épaule.

Tout en acquiesçant, Joe se pencha pour prendre Regan dans ses bras et il allongea le pas pour ne pas se laisser distancer.

— Je connais toutes les équipes de foot. Laquelle est votre préférée ?

Joe sourit. Où qu'il aille sur la planète, l'Écosse était connue pour son football et la plupart des conversations commençaient ainsi.

Il ne leur fallut pas longtemps pour être pris dans une circulation très dense. On eût dit que tout le monde se déplaçait à scooter ou motocyclette, à Hanoï. Regan, fatigué, se nicha sous le bras de son père, contre son torse.

Le temps d'un éclair, Joe connut un instant de doute. Et si Regan ne se plaisait pas ici ? Il n'aurait pas ses grands-parents pour le rassurer, et ce séjour était complètement différent de tout ce qu'il avait expérimenté auparavant. Tandis qu'il passait la main sur les doux cheveux de son fils, Joe songea à Esther. Regan partageait l'esprit aventureux de sa mère. Chaque fois qu'ils essayaient quelque chose de nouveau, il se lançait tête baissée. Comme la plupart des petits garçons, il n'avait peur de rien, ce qui gonflait le cœur de Joe de fierté. Il ne voulait pas que son enfant perde cet enthousiasme, jamais.

Au bout d'une demi-heure, il ne put résister à l'envie de baisser la vitre de la voiture pour laisser les bruits et les odeurs de la ville les environner. La première chose qui le frappa fut à quel point l'endroit était affairé, combien tout paraissait compact, des gens aux boutiques et aux transports en commun.

Il y avait de la couleur partout, témoin la rangée d'échoppes aux auvents rouges, bleus et jaunes et les immeubles qu'ils longeaient.

L'un était en brique rose, avec un balcon à chaque étage, celui d'à côté était blanc, avec des plantes qui descendaient vers l'auvent au-dessous, le suivant consistait en l'immeuble le plus étroit que Joe ait jamais vu. Ensuite venaient un immeuble bleu pâle puis un autre à la couleur indéfinie car recouvert de verdure.

C'était comme une ville construite pêle-mêle avec un jeu de construction, et l'ensemble était plein de charme. Devant les boutiques se pressaient des vendeurs ambulants de souvenirs pour les touristes et de tuniques à manches longues aux couleurs vives, et des charrettes de nourriture. Le chaos des étals rappela à Joe le quartier des Barrowlands à Glasgow.

Le chauffeur leur signala des endroits à voir tandis qu'ils traversaient le district de Ba Dinh puis pénétraient dans le Quartier français, mais ils s'éloignaient visiblement des zones touristiques pour aller vers la banlieue. Tout était plus dense, ici, il y avait des vendeurs de rue partout, et la pauvreté était évidente. Un petit frisson parcourut le dos de Joe qui se rappela de nouveau l'Écosse. Son cabinet de généraliste, à Glasgow, desservait l'un des quartiers les plus défavorisés de la ville.

La voiture tourna dans une rue un peu plus large. Les maisons étaient différentes, ici, pas aussi tassées les unes contre les autres. Elles semblaient être des habitations privées, avec un peu de terrain autour.

Le chauffeur s'arrêta devant une grande maison jaune pâle de style colonial, à deux étages, un peu décrépite. Un panneau au-dessus de la porte indiquait « MAY MÀN HOSPITAL ». L'homme leur sourit avant de sortir pour leur ouvrir la portière. Joe prit Regan dans ses bras pour quitter la voiture, laissant l'air chaud l'envelopper. *Un sacré changement de température par rapport à l'Écosse,* se dit-il en observant ce qui l'entourait.

Il y avait plusieurs bâtiments de même style, d'anciennes résidences qui avaient été converties en deux restaurants et en un hôtel. Les maisons devaient être grandioses, jadis, mais, à présent, elles paraissaient assez délabrées avec leur peinture fanée et certains volets qui pendaient de travers. Seul le panneau de l'hôpital était en bon état.

Le chauffeur sortit leurs valises du coffre et gravit derrière Joe les marches menant à l'entrée. Celui-ci franchit la large double porte et s'arrêta, envahi par une sensation de familiarité, quelque chose qu'il n'avait pas éprouvé depuis six mois, peut-être plus.

Exercer comme généraliste n'était pas la même chose que de travailler dans un hôpital, et ce qui était fou, c'était qu'à travers le monde tous les hôpitaux se ressemblaient. L'odeur de désinfectant, les voix étouffées et les bruits de pas pressés lui firent esquisser un sourire.

Cette ambiance lui avait manqué, même s'il s'efforçait de prétendre que non. Depuis tout petit il voulait être médecin, mais durant les six derniers mois...

Il avait travaillé. Seulement il n'avait pas apprécié ce qu'il faisait. Il n'avait pas aimé son travail autant qu'autrefois.

Et, même s'il ne savait rien de cet endroit ni de ces gens, les choses lui semblaient justes ici.

Il y eut un bruit sur sa droite.

— Puis-je vous aider ?

Il tourna la tête et vit la jeune femme qui lui avait parlé anglais, le traitant comme l'étranger qu'il était.

— Je suis censé rencontrer Nguyen Van Khiem ou Nguyen Van Hoa, les deux médecins qui dirigent cet endroit, répondit-il.

Alors qu'il lui faisait face, elle aperçut l'enfant qu'il portait et recula d'un pas, surprise.

Pendant une seconde, l'air se figea entre eux. Il pouvait voir l'étonnement sur son joli visage. Manifestement, il n'était pas ce à quoi elle s'était attendue. Mais tandis qu'il observait ses cheveux et ses yeux sombres, son visage à peine maquillé et ses dents blanches et régulières, il songea qu'il ne s'était pas non plus attendu à quelqu'un comme elle. Sa mère lui avait dit que l'hôpital était dirigé par un couple d'un certain âge, avec cinquante ans d'expérience à eux deux.

— Vous devez être le nouveau médecin, reprit-elle. Khiem et Hoa m'ont dit que vous deviez arriver aujourd'hui.

Elle pencha la tête pour essayer de voir Regan, blotti contre l'épaule de son père.

— Ce doit être… Regan, n'est-ce pas ?

Joe fut intrigué. Qui était cette femme qui avait visiblement noté leur arrivée ?

Elle était plus petite que lui, avec des cheveux brillants, d'un brun foncé, attachés par une pince sur sa nuque. Elle portait une chemise rose et un pantalon noir qui mettait en valeur sa taille fine.

Elle lui tendit la main en souriant.

— Je suis Lien, l'un des autres médecins qui travaillent ici.

Il devait la regarder avec curiosité car elle précisa :

— Dang Van Lien. Mais les gens, ici, m'appellent simplement le Dr Lien.

Joe hocha la tête, essayant de se faire à l'usage d'indiquer d'abord le nom de famille. Sa poignée de main fut chaude et ferme, ce qui lui plut, et elle tenait toujours sa main lorsqu'elle se remit à parler.

— Khiem et Hoa ont été appelés ailleurs. Ils étaient désolés de ne pouvoir être là pour vous accueillir. Venez avec moi. Je suppose que vous voulez poser ce petit garçon.

Elle attrapa la poignée des deux valises et se mit à les tirer derrière elle avant qu'il ait pu l'arrêter.

— Il n'y a pas de problème particulier ? demanda-t-il en la

suivant dans le couloir, inquiet que tout s'arrête avant d'avoir commencé. Où sont-ils allés ?

— Ils ont dû se rendre dans un de nos autres hôpitaux à quelques centaines de kilomètres d'ici, certains membres du personnel étant tombés malades. Ils seront probablement absents pendant les prochaines semaines.

Pour une femme petite, elle avait de très grandes enjambées. Il n'eut même pas l'occasion de bien voir les locaux avant qu'elle le fasse sortir par l'arrière du bâtiment et lui indique l'une de trois petites maisons construites sur le terrain derrière l'hôpital.

— Nous avons de la chance, ici. Le personnel est bien logé.

Apparemment, la grande maison coloniale qui abritait l'hôpital recélait quelques secrets. Le terrain était plus grand qu'il ne s'y serait attendu, planté de buissons verts et de quelques arbres, et les trois maisons blanches, individuelles, étaient juste assez éloignées les unes des autres pour assurer une certaine intimité. Toutes trois avaient une porte d'entrée peinte d'une couleur différente : une jaune, une bleue et une lilas.

Elle le conduisit jusqu'à la maison à la porte bleue qu'elle ouvrit avant d'actionner un interrupteur. Elle prit la clé accrochée derrière la porte et la lui remit.

— Vous voilà arrivés, dit-elle.

Une lumière chaude emplissait l'espace, assez réduit, mais douillet et confortable. Loin d'être aussi grand que sa maison de Glasgow, bien sûr... Un petit canapé rouge occupait la pièce principale, avec une table et deux chaises, et une cuisine encastrée était installée au fond. Avec un sourire, Lien lui montra les deux chambres, les deux lits équipés de moustiquaires, et la salle de bains.

Peu importait que l'espace fût exigu car le mobilier et le décor le rendaient accueillant. Après avoir déposé son fils avec précaution sur la courtepointe blanche, il s'assura que la moustiquaire était en place puis il sortit quelque chose de son petit sac à dos. Il ne voulait pas que Regan se réveille sans rien de familier près de lui.

Le cadre contenait deux photos d'Esther. Sur l'une, peu après l'accouchement, elle était pâle et tenait Regan enveloppé dans une couverture blanche. Sur l'autre, elle était beaucoup plus rayonnante – le cliché avait été pris un an avant le diagnostic de sa leucémie aiguë –, et Regan disait que c'était sa photo préférée de sa maman. Elle riait sur une plage, ses cheveux blonds dans les yeux. Les doigts de Joe s'attardèrent sur la photo tandis qu'il posait le cadre à côté de la tête de son fils. Puis il sortit de la chambre, laissant la porte ouverte.

— Je veux une histoire, murmura Regan, les yeux fermés.

Lien, qui surprit le coup d'œil de Joe sur les valises non ouvertes, haussa une épaule.

— J'ai une provision inépuisable d'histoires. Si vous me laissiez lui en raconter une pendant que vous commencez à vous installer ?

Il ressentit un tiraillement intérieur. Raconter une histoire à Regan avant de dormir avait fait partie de leur routine quotidienne ces quatre dernières années. Mais il était fatigué, et sa fatigue lui souffla que ce serait peut-être bien pour Regan d'entendre une histoire qui ne lui avait pas déjà été répétée cent fois.

— C'est vraiment aimable à vous, dit-il. Merci.

— Pas de problème.

Lien s'assit sur le bord du lit du petit garçon et se lança dans une histoire de dragons.

Joe regretta que son fils dorme à moitié car il aurait adoré ce conte fantastique. Mais cela lui donna, à lui, le temps d'ouvrir leurs valises, de sortir leurs affaires de toilette et des vêtements pour le lendemain, ainsi que le répulsif contre les moustiques. Tout le reste pouvait attendre.

Lien apparut à côté de lui alors qu'il essayait de défroisser une chemise.

— Il dort, dit-elle doucement. Je crois qu'il dormait déjà quand j'ai commencé.

Elle alla dans la cuisine.

— Un thé ? demanda-t-elle en levant deux tasses.

Puis elle ouvrit le réfrigérateur et quelques placards.

— Ne vous inquiétez pas. Hoa vous a laissé des provisions.

— Vraiment ? C'est gentil à elle.

Lien désigna le canapé rouge.

— Asseyez-vous. Vous devez être fatigué.

Elle lui jeta un regard curieux.

— L'Écosse, n'est-ce pas ? Vous venez de loin.

Joe se détendit sur le canapé, aussi confortable qu'il en avait l'air. Il observa Lien se déplacer avec aisance dans la cuisine pour préparer le thé. Le parfum qui flotta jusqu'à lui était nettement fleuri. Ce n'était pas le thé noir auquel il était habitué.

Quelques minutes plus tard, Lien lui tendit une tasse fumante remplie d'un liquide jaune clair.

— Quelle sorte de thé est-ce ?

Elle s'assit près de lui, sa jambe frôlant son jean.

— La meilleure, du thé au jasmin. Vous n'avez jamais goûté ?

Ce thé avait une senteur de parfum un peu trop marquée pour lui, mais il se garda de le dire. Sa tasse sur les genoux, il se tourna légèrement vers Lien.

— Merci. Vous n'étiez pas obligée.

— Si.

Elle eut un grand sourire, les yeux pétillants de malice tandis qu'elle buvait une gorgée de thé.

— En fait, c'est de la manipulation. J'essaie de m'assurer que vous serez en forme pour travailler demain. Le thé au jasmin devrait vous détendre un peu pour que vous puissiez dormir et que votre horloge corporelle s'ajuste.

Il hocha la tête.

— Ah, de la manipulation... Je comprends, maintenant.

Elle désigna de la main la fenêtre en face d'eux qui donnait sur le bâtiment principal.

— Demain, ce sera le baptême du feu. Il y a un norovirus qui traîne en ce moment, causant des gastro-entérites. Nous avons beaucoup d'enfants et d'adultes déshydratés.

Joe frissonna puis il l'observa, intrigué.

— Depuis combien de temps êtes-vous ici ?

— Toute ma vie, répondit-elle. Je suis née et ai grandi à Hanoï. Je me suis formée ici, puis j'ai passé un an à Washington et un autre à Dublin. J'avais envie de voir le monde...

— Mais vous êtes revenue ?

Elle hésita brièvement.

— Bien sûr. J'ai fait mes études avec Duc, le fils de Khiem et de Hoa. Cet hôpital local existait déjà quand j'étais enfant. Ils l'ont ouvert avec de l'argent dont ils avaient hérité et ils l'ont toujours fait fonctionner depuis.

— Le gouvernement ne participe pas ?

Elle plissa le nez.

— Il verse une contribution. Hanoï a une population de plus de six millions de personnes… et presque autant de motocyclettes, dit-elle en riant. Le gouvernement essaie de prendre en main notre système de santé, mais celui-ci est loin d'être aussi efficace qu'au Royaume-Uni. La plupart du temps, vous devez encore payer pour voir un médecin, au Vietnam.

— Et est-ce que les gens peuvent payer, par ici ?

Elle secoua la tête.

— C'est pourquoi nous sommes là. Nous offrons des soins gratuits à tous ceux qui viennent. Des vaccinations pour les enfants, un suivi prénatal pour les futures mères et tout le reste.

Maintenant qu'il était assis, Joe se rendait compte qu'il avait mal dans les os et dans tous les muscles de ses épaules. Les effets du voyage… Il but une gorgée brûlante du thé à l'arôme puissant et laissa ses papilles s'habituer. Il avait conscience que les yeux sombres de Lien l'observaient avec attention.

Il leva sa tasse.

— Pas mauvais.

Elle lui décocha un coup d'œil soupçonneux.

— Il faudra vous y faire. Le thé au jasmin et le café glacé sont la norme, ici.

Il porta une main à ses yeux fatigués.

— Votre anglais est excellent. Je suis un peu inquiet pour demain car je ne parle pas couramment le vietnamien. J'ai appris quelques mots, mais je ne pourrais en aucun cas soutenir une conversation.

Elle secoua la tête et agita une main.

— Ne vous faites pas de souci. Nous avons une interprète à plein temps, à l'hôpital. Normalement, elle sera là pour vous aider. Un certain nombre de nos infirmières sont bilingues, aussi. Vous devriez bien vous débrouiller.

Elle désigna la chambre d'un signe de tête.

— Vous vous êtes organisé, pour votre fils ?

Il jeta un regard à la petite silhouette endormie sur le lit.

— Oui. Je l'ai inscrit à l'école internationale, à quelques rues d'ici. Khiem m'avait envoyé des détails à ce sujet. Je dois l'y emmener demain, un peu avant 8 heures.

— Parfait. Elle a bonne réputation. Je suis sûre qu'elle lui plaira. D'après Khiem, vous êtes ici pour six mois, ajouta-t-elle après un silence.

C'était une affirmation, mais elle l'exprima comme une question. Joe s'efforça de ne pas laisser affleurer ses doutes sur son visage.

— C'est la période de congé que j'ai prise dans mon travail en Écosse. Nous avions besoin...

Il hésita, essayant de trouver les mots justes.

— ... D'un changement de décor. Regan doit entrer à l'école à Glasgow dans six mois, alors je prévois de le ramener chez nous à ce moment-là.

Il regarda du côté de l'hôpital, s'avisant qu'il n'avait pas encore vu d'autres membres du personnel.

— Le fils de Khiem et de Hoa travaille-t-il ici, aussi ?

Lien se mit à rire.

— Pas s'il peut l'éviter ! Non, Duc est attiré par l'aventure, répondit-elle, amusée.

— Que voulez-vous dire ?

Elle haussa une épaule.

— Il fait son tour du monde, acquérant de nouvelles compétences en tant que chirurgien partout où il le peut. Cet endroit ne lui conviendrait pas.

— Vous avez fait la même chose, non ? demanda Joe, curieux.

— Je suis juste allée dans deux endroits. Cela m'a suffi. J'ai acquis l'expérience dont j'avais besoin pour l'exploiter ici.

— Vous avez toujours voulu revenir travailler à Hanoï ?

Les yeux bruns sincères de la jeune femme rencontrèrent son regard.

— Hanoï, c'est chez moi. J'ai voulu être médecin pour aider et soigner les gens que j'aime. Et les gens que j'aime sont ici, répondit-elle en tendant les mains avec un doux sourire.

Quelque chose se noua dans la poitrine de Joe qui ressentit un coup à l'estomac. Il n'avait pas été capable d'aider celle qu'il aimait. Mais il n'aurait rien pu faire pour sauver Esther, il le savait. Il avait repris un million de fois chaque élément de son diagnostic et de son traitement pendant les longues nuits blanches qui avaient suivi sa mort.

Lien le dévisagea, puis jeta un coup d'œil à Regan endormi.

— Pourquoi le Vietnam ?

Il déglutit puis inspira à fond. Il détestait s'être habitué à dire aux gens que sa femme était morte, et à voir leurs regards de pitié ou leur léger embarras.

— Ma mère a choisi pour nous, répondit-il avec un sourire contraint.

Elle fronça les sourcils.

— Pardon ?

Il se passa une main dans les cheveux. Il était trop fatigué pour inventer une histoire. Il n'avait pas l'énergie d'enjoliver les choses.

— Ma femme est morte il y a trois ans. Nous avions toujours eu l'intention de voyager, de faire découvrir le monde à Regan, mais c'est ma mère qui a décidé que nous avions besoin tous les deux de changer de cadre de vie. Le Vietnam figurait sur notre liste de vœux.

— La vôtre, ou celle de votre femme ?

Au lieu de lui offrir ses condoléances, elle lui posait une question inattendue.

— La mienne, en fait. J'ai toujours eu envie de venir travailler ici à un moment donné, mais cela… avait disparu de mon écran radar depuis un certain temps. Comme beaucoup de choses.

Lien regarda de nouveau vers la chambre.

— Cela se comprend. Vous avez dû changer vos priorités. Devenir à la fois la maman et le papa d'un petit garçon n'a pas dû être facile.

Il se tourna vers elle. Cette femme lui plaisait. Ils venaient juste de se rencontrer, mais elle semblait bien le cerner. Ces dernières années, les gens s'étaient montrés précautionneux avec lui au lieu de lui parler franchement.

Il ferma les yeux une seconde et inspira l'air chaud du Vietnam. Il avait eu des doutes pendant tout le voyage, mais maintenant, pour la première fois, il lui semblait avoir fait le bon choix. Il sourit.

— Regan me rend les choses faciles, dit-il. J'ai de la chance.

Il lui jeta un coup d'œil de côté.

— Ce qui est arrivé n'a pas été une chance, mais j'ai toujours avec moi une part de ma femme. Je la vois tous les jours dans notre fils : un geste, une expression, même son rire. Je sais qu'elle serait fière de notre petit bonhomme. J'espère seulement avoir pris la bonne décision, au bon moment, et que Regan va adorer être ici.

Lien hocha la tête d'un air compréhensif et termina son thé.

— Il y a quantité de choses à aimer, ici. C'est un hôpital formidable, avec du personnel formidable. Si vous avez besoin d'un coup de main de n'importe lequel de vos collègues, vous n'aurez qu'à demander.

Il la remercia d'un signe de tête, un peu rassuré. C'était la première fois que Regan et lui étaient éloignés de leur famille, et le fait que Khiem et Hoa n'aient pas été là à leur arrivée l'avait un peu préoccupé.

Il regarda de nouveau Lien.

— Tout à l'heure, à l'entrée..., dit-il avec un petit sourire. Vous vous attendiez à quelqu'un de différent ?

Elle sourit avec douceur, sans doute consciente d'avoir été percée à jour. Puis elle acquiesça.

— D'après la description de Khiem, je m'attendais à quelqu'un... de plus âgé. Mais vous ferez l'affaire, docteur Joe, ajouta-t-elle d'un ton chaleureux. Vous ferez l'affaire.

Elle lui tapota l'épaule en se levant pour se diriger vers le réfrigérateur.

Curieusement, Joe se sentit frémir de la tête aux pieds. Cette approbation signifiait énormément pour lui, mais il ne savait pas très bien pourquoi. C'était peut-être le voyage, la distance, l'inconnu. En tout cas, il pouvait déjà dire que Lien était quelqu'un avec qui il pourrait s'entendre et travailler. Elle lui avait posé beaucoup de questions, ce qu'il n'avait pas eu l'occasion de faire et il était intrigué. Il avait envie d'en savoir plus sur elle, mais elle s'était remise à parler.

— Il y a des nouilles, des légumes et du porc, là-dedans. Le wok est dans le placard à côté de la cuisinière. Si vous avez faim, vous devriez pouvoir mijoter quelque chose.

Elle alla poser sa tasse dans l'évier.

— Je pourrai vous montrer où se trouve le marché, demain, si vous avez besoin d'autres choses. Ce n'est pas très loin. Et, s'il vous faut quoi que ce soit d'ici là, j'habite la maison d'à côté.

Il se leva par politesse.

— Ah oui ? Laquelle ?

— Celle qui a la porte lilas. Khiem et Hoa ont celle à la porte jaune.

Il hocha la tête tandis qu'elle ouvrait la porte puis il s'avisa soudain de quelque chose.

— Bon sang, je n'ai même pas visité l'hôpital !

Elle agita la main en s'éloignant.

— Vous aurez tout le temps demain. Je vous verrai dans la matinée.

Elle lui décocha un grand sourire en regagnant sa maison, ses cheveux se balançant au rythme de ses pas.

Joe secoua légèrement la tête. Il avait été inquiet, peut-être même un peu effrayé. Mais Lien semblait pouvoir être une bonne collègue. Il regarda autour de lui. Même si la maison était petite, il y avait tout ce qu'il lui fallait.

Six mois.

Six mois d'une vie totalement différente. Et pour la deuxième fois depuis que sa mère lui avait donné les billets d'avion, il ressentit une vague d'émotion qu'il identifia, cette fois : de l'excitation.

Lien referma sa porte derrière elle. Elle avait peut-être été trop directe, trop hardie. En vérité, elle était un peu nerveuse. Joe ne le réalisait pas encore, mais l'absence de Khiem et Hoa signifiait qu'ils seraient deux médecins permanents pour les semaines à venir. Elle n'avait pas plaisanté en disant qu'elle voulait qu'il soit en forme.

Elle ôta sa pince puis secoua ses cheveux. Elle ne pouvait pas prétendre qu'elle n'était pas intriguée par le nouveau médecin écossais. Il parlait très vite, et, parfois, elle avait dû se concentrer fortement pour le suivre à cause de son accent. Elle avait remarqué aussi ses doigts s'attardant près du cadre qu'il avait posé à côté de Regan. C'étaient manifestement des photos de sa femme. Était-il vraiment prêt à être ici ?

Elle soupira. Ils avaient déjà eu des médecins étrangers en résidence pour six mois. Les trois derniers, un Allemand et deux

Américains, étaient venus pour fuir leur vie et leur avaient posé des problèmes. Il semblait bien que Joe Lennox fût là pour la même raison. Tiendrait-il vraiment six mois ? Il le fallait car l'hôpital avait besoin de stabilité. Aussi triste qu'ait été son histoire, il ne serait pas bon pour eux qu'il s'en aille après avoir découvert que cette expérience au Vietnam n'était pas ce qu'il avait souhaité.

Elle commença à se dévêtir pour prendre une douche, songeant qu'il faudrait qu'elle l'aide autant qu'elle le pourrait – en particulier jusqu'à ce que son fils soit bien intégré à l'école internationale. Si Joe était déçu, il pourrait bien décider de reprendre le premier avion pour l'Écosse. Elle le croyait quand il disait qu'il avait besoin d'un changement. Mais le fait qu'il ait été poussé à partir par sa mère l'inquiétait. De nouveau, elle se demanda s'il était vraiment prêt à être aussi dépaysé.

Elle n'avait pas vu son CV car Khiem et Hoa se chargeaient du recrutement et elle ne savait rien de son expérience. Mais, en vérité, ce n'étaient pas ses compétences qui la tourmentaient. C'étaient plutôt son cœur et sa tête. S'il avait la tête ailleurs, il pouvait commettre des erreurs, et s'il n'avait pas le cœur à ce qu'il faisait, il ne voudrait pas rester.

Sa poitrine se contracta.

Cet endroit signifiait tout pour elle.

Pour beaucoup d'habitants de Hanoï, cet hôpital était le seul point possible d'accès aux soins. Oui, les services étaient bousculés. Oui, ils n'avaient pas toujours toutes les fournitures qu'il leur fallait. Mais elle était déterminée à ce que le May Màn Hospital soit toujours là pour la population qui en avait besoin.

Des gens comme elle et comme sa famille.

C'était sa ville, son peuple.

Et, quelle que soit l'empathie qu'elle éprouvait pour la situation personnelle du nouveau médecin, il ferait mieux d'être préparé à peser de tout son poids, ici.

2

Lien attendait Joe lorsqu'il revint après avoir déposé Regan à l'école. Il avait naturellement été nerveux à l'idée de laisser son fils dans un nouvel établissement, dans une ville inconnue, mais il avait vite été rassuré. L'institutrice de maternelle les avait introduits dans un environnement accueillant et coloré, plein d'enfants à l'air heureux qui bavardaient dans différentes langues. Regan n'avait pas tardé à lui lâcher la main pour aller s'amuser avec les autres, et Joe était reparti en sachant qu'ils appelleraient l'hôpital s'il y avait un problème.

Quand il arriva, il était un peu moins de 8 heures et l'endroit était déjà une ruche en activité. Lien portait un chemisier bleu clair et un pantalon marine, et elle avait de nouveau les cheveux attachés en queue-de-cheval. Aucun signe de la traditionnelle blouse blanche.

Il avait hésité le matin sur les vêtements à mettre, avant de se décider pour un pantalon sombre et une chemise blanche à manches courtes. Il faisait plus chaud qu'il n'en avait l'habitude, et il ignorait si l'hôpital était climatisé ou non, n'ayant pas fait attention, la veille. Il renifla, gêné par l'odeur du produit antimoustiques dont il s'était couvert et avait couvert Regan. Peut-être aurait-il dû forcer sur l'after-shave ?

Lien lui adressa un bref signe de tête.

— Regan est bien installé ?

Comme il acquiesçait, elle poursuivit :

— Venez avec moi, je vais vous faire faire un tour des lieux. Je vous montrerai nos systèmes et nos fournitures, et quand Mai

Ahn, notre interprète, arrivera, je vous l'affecterai pour le reste de la journée.

Elle le conduisit d'abord jusqu'à un lavabo où elle se lava les mains, et il l'imita. C'était indispensable pour éviter la propagation des norovirus dont elle avait parlé.

— Pour commencer, vous devriez mettre des manches longues, reprit Lien. Si vos chemises sont trop chaudes, je vous montrerai un endroit où vous pourrez acheter des vêtements plus légers. Avez-vous votre répulsif sur vous ?

Il fit signe que oui et elle continua :

— Sans Khiem et Hoa, nous ne sommes que deux médecins, avec un troisième collègue pour nous remplacer de temps à autre. Je ne peux me permettre que vous tombiez malade à cause d'une piqûre de moustique.

Cela ressemblait à une sévère mise en garde, et il ne sut pas trop comment réagir, mais elle avait déjà repris la parole.

— Hoa s'occupe de la médecine prénatale et néonatale, alors nous allons devoir la remplacer pendant son absence.

Il fut sensible à la façon dont c'était dit. Elle ne l'avait pas questionné sur son expérience, ne lui avait pas demandé s'il serait content de s'occuper de ce domaine. Elle lui indiquait simplement ce qui était attendu de lui. Apparemment, son côté direct de la veille était la norme, chez elle.

Elle se sécha les mains.

— Bon, je suis sûre que vous vous êtes informé sur les problèmes de santé au Vietnam. Du moins, je l'espère, ajouta-t-elle en lui jetant un coup d'œil de côté.

— Bien sûr. Les problèmes principaux sont la malaria, la tuberculose, le virus HIV et le sida, avec quelques cas de dengue et de contamination par l'Agent orange.

Elle marqua son approbation d'un signe de tête.

— Ce qui tue le plus les enfants dans notre zone est la malnutrition, accompagnée de diarrhée et de vomissements, car ils n'ont pas de couche de graisse pour se reconstituer. Elle frappe fort et vite, ce qui fait que les norovirus sont notre pire cauchemar.

Elle le conduisit dans un couloir et lui fit monter un escalier.

— En bas, nous avons notre espace de soins. En haut, nous avons six chambres de quatre lits avec divers patients, enfants et adultes.

Au premier étage, il y avait quelques infirmiers et infirmières à qui elle le présenta rapidement. Le personnel paraissait aimable et les malades bien soignés. Beaucoup étaient sous perfusion.

— Nous avons des cas de déshydratation chez les jeunes et les gens d'un certain âge. Des douleurs à la poitrine, aussi. Tout malade souffrant de diarrhée est soigné en chambre individuelle, à l'autre bout du couloir.

Joe hocha la tête.

— Quelqu'un qui vous inquiète, aujourd'hui ?

Elle eut un demi-sourire.

— S'il n'y en avait qu'un ! J'ai déjà fait une ronde ce matin, mais nous en referons une tout à l'heure pour que vous puissiez vous familiariser avec les patients. Pour l'instant, nous allons commencer en bas, à la clinique.

Ils se lavèrent une nouvelle fois les mains puis redescendirent. Le rez-de-chaussée était partagé en quatre zones : une salle d'attente générale, une pour les enfants, une pour les femmes enceintes et une salle pour les radios, avec une pièce pour les plâtrages à côté. C'était vraiment un composé, entre un cabinet de généraliste et un petit hôpital écossais.

Lien le fit entrer dans un bureau et asseoir dans un fauteuil en face d'elle. Elle poussa un petit soupir.

— Nous avons pas mal de soins prénataux. Seulement soixante pour cent des femmes, au Vietnam, viennent en visites prénatales. Certaines se présentent en fin de grossesse, d'autres au début et demandent des échographies répétées, jusqu'à vingt parfois, pour déceler des malformations.

Joe haussa les sourcils.

— Chez nous, la règle est deux, sauf en cas de problème. Je suppose que l'Agent orange est en cause ?

Elle fit signe que oui, l'air sérieux.

— On trouve plus de cas dans le sud du Vietnam, mais, quarante ans après la guerre, des enfants sont encore affectés ici, les pulvérisations utilisées pour détruire les récoltes ayant pénétré dans le sol. La pauvreté est un problème majeur au Vietnam, et certaines familles ne se nourrissent que de ce qu'elles cultivent, que le sol soit contaminé ou non. Par ailleurs, elles comptent sur le travail des enfants. Quand ceux-ci sont touchés par l'Agent orange ou une autre maladie, souvent, ne pouvant les garder, elles les mettent à l'orphelinat. Notre hôpital du district de Trà Bông, dans le sud du pays, où sont actuellement Khiem et Hoa, soigne gratuitement les enfants de l'orphelinat voisin. Les choses se sont améliorées ces dernières années, mais nous avons encore beaucoup à faire.

Joe hocha la tête.

— Et l'autre hôpital que vous avez mentionné ?

— Il se trouve à Uông Bí, dans le nord-est du pays, plus près de la côte. Nous irons travailler dans ces deux hôpitaux au cours de ces six mois, en général pour des remplacements d'une ou deux semaines.

— D'accord.

Il commençait à avoir une idée de l'endroit, du genre de patients qu'il verrait et des responsabilités qu'il aurait. Rien ne semblait dépasser ses compétences, mais il devrait se documenter un peu plus sur certains traitements.

Lien lui montra les papiers qu'ils utilisaient, comment demander des examens et rédiger des ordonnances. Elle lui tendit une liste imprimée avec les noms vietnamiens des médicaments les plus courants. Il était évident qu'elle avait déjà familiarisé des médecins étrangers avec le fonctionnement de la clinique.

Joe sourit. Les choses lui paraissaient assez claires.

— Cet endroit me fait penser à un cabinet de généraliste, un hôpital de proximité et un service d'urgences réunis, dit-il.

Lien l'observait d'un regard attentif. Sans savoir ce qu'elle pensait, il était sûr qu'elle jugeait sa valeur d'une part, et soupesait ses mobiles de l'autre. C'était normal. Elle cherchait quelqu'un sur qui elle pouvait compter. Devoir vérifier la pratique d'un autre médecin serait presque aussi gênant que de ne pas avoir de collègue du tout.

— Espérons que vous n'aurez pas à assurer les trois à la fois, répliqua-t-elle doucement.

Il pouvait voir une trace d'inquiétude dans ses yeux. Mais la seule façon de gagner sa confiance était de faire ses preuves, et il y était prêt. Chez lui, tout le monde lui faisait confiance, mais il n'était plus à Glasgow. Il était dans un pays totalement différent, et même si certains besoins de santé étaient les mêmes, il y en avait d'autres sur lesquels il devrait se renseigner car jamais il ne mettrait des patients en danger.

— Où me voulez-vous aujourd'hui ? demanda-t-il.

Les yeux de Lien brillèrent de soulagement.

— Que préférez-vous ? J'ai besoin de quelqu'un pour les enfants et les adultes, en travail clinique.

Il hocha la tête et sourit. Ce travail se rapprocherait beaucoup de son travail de généraliste.

— Je serai heureux de faire l'un ou l'autre. Mettez-moi là où je serai le plus utile.

Elle remua un peu dans son fauteuil, paraissant désarçonnée par ses paroles, ce qui l'amusa. Si elle aimait être directe, lui aussi.

— Je ne suis pas ici pour être une entrave, Lien, mais pour être une aide.

Elle leva une main pour repousser une mèche derrière son oreille. Il l'observa. Sa peau semblait très douce. Elle était très peu maquillée, mais elle n'en avait pas besoin car elle était très belle avec ses yeux et ses cheveux sombres. Dans une autre vie, en un autre lieu, elle aurait à coup sûr accroché son regard.

Cela faisait si longtemps qu'il n'avait pas eu une telle idée qu'il fronça les sourcils. Qu'est-ce qui lui arrivait ? D'où cela sortait-il ?

Lien pencha la tête de côté.

— Quelque chose ne va pas ?

Il secoua la tête – trop vite.

— Non, rien.

Il se leva, impatient de commencer sa journée.

— Où voulez-vous que j'aille ?

Il y eut quelques secondes de silence un peu embarrassantes. Il se revit, jeune médecin, face à une surveillante qui lui jetait un regard soupçonneux, craignant de le laisser toucher un patient.

Une jeune femme apparut sur le seuil, et Lien se leva.

— Ah, Mai Ahn, voici Joe. Joe, voici Mai Ahn, votre interprète. Elle va vous aider dans la salle des enfants.

— Va pour les enfants, dit-il en hochant la tête, avant de serrer la main de l'arrivante. Montrez-moi le chemin.

Lien n'était pas totalement sûre de lui. Remarquait-il seulement qu'il jetait de temps en temps un coup d'œil à son portable accroché à sa ceinture ? Il était naturel qu'il se demande comment se passait la première journée de son fils à l'école maternelle, mais elle espérait que cela ne le distrairait pas du travail à effectuer.

La clinique des enfants n'était pas faite pour les âmes sensibles.

Elle ne pouvait s'empêcher de vouloir protéger l'endroit où elle adorait travailler. Au moins, il avait été honnête, la veille au soir. Il lui avait dit que son fils et lui avaient besoin d'un changement après la mort de sa femme. Celle-ci remontait à trois ans, mais elle avait vu la lueur douloureuse dans ses yeux. Était-il vraiment prêt à aller de l'avant ?

Elle avait encore des doutes.

Dommage… Non seulement il était beau, mais son accent écossais était presque musical – même si elle devait se concentrer pour le comprendre. Et il était clair qu'il adorait son fils. Comme elle s'y serait attendue.

Elle se secoua. Ces réflexions étaient ridicules. Elle était habituée à ce que des médecins étrangers viennent ici pour de brèves périodes et elle n'avait jamais envisagé aucune sorte de relation avec eux. Elle était trop occupée, se consacrant totalement à son travail. En outre, elle avait eu le cœur brisé une fois et cela lui suffisait.

Trop pauvre. Ce n'étaient pas les mots qu'il avait employés, mais ceux qu'il avait pensés. Lien n'avait jamais prétendu être ce qu'elle n'était pas. Enfant, elle avait toujours eu de bonnes manières, elle était brillante, et ses professeurs l'avaient remarqué. Ils l'avaient encouragée à étudier puis aidée à trouver des bourses pour pouvoir faire ses études de médecine.

À l'ecole de médecine, elle s'était bien entendue avec la plupart de ses camarades. Reuben venait d'une riche famille d'une autre ville. Il ne lui avait jamais demandé où elle vivait – il avait fait des suppositions. Puis quand il l'avait découvert, au bout de deux ans, elle avait été rejetée plus vite qu'une brique brûlante.

Sa famille était fière d'elle et elle était fière d'eux. Elle avait détesté la façon dont cette histoire l'avait fait se sentir. Pas assez bien. Pas assez riche.

Elle venait d'un des quartiers les plus pauvres de la ville. Les siens y vivaient toujours – bien qu'elle ait essayé tant et plus de les aider depuis qu'elle était devenue médecin. Mais maintenant encore, ils ne voulaient accepter d'elle aucune aide financière.

L'endroit où ils habitaient leur plaisait, ils travaillaient toujours dur et ils refusaient tout changement, sous n'importe quelle forme.

Lien prit la pile de notes concernant des patients sur le bureau. Il s'agissait de gens qui revenaient à la clinique ce jour-là pour être contrôlés.

Une infirmière lui sourit quand elle entra dans la salle d'attente où il y avait déjà dix personnes. Elle fit un signe de tête et sourit, demandant en vietnamien :

— Qui est le premier ?

La seule personne qui avait du mal à se concentrer, ce matin-là, c'était elle. Elle ne cessait de jeter des coups d'œil vers l'autre salle d'attente. Elle savait que Mai Ahn viendrait la trouver si Joe avait des soucis, mais elle ne le fit pas. À la place, elle aperçut de temps à autre son nouveau collègue qui portait des bébés ou de jeunes enfants dans la salle d'examen pour les ausculter ou les vacciner. Par l'intermédiaire de l'interprète, il bavardait avec les mères. La plupart d'entre elles semblaient heureuses de lui parler et, à en juger par leur mine, le médecin écossais remportait un franc succès.

Au bout de quelques heures, Joe vint frapper à sa porte.

— Lien, pouvons-nous discuter d'une enfant ?

Elle acquiesça, contente qu'il soit venu lui parler.

— Je pense que j'ai une petite qui présente des complications d'une tuberculose. Je ne trouve pas de notes précédentes, et il n'y a pas de radio.

Il fronça les sourcils.

— Est-ce que la plupart des bébés ne sont pas vaccinés contre la tuberculose peu après leur naissance ?

— Ils le devraient. Hélas, la tuberculose est banale par ici. Si des bébés naissent à l'hôpital, ils sont vaccinés avec le consentement des parents, mais tous ne naissent pas dans des hôpitaux. Quelles sont les complications, d'après vous ?

Il se passa les mains dans les cheveux.

— Elle perd du poids alors qu'elle mange. Elle a un vilain teint, de la tachycardie, et je suspecte que sa saturation en oxygène n'est pas ce qu'elle devrait être. Ses poumons ne semblent pas se remplir correctement. Elle a de la fièvre et elle tousse. Je soupçonne un épanchement de la plèvre. Avez-vous un moniteur pédiatrique que je pourrais utiliser pendant que je demande une radio thoracique ?

Lien se leva et lui sourit.

— Faisons cela ensemble.

Il haussa un sourcil.

— Vous ne me faites pas confiance ? s'enquit-il, n'ayant pas l'air contrarié, mais légèrement amusé.

— Vous avez souhaité un second avis, docteur Lennox. Je vais vous en donner un.

— Merci. Je n'ai pas vu beaucoup d'enfants tuberculeux en Écosse.

Elle hocha la tête et alla jusqu'à la salle de soins pédiatriques. Dès son entrée, elle vit qu'il avait établi un bon diagnostic après s'être présenté à la mère et à la fillette de cinq ans.

Joe avait pris des notes approfondies. Si trois autres membres de la famille avaient la tuberculose, un seul prenait son traitement, et il n'était pas étonnant que l'enfant ait été infectée.

Cinq minutes plus tard, ils regardaient une radio thoracique et Lien se demandait s'il allait voir ce qu'il fallait sur la radio. Joe étant juste derrière son épaule, elle sentait le léger effluve de son after-shave derrière l'odeur du répulsif.

Elle n'aurait pas dû s'inquiéter. Il pointa un doigt sur le cliché.

— Épanchement de la plèvre sans lésion du parenchyme. Je sais que les avis sont partagés, mais vu l'état de cette fillette je serais enclin à drainer l'épanchement.

Impressionnée, Lien se tourna vers lui.

— Je pense que vous avez raison. Vous avez déjà pratiqué ce genre de ponction sur un enfant de cinq ans ?

— Oui. Je me suis spécialisé en pédiatrie avant de me former comme généraliste. Je peux le faire. Mais j'accepterai volontiers que vous restiez, si vous voulez.

Il ne paraissait pas sur la défensive, ni offensé qu'elle ait tenu à vérifier son diagnostic et son expérience contrairement à beaucoup de médecins qu'elle avait rencontrés. Toutefois, le ton de sa voix avait légèrement changé, comme s'il commençait à se fatiguer d'elle.

Elle pinça les lèvres. S'il avait montré la moindre anxiété, elle aurait pris la relève. Mais ce n'était pas le cas, et il était temps pour elle de céder la place. Elle avait assez de patients à voir de son côté. En outre, elle faisait confiance à l'infirmière et à l'interprète qui viendraient la trouver si elles étaient préoccupées. Elle fit de son mieux pour paraître décontractée.

— Je vous laisse le champ libre. Criez si vous avez besoin de quoi que ce soit.

Joe la regarda partir, sachant exactement à quel point c'était difficile pour elle. Il savait d'expérience qu'il fallait toujours un peu de temps pour être rassuré sur les compétences d'un collègue. Il était clair qu'elle adorait cet endroit, et, en l'absence des directeurs, elle avait la responsabilité du bon fonctionnement du May Mân Hospital.

Il donna quelques instructions à l'infirmière qui semblait comprendre son anglais, puis s'agenouilla près de la fillette et de sa mère avec Mai Ahn pour traduire, et expliqua ce qui allait se passer.

Une demi-heure plus tard, c'était terminé, et l'état de l'enfant montrait déjà des signes d'amélioration. Il demanda à l'infirmière de faire faire une autre radio et de surveiller la petite malade durant les prochaines heures.

— Je reviendrai plus tard pour la médication, dit-il, avant qu'une idée lui vienne à l'esprit. Est-ce que les médecins font des visites à domicile, ici ?

L'infirmière fronça les sourcils puis secoua la tête.

— Non, jamais.

Joe s'adossa à son fauteuil pendant un moment. Il ne voulait pas renvoyer cette petite chez elle avec une simple ordonnance car le reste de la famille était important aussi. D'après la mère, son mari et son beau-père oubliaient régulièrement de prendre leurs remèdes contre la tuberculose. S'il pouvait les voir et les convaincre de se soigner, cela éviterait que quelqu'un d'autre soit infecté. Il jeta un coup d'œil à la salle d'attente. Il avait encore beaucoup de patients à vacciner ou à examiner et il s'occupa du suivant tandis que son idée continuait à faire son chemin dans sa tête.

— Il est allé où ?

Ping, l'une des infirmières, haussa les épaules.

— Il a dit quelque chose de bizarre à propos d'une visite à domicile. Il a persuadé Mai Ahn de l'accompagner.

Lien alla consulter le dossier, nota l'adresse et attrapa sa veste. Elle était presque à la porte d'entrée quand son esprit logique reprit le dessus. Tout ce qu'elle éprouvait en ce moment, c'était de la rage. Elle revint en arrière, parcourut le reste des notes pour vérifier quels autres membres de la famille étaient infectés.

— A-t-il emporté des ordonnances, ou carrément des médicaments ? demanda-t-elle.

Ping sourit et mit un doigt sur ses lèvres.

— Je ne saurais le dire, répondit-elle.

Lien faillit exploser. Il était évident que le charme écossais agissait déjà sur son personnel. À quoi pensait-il, bon sang ? Ils n'étaient pas un dispensaire et devaient rendre compte de chaque dose qu'ils utilisaient. Ils donnaient parfois des médicaments à un patient pour une nuit, mais jamais pour un traitement complet.

Elle saisit son sac et sortit. Il était environ 6 heures du soir et les trottoirs étaient encombrés par les gens qui rentraient chez eux, la circulation dense. Elle se faufila de son mieux parmi la foule et traversa quelques rues. La maison n'était pas trop loin, mais le trajet ne fit rien pour atténuer sa colère.

Lorsqu'elle arriva à l'adresse, son cœur tambourinait dans sa poitrine. Ce n'était pas exactement l'un des meilleurs quartiers de la ville. Elle ignorait comment il avait réussi à persuader Mai Ahn de l'amener ici, mais elle s'assurerait que cela ne se reproduirait pas.

L'appartement se trouvait au premier étage d'un immeuble

en mauvais état. Elle gravit le petit escalier et longea le couloir, cherchant le numéro puis elle frappa à la porte.

— C'est le Dr Lien, de l'hôpital, dit-elle.

Elle retint son souffle un moment, puis fronça les sourcils. Étaient-ce des rires qu'elle entendait à l'intérieur ? La porte s'ouvrit en grinçant sur la grand-mère qui la salua avec une petite courbette puis la fit entrer.

Lien alla jusqu'à la pièce principale, où la majeure partie de la famille était assise par terre sur des nattes en bambou, Joe au milieu. Mai Ahn, à côté de lui, traduisait rapidement ce qu'il disait. Il avait disposé le traitement compliqué pour la tuberculose devant le grand-père, demandant à la jeune femme d'écrire des dates et des heures sur une feuille.

Lien retint les mots de colère qui lui venaient aux lèvres. Quand elle avait travaillé à Washington, elle avait vu que les piluliers étaient chose courante pour les patients qui prenaient plusieurs médicaments. Comme ils n'étaient que peu utilisés ici, il était en train d'en fabriquer un de fortune, posant les comprimés dans les cases.

Il leva les yeux et croisa son regard.

— Lien, oh, vous êtes là.

Il lança un coup d'œil rassurant à Mai Ahn qui paraissait savoir qu'elle avait des ennuis. La petite fille qu'il avait soignée était blottie sur les genoux de sa mère, et elle irait bien si on lui donnait correctement ses médicaments.

Il se leva.

— J'expliquais à la famille combien il est important qu'ils continuent à prendre leur traitement.

Lien déglutit et inspira à fond.

— C'est peut-être une pratique courante en Écosse, docteur Lennox, mais cela ne se fait pas au Vietnam.

L'air décontracté, Joe serra la main du grand-père, puis du père de la fillette qui avait aussi ses médicaments disposés devant lui.

— Merci beaucoup de m'avoir reçu.

Puis il s'adressa à la mère.

— Assurez-vous de vous procurer ces médicaments demain et, si vous pensez qu'il y a un problème, n'hésitez pas à revenir me voir à la clinique. Rappelez-vous aussi de venir faire examiner vos deux garçons. Nous pouvons les vacciner.

Lien ne savait plus si elle devait être fâchée ou impressionnée. Il n'avait pas simplement prescrit des médicaments, il couvrait également l'ensemble des problèmes de prévention liés à la tuberculose. Elle s'inclina avec respect devant la famille, ajouta quelques mots pour les rassurer et sortit la première. Elle attendit que la porte fût refermée derrière eux pour pivoter vers Joe tandis que Mai Ahn s'empressait de prendre les devants.

— À quoi diable avez-vous pensé ?

Il fronça les sourcils.

— J'ai pensé à faire prendre leurs médicaments à ces gens pour arrêter la propagation de la maladie.

— Nous ne faisons pas ça, répliqua-t-elle en tapant presque du pied par terre. Nous ne rendons pas visite aux patients chez eux.

Il leva les mains.

— Et pourquoi pas ? Surtout lorsqu'il s'agit d'une question de santé publique ? Dans ce cas précis, sommes-nous censés attendre sans rien faire à la clinique jusqu'à ce que, dans quelques mois, les deux autres enfants tombent malades aussi ?

Lien pouvait voir la passion sur son visage. C'était la première fois qu'elle le voyait s'emporter pour quelque chose.

— Avez-vous une idée de ce qu'est ce quartier ? rétorqua-t-elle. Et les quartiers tout autour, qui ne sont pas sûrs du tout ? N'y a-t-il pas à Glasgow des endroits où il ne faut pas aller seul ?

Il fronça les sourcils.

— Vous êtes venue seule...

À son tour, elle leva les mains.

— Mais je suis d'ici ! Alors que vous ne l'êtes visiblement pas.

Elle était furieuse, et il avait manifestement commis un impair. Avec sa haute taille, sa peau claire et ses cheveux châtains, Joe savait qu'on le remarquait comme étranger. Mais, au lieu de s'emporter contre sa nouvelle collègue, il choisit de sourire d'un air malicieux.

— Je ne vois pas ce que vous voulez dire.

Elle explosa comme un volcan.

— Ce n'est pas drôle !

Il s'adossa au mur et croisa les bras.

— Non. Vous avez raison, ça ne l'est pas. Mais la situation de cette famille ne l'est pas non plus. J'essaie juste de faire mon métier, Lien. Je sais que les choses sont différentes ici, mais je tiens à traiter mes patients au mieux de mes capacités.

Il y eut un bruit dans l'escalier au-dessous d'eux, et Mai Ahn les rejoignit précipitamment, l'air affolé. Elle marmonna quelques mots à Lien qui arbora une mine sérieuse et se détourna.

— De l'autre côté, dit-elle à voix basse, en désignant l'escalier à l'autre bout du couloir.

— Quelque chose ne va pas ? demanda Joe, tandis que les deux femmes se hâtaient devant lui.

L'expression de Lien trahissait à la fois l'inquiétude et la colère.

— Vous avez fait de nous une cible, Joe. Un médecin occidental, passant pour apporter des médicaments dans un quartier pauvre, est toujours une source de problèmes.

Un frisson parcourut le dos de Joe. Il n'avait pas pensé à ce détail. Certes, il s'était déjà rendu seul dans les pires quartiers de Glasgow et le referait probablement, et Hanoï ne semblait pas si différente. Mais il n'avait pas eu l'intention de mettre ses collègues en danger, et tout ce qu'il pourrait dire maintenant aurait l'air d'une piètre excuse. Il les suivit donc, tournant rapidement dans un labyrinthe de petites rues jusqu'à ce qu'ils se retrouvent dans l'une des artères principales.

Lien ne lui dit pas un mot jusqu'à ce qu'ils arrivent à l'hôpital au moment où son portable sonnait.

— Excusez-moi, Lien, il faut que j'aille chercher Regan. Pouvons-nous parler de cela plus tard ?

Elle garda un visage de pierre et adressa un signe de tête à l'interprète.

— Merci beaucoup. Je vous verrai demain. Désolée pour le travail supplémentaire, ce soir.

Ces mots semblaient le viser, et il se sentait à la fois gêné et contrarié.

Lien se tourna vers lui.

— Je vais avec vous, déclara-t-elle d'un ton ferme.

Il était clair qu'il allait être sermonné. Son premier jour de travail et il était déjà mal vu de Lien. Ce n'était pas le meilleur des débuts... Il pouvait facilement défendre sa position, mais voulait-il vraiment se mettre à dos sa collègue et voisine ?

Il décida de se montrer direct, comme elle.

— Je suis navré pour aujourd'hui. J'ignorais qu'il y avait des quartiers dangereux à Hanoï. Je n'aurais pas dû emmener Mai Ahn avec moi et je vais faire des efforts pour apprendre la langue.

Elle serra les doigts sur la bandoulière de son sac.

— Vous n'auriez pas dû y aller du tout, docteur Lennox.

Sa voix était sèche. Il inspira à fond, résistant à l'envie de répliquer, et il essaya de plaisanter.

— Dites-moi, allez-vous toujours m'appeler « docteur Lennox » quand vous êtes fâchée contre moi, et « Joe » le reste du temps ?

Sa réaction parut la surprendre car elle trébucha. Elle s'arrêta pour le regarder dans les yeux.

— Pourquoi faites-vous ça ?

— Quoi ?

— Essayer d'interrompre le cours de mes pensées.

Il eut un demi-sourire.

— Parce que vos pensées suivaient une voie coléreuse. Ne pouvons-nous pas faire un peu marche arrière ?

Elle ferma les yeux un instant. Ses doigts étaient moins crispés sur son sac. Lorsqu'elle rouvrit les paupières, ses pupilles étaient dilatées.

— Vous ne comprenez pas, dit-elle en soupirant. Le personnel et les patients de l'hôpital sont sous *ma* responsabilité. Imaginez que j'aie dû téléphoner à Khiem et Hoa pour leur dire que notre nouveau médecin s'était fait attaquer lors de son premier jour de travail et voulait rentrer en Écosse ?

— Croyez-vous vraiment que je sois le genre d'homme à partir à la première anicroche ?

Le regard de Lien fut ferme, mais teinté de compassion.

— Et si cette première anicroche a pour résultat que Regan se retrouve orphelin ? demanda-t-elle, la voix étouffée par le bruit de la foule qui encombrait la rue.

Il tressaillit comme si elle lui avait lancé un objet à la tête.

Ces mots étaient violents, mais il n'avait pas du tout envisagé les choses sous cet angle.

Après la mort d'Esther, il avait élevé son fils dans du coton, s'inquiétant du moindre bobo. Le pire scénario, pour lui, avait été que quelque chose arrive à Regan – pas à *lui*.

Il resta immobile une seconde, ne sachant comment réagir, puis il se remit à marcher, allongeant le pas pour se hâter vers l'école. Tout à coup, il avait besoin de voir son fils. Il lui avait déjà fait une visite à l'heure du déjeuner pour s'assurer qu'il se sentait bien dans sa nouvelle classe, mais cela remontait à cinq heures.

Lien marchait d'un pas vif à côté de lui. Si elle faisait des efforts pour rester à sa hauteur, elle ne s'en plaignait pas.

— Je suis désolée, marmonna-t-elle. C'était un peu...

— Poussé ?

— Direct, rétorqua-t-elle.

— Est-ce que le taux de criminalité est vraiment aussi élevé, dans le coin ?

— Non, Hanoï n'est pas pire qu'une autre métropole. Mais les médecins ne se déplacent pas avec des médicaments. Vous pouvez certainement vous rendre compte que si cela se savait, cela pourrait être dangereux pour vous et pour votre entourage.

Il n'était pas fier.

— Qui était en bas de cet escalier ? demanda-t-il.

— Des membres d'un gang local. Mai Ahn et moi les connaissons, ils sont déjà venus à l'hôpital pour des soins d'urgence, à la suite de bagarres ou de coups de couteau.

Il se sentit moins en colère. Peut-être n'avait-elle pas exagéré, finalement.

— Ils ne vous auraient sûrement pas fait de mal, alors ?

Elle le regarda en face.

— Mais ils s'en seraient probablement pris à vous.

Il déglutit. Apparemment, il fallait qu'il apprenne à connaître un peu mieux la ville.

Elle soupira et leva une main pour ôter l'élastique de sa queue-de-cheval. Elle secoua ses cheveux.

— Pardon, une migraine, dit-elle. Et non, ils n'auraient peut-être pas été vraiment dangereux. Mais ils boivent beaucoup. Ils sont jeunes, et certains pensent qu'ils ont quelque chose à prouver.

— Si je comprends bien, vous avez opté pour la prudence ?

Elle lui sourit pour la première fois depuis qu'elle était venue le chercher.

— On peut dire ça comme ça.

Elle secoua de nouveau la tête tandis qu'ils approchaient de l'école.

— Je ne cherche pas à vous effrayer. C'est une ville fantastique, mais comme dans toutes les villes il y a du bon et du mauvais. Jusqu'à ce que vous vous soyez un peu familiarisé avec Hanoï, et que vous puissiez vous débrouiller en vietnamien, pouvez-vous essayer de ne pas vous mettre en difficulté ? Croyez-moi, j'ai suffisamment de quoi m'inquiéter sans avoir à vous surveiller.

Elle essayait de prendre un ton léger, mais il sentait qu'elle était sincèrement soucieuse. Ils arrivèrent à la porte de l'école.

— Pouvez-vous m'accorder cinq minutes ? demanda-t-il.

Elle fit signe que oui et attendit dehors pendant qu'il allait chercher un Regan excité, mais fatigué, et écoutait le rapport de sa maîtresse. Il ressortit avec le petit garçon dans les bras.

— Il semble que sa première journée d'école maternelle ait été un vrai succès, annonça-t-il en souriant, soulagé.

Il allait pouvoir envoyer un texto à son père et à sa mère ce soir-là pour leur dire que tout allait bien, ce qui les rassurerait.

— Vous savez quoi ? Laissez-moi essayer de me faire pardonner. Si je vous invitais à dîner ?

Lien parut assez surprise.

— À dîner ? répéta-t-elle.

Il acquiesça et regarda autour de lui.

— Vous choisissez. Je n'ai pas réussi à aller au marché aujourd'hui, et hier soir nous avons dévoré ce qu'il y avait dans le réfrigérateur. Montrez-nous un endroit où nous pourrons manger régulièrement.

Il haussa un sourcil.

— Familiarisez-moi avec les lieux.

Elle rit et secoua la tête, considérant Regan. Elle s'approcha pour lui parler.

— Tu as passé une belle journée à l'école ?

Il acquiesça d'un air las.

— C'est chouette, murmura-t-il.

Joe lui frotta le dos.

— Je suspecte M. Lennox Junior de lutter contre le décalage horaire. Dès que nous aurons mangé, je pense que je le mettrai au lit.

Lien regarda des deux côtés de la rue.

— Qu'est-ce qu'il aime ? Y a-t-il des plats qu'il ne mange pas ? Ou est-il allergique à quelque chose ?

Joe secoua la tête.

— Emmenez-nous dans un endroit qui vous plaît, et qui est bon. Mon fils goûtera de tout, plus ou moins.

Lien rit de nouveau. Joe plissa le front.

— Quoi ? Qu'y a-t-il ?

Ses yeux sombres pétillaient.

— Si vous saviez à quel point vous avez paru écossais, à l'instant !

Elle se mit à marcher et il lui emboîta le pas.

— Est-ce que je ne parais pas toujours écossais ? Je sais que mon accent est un peu fort...

— Un peu ?

Elle haussa les sourcils à son tour, ce qui le fit rire. Ils traversèrent quelques rues, et elle le fit entrer dans un petit restaurant vietnamien. À la façon dont on la salua, il était clair qu'elle était une habituée.

Ils prirent place sur des banquettes, et Regan, qui s'assit à côté de son papa, sembla s'animer un peu.

— On va avoir à manger ?

— Oui ! fit Joe en jetant un coup d'œil au menu.

Son sourire s'élargit et il regarda Lien. La tête appuyée sur une main, elle les observait tous les deux. Elle aussi avait un grand sourire et il savait exactement pourquoi.

— Qu'est-ce qu'il y a au menu, papa ? demanda Regan.

— Qu'est-ce qu'il y a au menu, Lien ?

Joe donna un coup de coude à son fils.

— Qu'est-ce que tu veux manger, ce soir ? Je pense que nous allons laisser Lien commander pour nous.

Il fit glisser le menu entièrement écrit en vietnamien à leur compagne. Il allait vraiment falloir qu'il apprenne la langue. Il ne savait même pas commander des frites, le régal des enfants !

— Du riz et du porc, déclara Regan. Et est-ce que ça peut être un peu piquant, comme hier soir ?

Joe faillit pousser un soupir de soulagement. Il avait de la chance que Regan soit un bon mangeur. Hormis les choux de Bruxelles, il ne refusait presque rien.

Lien se pencha vers l'enfant à travers la table.

— Oh ! ils font le meilleur porc en sauce piquante, ici. Tu peux en avoir. Et vous, Joe ? ajouta-t-elle en levant les yeux vers lui.

— Je vais prendre la même chose que Regan. Mais pouvez-vous commander une grosse portion ? ajouta-t-il avec une petite grimace. Je meurs de faim. J'ai sauté le déjeuner.

— Ah oui ? Je croyais que vous aviez pris une pause.

Les sourcils froncés, elle s'adossa à la banquette.

Il baissa les yeux sur son fils et lui ébouriffa les cheveux.

— Je suis allé voir Regan. Je n'ai pas eu le temps de manger.

Elle lui décocha un regard appréciateur puis se tourna vers le serveur et passa la commande. Ce faisant, elle écarta une mèche de son visage. Joe sourit. C'était un geste qu'elle faisait souvent, et qu'il trouvait attendrissant. Il se redressa sur la banquette. D'où lui venait cette pensée ? Il se concentra sur son fils qui tombait de sommeil.

Lien avait eu raison concernant le restaurant. C'était un bon choix. Les plats arrivèrent vite, et ils bavardèrent en mangeant.

Il pouvait voir la jeune femme se détendre peu à peu. Plus elle se détendait, plus elle se montrait animée. Il commença à réaliser combien elle avait dû être stressée par ses actions, un peu plus tôt. Le problème, c'était qu'il souhaitait vraiment retourner voir cette famille à un moment donné. Seulement il ne savait pas très bien comment le faire sans la fâcher.

Le temps qu'ils aient fini de dîner, Regan dormait à moitié et Joe le prit dans ses bras pour le porter jusqu'à la maison. Lien sourit.

— Ça devient une habitude, non ? Mais il faut bien une semaine à certains adultes pour se remettre du décalage horaire. Je suppose que c'est pire pour les enfants.

Ils suivirent la grande artère qui menait à l'hôpital.

— Avons-nous quelque chose à faire, en arrivant ? demanda Joe.

Elle fit signe que non.

— Le Dr Nguyen – Phan, que vous avez rencontré – est de garde cette nuit. Vous aurez ce plaisir plus tard dans la semaine.

Il hocha la tête.

— Comme je ne suis qu'à quelques pas, cela devrait aller.

— Il n'y a pas beaucoup d'urgences la nuit, dit-elle, le vent jouant dans ses cheveux sombres. Remettre une perfusion en place, parfois, mais à moins que quelqu'un ne se présente, être de garde revient en général à être disponible en cas de besoin.

— Et que faites-vous lors de vos soirées libres, à part montrer les meilleurs restaurants à vos nouveaux collègues ?

Cette question était sortie avant qu'il ait pris le temps de réfléchir. Mais il était vraiment curieux.

Elle lui décocha un demi-sourire.

— Seriez-vous indiscret, Joe ?

Il se passa une main sur le front.

— Ouf ! Je dois être au moins à moitié pardonné puisque j'ai échappé au « docteur Lennox ».

Elle sourit, se demandant visiblement quoi répondre. Il ne la connaissait que depuis un jour, mais elle semblait vivre seule dans la maison voisine. Elle n'avait pas mentionné de fiancé, ce qui ne voulait pas dire qu'elle n'en avait pas.

— Pour être honnête, je me consacre à mon travail la majeure partie du temps.

Elle prononça ces mots avec une pointe de regret. Et d'autre chose, plus difficile à définir.

— Pas mariée ?

Que lui arrivait-il ? Sa bouche parlait avant que son cerveau eût le loisir d'intervenir.

— Moi ? Sûrement pas. Quand aurais-je le temps d'être une femme mariée ? Je passe toutes mes heures de veille à l'hôpital. Et même les autres... La seule exception, c'est quand je dois courir après nos médecins internationaux aux initiatives déplacées.

Cette fois, il s'assura que son cerveau intervenait avant de prendre sa propre défense.

— Pouvons-nous en discuter demain ? J'ai quelques idées à vous soumettre.

Elle leva les yeux au ciel.

— Docteur Lennox, dit-elle en soupirant, pourquoi ai-je l'impression que vous allez me causer des ennuis ?

3

Ils s'étaient installés dans une routine qui fonctionnait bien. Joe se montrait motivé et enthousiaste, et Lien n'avait absolument rien à redire concernant ses compétences. Ce qui était parfait car l'hôpital était encore plus surchargé que d'habitude. Khiem et Hoa étaient revenus une semaine avant de repartir pour l'autre hôpital d'Uông Bí, dans le nord-est du pays.

Ils avaient rapidement apprécié leur employé le plus récent, aimant son engagement et écoutant ses nombreuses idées.

Lien admirait la relation que Joe avait avec son fils. Lorsqu'ils ne travaillaient pas, il consacrait tout son temps à Regan qui semblait adorer son nouvel environnement. Il avait même essayé de parler avec elle avec quelques mots de vietnamien qu'il avait appris à l'école maternelle, et elle avait été impressionnée.

Ses craintes avaient commencé à se dissiper. Même après ce premier jour compliqué, Joe ne paraissait pas enclin à sauter dans le premier avion pour rentrer chez lui.

Leur dîner dans son restaurant favori avait été… intéressant. Il avait souvent une lueur d'espièglerie dans ses yeux vert foncé, ce qui lui plaisait, et elle commençait à croire qu'il voulait vraiment prendre un nouveau départ – même s'il n'était là que pour six mois. Il parlait rarement de chez lui, sauf pour mentionner ses parents, donnant l'impression qu'il plaçait fermement le passé derrière lui. Il apprenait les rudiments de la langue avec Mai Ahn et s'intéressait aux problèmes de santé plus larges dans la zone qu'ils couvraient, comme les attaques cardiaques, le plus grand fléau touchant la population adulte de Hanoï. Elle aurait pu être agacée par les mesures de prévention qu'il préconisait car cela faisait partie de ses propres plans, mais suivre ses idées lui plaisait.

Il avait aussi continué à soigner la famille tuberculeuse, vaccinant les deux autres enfants, encourageant le père et le grand-père à prendre leurs médicaments et examinant régulièrement la petite fille atteinte.

Pour essayer de soulager son dos douloureux, elle étira ses bras au-dessus de sa tête.

— Hou là ! dit Joe, qui entrait en portant une main à son visage.

Une vive chaleur lui monta aux joues, et elle baissa sa chemise sur son ventre à découvert.

— Qui traitez-vous ? demanda-t-elle.

— Un adulte qui pourrait avoir une appendicite, répondit-il, les sourcils froncés. Je sais qu'il y a une salle d'opération, ici, mais je ne suis pas chirurgien. Que faisons-nous pour des patients de ce genre ?

Tirant de nouveau sur sa chemise, elle le rejoignit.

— Nous les gardons généralement en observation pendant quelques heures, puis, s'il le faut, nous commandons une ambulance et les faisons admettre dans un plus grand hôpital. Mais cela entraîne souvent des frais pour eux.

Joe se passa les doigts dans les cheveux d'un air frustré.

— Cet homme souffre manifestement. Je vais lui donner quelque chose, en attendant.

Les sourcils froncés, il mit les mains sur ses hanches et ajouta :

— Ne pouvez-vous pas persuader quelqu'un de faire de la chirurgie gratuite pour vos patients ?

Elle sourit.

— C'est sur notre liste de vœux, comme beaucoup d'autres choses.

Le sentant un peu découragé, elle posa une main sur son bras.

— Vous vous habituerez. Nous voulons tous faire plus que nous le pouvons effectivement.

Les yeux de Joe allèrent à ses doigts qui le touchaient, mais il resta immobile, sans rien dire, sans se dégager. Embarrassée par son regard, elle recula, se sentant légèrement troublée.

— Quels sont vos projets pour demain ? demanda-t-elle.

Le lendemain était le début du week-end.

Il battit des cils, l'air distrait, puis secoua la tête.

— Rien. Simplement passer du temps avec Regan.

— Aimeriez-vous que je vous montre certains endroits à voir ?

Il pencha la tête de côté, comme s'il considérait la proposition. Toujours un peu troublée, elle continua :

— Êtes-vous allés au lac Hoàn Kiêm ? Ou au temple Ngoc Son ?

— Non. Nous n'avons pas eu l'occasion de voir grand-chose de la ville. Est-ce quelque chose qui plairait à Regan ?

Elle acquiesça en souriant.

— Bien sûr. C'est un lac avec des barques et des tortues légendaires. Il aimera certainement.

Elle le dit d'un ton si convaincu qu'il éclata de rire.

— Bon, finissons avec ce patient et voyons s'il a besoin d'être transféré, reprit-elle. Nous ne sommes de garde ni l'un ni l'autre, demain, alors nous pourrons emmener Regan en promenade pour la journée.

Comme Joe la regardait assez étrangement, sa peau la picota.

— Merci, dit-il au bout de quelques secondes.

— De quoi ?

— De penser à Regan.

Elle haussa les épaules.

— Pour quoi sont faits les amis ?

Le lendemain matin sembla arriver vite. Dès 9 heures, ils marchaient vers le lac Hoàn Kiêm. On était samedi et l'endroit semblait attirer autant la population locale que les touristes. Le grand plan d'eau était entouré d'herbe et de vieux arbres. Toute une gamme d'activités se déroulait autour, avec des joggeurs, des marcheurs, des gens qui faisaient de la gymnastique et des groupes de touristes pressés suivant leurs guides armés de parapluies aux couleurs vives.

Regan, très excité, sautait sur place.

— C'est comme chez nous, papa ! s'exclama-t-il.

Joe hocha la tête d'un air pensif et regarda Lien.

— Nous allons souvent dans le parc de Rouken Glen, à Glasgow.

C'est le préféré de Regan. Il y a un lac et un endroit où l'on mange très bien.

Il sourit avec affection à son fils et lui ébouriffa les cheveux.

— Mais il n'a pas autant de classe. Ici, c'est plus... élégant.

Il était frappé et étonné par le nombre de similarités entre Hanoï et Glasgow. Il avait espéré que s'installer dans un nouveau lieu le submergerait d'émotions toutes neuves, ne laissant pas de place aux anciennes, mais, apparemment, il devrait faire un effort supplémentaire pour « oublier » Glasgow.

— C'est l'un de mes endroits favoris pour observer les gens, dit Lien en les emmenant. Et Hoàn Kiêm signifie le Lac de l'Épée restituée.

— Waouh ! s'exclama Regan en ouvrant de grands yeux. Une épée ?

Aussitôt, elle entreprit de lui raconter la légende de cette épée magique qui appartenait au roi des Dragons. Grâce à cette épée, un empereur avait gagné une grande bataille contre les Chinois, ce qui avait permis la naissance du Vietnam comme pays indépendant. Peu après, alors que Lê Loi faisait du bateau sur ce lac, une tortue dorée était apparue à la surface de l'eau, avait pris l'épée accrochée à sa ceinture et plongé vers le fond pour la rapporter à son véritable propriétaire.

Elle avait l'art de raconter des histoires, les captivant par son récit, employant des mots simples pour Regan. Quand elle eut terminé, le petit garçon courut au bord de l'eau et en scruta les profondeurs.

— Tu crois que l'épée magique est toujours au fond ?

Lien le prit par la main.

— Oui, mais c'est le roi des Dragons qui la garde.

Soudain, l'attention de Regan fut attirée par autre chose de l'autre côté du lac.

— Regardez !

Elle hocha la tête.

— C'est un mariage. Beaucoup de gens viennent se marier ici ou prendre des photos. Il y a quelques temples, par ici.

— Quelles sortes de temples ? demanda Regan, devançant son père qui sourit.

Lien semblait tenir l'enfant sous une espèce de sortilège. Il était suspendu à ses lèvres, et Joe comprenait aisément pourquoi. Elle était animée, ses yeux brillaient et elle faisait des gestes des mains pour accompagner ses explications.

— Allons jusqu'au temple de Ngoc Son, dit-elle. Il est sur une île au milieu du lac et on s'y rend par un pont. Suivez-moi.

Elle les guida sur le pourtour du lac. De temps en temps, ils s'arrêtaient pour regarder des gens faire du yoga ou du tai-chi.

Dès que Regan apercevait une ride à la surface de l'eau, il s'écriait :

— C'est une tortue ?

— J'aimerais bien, lui répondit Lien la première fois, en soupirant. Il en reste quelques-unes, et si tu fais attention tu pourras peut-être en voir une.

Ils atteignirent un pont rouge vif, très décoré, que traversait une foule de gens.

— C'est le pont Huc, ce qui signifie « soleil du matin ». Il mène à l'île de Jade.

Lien acheta des billets et ils traversèrent le pont. Alors que Regan cherchait toujours à apercevoir une tortue, elle leur indiqua un édifice abandonné sur une autre île.

— C'est la tour des Tortues. C'est là qu'elles sont censées vivre et se reproduire.

Ils continuèrent, et Joe retint son souffle quand le magnifique temple apparut. De style vietnamien traditionnel, il était en pierre grise avec des symboles colorés.

— Il est toujours utilisé et a été souvent restauré au fil des années.

Elle baissa la voix lorsqu'ils franchirent l'entrée principale.

— Des moines prient ici. Vous pouvez sentir le parfum de l'encens.

Ensuite, elle leur fit visiter d'autres sites anciens sur l'île et les emmena dans une salle où on avait conservé les restes d'une tortue capturée dans le lac des années auparavant.

Elle se pencha et chuchota à l'oreille de Regan :

— Certains pensent que la dernière est morte il y a quelques années, mais moi, je continue à espérer qu'il en reste, qu'elles se cachent des gens et qu'elles sortent la nuit.

Ils passèrent un moment sur l'île, prenant des photos et admirant le paysage. Puis Joe se rendit compte que Regan commençait à être fatigué, alors ils s'assirent dans l'herbe sous un arbre avant que Lien les emmène acheter une glace.

Alors qu'ils marchaient dans les rues avec leurs glaces qui fondaient au soleil, Joe se figea soudain.

Il n'avait pas pensé à Esther aujourd'hui. Pas un instant.

Une flèche douloureuse le transperça. Pendant très longtemps, elle avait été la première personne à laquelle il pensait le matin et la dernière le soir.

Ce matin-là, ils étaient si occupés à se préparer qu'il n'avait pensé qu'à Regan et à Lien.

Il avait toujours su que cela arriverait un jour, mais la culpabilité l'envahit quand même. Il avait promis à Esther qu'il garderait son souvenir vivant chez son fils, et comment le ferait-il s'il ne lui avait pas accordé une pensée de toute la journée ?

— Joe ? Qu'est-ce qui ne va pas ?

Lien se tenait devant lui, sa glace au chocolat coulant sur sa main. Il sursauta, se sentant assez confus. Elle lui décocha un sourire curieux et il remarqua qu'elle tenait la main de Regan.

— Le feu est passé au vert et vous n'avez pas traversé, ajouta-t-elle. Nous avons dû revenir vous chercher.

Il tressaillit. Était-il resté à ce point perdu dans ses pensées ? Le rouge lui monta aux joues. Non seulement il était embarrassé, mais il était aussi furieux contre lui-même. Si quelque chose était arrivé à son fils ?

Il vit que le feu repassait au vert par-dessus la tête de Lien.

— Allons-y, dit-elle simplement, comme si rien ne s'était passé.

Il inspira en observant sa mince silhouette vêtue d'un large pantalon blanc et d'une tunique rose vif à manches longues marcher devant lui. Avec le soleil en face, il pouvait distinguer les lignes de son corps à travers les fins vêtements.

Ils prirent une centaine de photos ce jour-là, certaines de tous les trois ensemble, certaines de Regan et Lien.

Il se passa la langue sur les lèvres, essayant de rationaliser la façon dont son sang se ruait dans ses veines. Elle lui faisait du bien. Son influence était positive sur eux.

Bien sûr, elle avait probablement pour principe de ne jamais sortir avec quelqu'un avec qui elle travaillait. Et c'était tant mieux.

Parce qu'il devait d'abord gérer ses sentiments avant de pouvoir considérer autre chose.

C'était la première fois, depuis une éternité, qu'il avait éprouvé cet élan, cette attirance. Du moins, cela lui semblait être une éternité.

La seule femme que Regan avait vraiment eue dans sa vie depuis la mort d'Esther était sa mère à lui, et il appréciait de le voir si bien s'entendre avec quelqu'un d'autre. Il les regarda alors qu'ils s'arrêtaient de l'autre côté de la rue, Lien sortant des mouchoirs en papier de son sac pour qu'ils essuient leurs doigts collants.

Elle leva les yeux vers lui par-dessus la tête de Regan.

— Ça va ? demanda-t-elle doucement.

C'était presque comme si elle savait. Comme si elle avait lu dans son esprit.

Son cœur se mit à battre plus vite, en partie à cause de l'empathie qu'elle montrait, et en partie parce que si elle pouvait lire dans son esprit, elle ne serait peut-être pas très heureuse des pensées qu'il avait eues la concernant.

Il hocha vivement la tête.

— Très bien.

Il inspira profondément et ferma les yeux une seconde, inhalant les odeurs de la rue. Lorsqu'il rouvrit les paupières, il enregistra les couleurs vives autour d'eux et ses oreilles s'ajustèrent au bruit ambiant. Il sourit. Le Vietnam... Quelque chose dans ce pays lui donnait une nouvelle prise sur la vie.

Les jours suivants furent très occupés. Pas le temps de visiter ni de faire autre chose que travailler. Une activité normale qui plaisait à Lien. Mais elle était consciente du fait que Joe était habitué à plus de soutien, chez lui. Elle se demandait aussi s'il dormait bien car elle avait remarqué des cernes sous ses yeux, ce jour-là. Elle arrêta sa main devant la porte bleue, ne sachant pas si elle devait frapper ou non. Ce n'était pas qu'elle se mêlait de ce qui ne la regardait pas, mais elle n'avait pas vu Regan depuis quelques jours.

À en juger par l'odeur qui s'échappait par la fenêtre ouverte, elle en conclut qu'ils avaient déjà dîné. Parfait, elle ne les interromprait pas. Elle frappa et poussa la porte lorsqu'on lui cria d'entrer.

Assis sur le canapé, Joe lui fit signe de s'avancer. Regan, installé à son côté, tenait une tablette électronique.

— Nous étions en train d'appeler mon père et ma mère par webcam, expliqua Joe.

Il se poussa pour lui faire de la place.

— Venez dire bonjour.

Elle secoua vivement la tête et recula.

— Pardon, je ne voulais pas déranger.

— Ne partez pas, dit-il en souriant. Venez. Mes parents souhaitent vous saluer.

Elle sourit, nerveuse. Cela ressemblait bel et bien à une intrusion, mais Regan, lui aussi, lui fit signe de s'approcher.

— Allez, Lien, viens dire bonjour à ma mamie.

Lien fit quelques pas et s'assit à côté de Joe, toujours crispée. Sur l'écran, un couple d'un certain âge lui faisait des signes de la main.

— Maman, papa, voici Lien.

Regan passa la tête entre eux.

— Elle travaille avec papa.

Joe acquiesça.

— Lien, voici Rob et Ann, mes parents.

Lien eut un petit rire embarrassé et agita la main. La femme, Ann, s'approcha de l'écran, manifestement pour mieux la voir.

— Lien, c'est un tel plaisir de vous connaître… Regan nous a parlé de vous et nous a dit que vous habitiez à côté.

Lien hocha la tête.

— Oui, c'est exact.

Elle qui passait sa vie à parler à des patients et à leur famille se sentait terriblement gênée. Elle avait l'impression bizarre de rencontrer la mère d'un petit ami, quand elle avait dix-neuf ans. Ann continua à parler et à poser mille questions sur la réputation de l'école, sur le comportement de Joe, sur la hauteur de la pile de linge à repasser…

La tête de Lien bourdonnait, non seulement à cause de ce feu roulant de questions, mais aussi de l'accent prononcé de Mme Lennox qui se mit à rire.

Joe haussa les épaules et leva les yeux au ciel.

— Tu vois, Regan ? Elle ne croit pas un mot de ce qu'on dit.

Il donna un léger coup de coude à Lien.

— Allez, soutenez-moi.

Elle se tourna vers Ann. Rob se tenait à l'arrière-plan, les bras croisés, secouant la tête d'un air amusé. Il était clair qu'il avait l'habitude.

Lien fit un effort pour chasser sa nervosité.

— L'histoire vraie, c'est que vos garçons se débrouillent bien. L'école est super, et Regan maîtrise mieux la langue que son papa.

Elle lança un coup d'œil à Joe.

— Quant à Joe, eh bien... Par où commencer ? Il remplit parfaitement son rôle à l'hôpital, même s'il a parfois besoin d'être canalisé, ajouta-t-elle avec un grand sourire. Et pour ce qui est du panier à linge, je préfère ne pas faire de commentaire.

Regan éclata de rire en gesticulant au point qu'il tomba du canapé pour remonter dessus aussitôt.

Cette fois, Rob s'avança. Il échangea un regard avec sa femme et la prit par la taille.

— Nous sommes si heureux de faire votre connaissance, Lien, dit-il d'un air sincère. Nous sommes soulagés qu'il y ait quelqu'un pour veiller sur nos garçons.

Quelque chose se contracta en elle. Il était clair que Joe et Regan leur manquaient, mais elle sentait aussi leur espoir et se rendit soudain compte de l'impression qu'ils devaient donner.

— Tout le monde à l'hôpital veille sur eux, dit-elle vivement.

Ann la fixait toujours, et elle essaya de ne pas paraître nerveuse. Elle ne voulait pas que les parents de Joe se fassent de fausses idées. Elle tendit la main pour tapoter la cuisse de son collègue.

— Je vous laisse, déclara-t-elle en se levant.

Joe lui décocha un regard étrange en contemplant sa main. Bien sûr. Elle venait de lui toucher la jambe, un geste sans intention particulière, mais elle doutait d'avoir arrangé les choses.

Elle lui lança un coup d'œil d'excuse.

— Contente de vous avoir rencontrés, Rob et Ann.

Elle fit un signe de main vers l'écran et gagna la porte où elle se tourna avant de sortir. Regan s'était remis à parler à ses grands-parents, mais les yeux de Joe étaient fixés sur elle.

Elle n'aurait su dire ce que signifiait son expression. Était-il fâché contre elle ? Contrarié ? Non. C'était presque... comme si un voile s'était levé de ses yeux et qu'il la voyait sous un autre éclairage.

Les poils fins de ses bras se hérissèrent. Elle leva une main pour le saluer et sortit, retournant à toute vitesse chez elle.

Elle referma fermement sa porte derrière elle et y resta appuyée un instant. Qu'est-ce qui n'allait pas chez elle ? Il ne s'était rien passé. Rien n'avait été dit. Mais toutes les cellules de son corps étaient en alerte rouge. Son cœur s'emballait, et elle savait que ce n'était pas parce qu'elle avait marché vite.

Il y avait quelque chose d'autre. Quelque chose de plus inconscient. Les parents de Joe étaient adorables, mais elle avait remarqué un détail évident. Qu'elle ne pouvait pas ignorer.

Ils se tenaient dans le jardin de leur maison. Leur *très grande* maison. Elle n'avait aucune idée de la façon dont les gens vivaient en Écosse, mais elle pouvait reconnaître au premier coup d'œil une immense demeure et un magnifique jardin. Cela signifiait une certaine fortune. La famille de Joe était riche. Et elle avait l'expérience des familles riches.

Son estomac se contracta désagréablement. Quelque chose ne tournait vraiment pas rond, dans sa tête. Pourquoi ces pensées lui étaient-elles venues à l'esprit ? Joe n'était qu'un collègue de travail. Rien d'autre. Elle se montrait simplement hospitalière.

Mais si elle était seulement hospitalière, pourquoi le fait qu'il ait une riche famille lui donnait-il envie de partir en courant dans la direction opposée ?

Elle ferma les yeux une seconde et appuya sa tête contre la porte. C'était de la folie. *Elle* était folle. Et elle n'était pas sûre de ce qui allait se passer par la suite.

Regan, qui n'avait que faire des subtilités des adultes, prit toutes les questions sur Lien au pied de la lettre et il y répondit sans détour. Joe était assis en silence, crispé, mais ne pouvant s'empêcher de sourire. Il fit comme s'il n'entendait pas les commentaires plus inquisiteurs de ses parents avant de prendre son fils sur ses genoux.

— Dis bonsoir à papy et mamie. Il est temps d'aller au lit.

Sa mère fit une grimace et envoya des baisers. Puis, alors qu'ils allaient se déconnecter, son père lança :

— Toute notre affection à Lien !

Certain qu'ils allaient danser de joie dès que l'ordinateur serait éteint, Joe passa la demi-heure suivante à coucher Regan et à inventer non sans mal une histoire de pirates avant d'éteindre.

— Ce n'est pas aussi bien que Lien, murmura son fils d'une voix ensommeillée.

Joe quitta la chambre en souriant et regarda par la fenêtre. La porte lilas le provoquait. L'attirait.

Rien de ceci n'avait été prévu. Quand Lien était arrivée, il avait paru naturel de l'appeler pour qu'elle dise bonsoir à ses parents, espérant que cela pourrait les rassurer sur le fait que Regan et lui s'étaient bien intégrés.

À la place, il avait ouvert la porte à Dieu seul sait quoi.

Il sentit bourdonner son portable et le sortit de sa poche. Un texto de sa mère. Trois mots.

Nous l'adorons.

Rien d'autre.

La culpabilité l'envahit. Qu'était-il en train de faire ? Dès que Lien s'était assise, elle avait pris part naturellement à la conversation familiale et avait tout de suite plu à ses parents. Il ne pouvait prétendre qu'il n'en avait pas été content. Il avait aimé la façon dont Rob et Ann avaient échangé des regards approbateurs, plaisanté et ri avec elle.

Mais, d'un autre côté, bizarrement, cela ne lui plaisait pas.

Une partie de lui appartenait toujours à Esther. Lui avait toujours appartenu. Lui appartiendrait toujours.

Il avait trouvé l'amour une fois. Il avait eu de la chance. Certaines personnes n'auraient jamais ce que sa femme et lui avaient eu.

Comment osait-il seulement envisager de chercher de nouveau ?

Sa mère l'avait poussé à venir ici pour se remettre à vivre. Pas pour remplacer Esther.

Cette pensée affaiblit ses jambes et il se laissa glisser le long du mur, portant les mains à ses cheveux. Pendant quelques secondes, il se contenta de respirer.

Il se sentait tiraillé. La culpabilité planait au-dessus de lui tel un nuage noir.

Il savait pourquoi il était là. Il savait qu'en Écosse il avait vécu dans une bulle protectrice et qu'il était temps qu'il en sorte. C'était pour cette raison qu'il avait accepté les billets et était monté dans cet avion.

Mais ce qu'il détestait surtout, c'était qu'il se sentait prêt à aller de l'avant. Il était las, las d'être « Joe le veuf ». Il avait l'impression d'avoir une pancarte au-dessus de la tête.

Une part de lui n'aimait pas cette envie d'avancer. Pourtant, il était fatigué d'être seul. Fatigué d'avoir le sentiment qu'il n'y aurait jamais personne d'autre dans sa vie et celle de Regan. Fatigué d'être fatigué. Bien sûr, il n'avait aucune idée du genre de femme qui l'intéresserait. En vérité, les rares instants où Lien avait fait naître des étincelles dans son cerveau l'avaient plutôt inquiété.

Cela faisait si longtemps qu'il était encore incapable de définir ce qu'il ressentait en général. Il ne savait pas où il en était. Certes, il souhaiterait quelqu'un qui les accepte ensemble lui et Regan, quelqu'un qui puisse comprendre sa passion pour son travail. Ces dernières semaines avaient reflété ce qu'il avait été quelques années auparavant, apprenant chaque jour quelque chose de nouveau. C'était ce qui l'avait toujours fait avancer et il savait que, pendant un certain temps, il avait perdu cette motivation. Mais le Vietnam réveillait des parties de lui qui avaient été en sommeil.

Il releva la tête et enleva sa chemise humide en soupirant. Trop réfléchir n'était pas bon pour un homme.

4

Lien achevait de retranscrire ses notes concernant son dernier patient quand l'une des infirmières passa la tête par la porte.

— Lien ? Je sais qu'il est tard, mais Joe a demandé si cela ne vous ennuierait pas de passer chez lui en rentrant. Il veut vous parler.

Elle ne put s'empêcher de sourire machinalement, ce que remarqua l'infirmière qui lui lança un coup d'œil amusé.

— Bon, eh bien, à plus tard.

Lien consulta sa montre. À cette heure, Regan devait dormir. De quoi Joe voulait-il l'entretenir ? se demanda-t-elle, intriguée.

Elle se lava les mains et se recoiffa un peu avant de traverser le terrain pour rejoindre la porte bleue. Elle frappa légèrement et, une seconde après, il ouvrit avec un sourire fatigué.

— Entrez.

Il portait un T-shirt blanc et un pantalon de jogging. D'après les papiers éparpillés sur la table, il devait travailler depuis un moment.

Il lui fit signe de s'asseoir à côté de lui.

— Vous voulez manger quelque chose ?

Elle secoua la tête. Elle avait eu faim quelques heures plus tôt, mais cette sensation avait disparu. Il lui tendit une boîte où il mettait les biscuits préférés de Regan.

— Un biscuit ?

— D'accord, mais il ne faudra pas le lui dire.

Il sourit.

— Trop tard, il les a comptés. Je devrai justifier celui qui manque demain.

C'étaient des biscuits au chocolat que les grands-parents de Regan envoyaient tous les mois, et Lien les appréciait beaucoup.

Il y eut un bruit, une sorte de gémissement, et Joe alla à la porte de son fils qu'il ouvrit pour regarder à l'intérieur. Elle alla se placer derrière lui.

Regan était roulé en boule. Ses lèvres remuaient comme s'il chantait en dormant. Prenant une grande inspiration, Joe dit d'une voix basse, les yeux fixés sur l'enfant :

— Quelquefois, la nuit, je me lève pour le regarder dormir. Puis je commence à me demander s'il existe un horrible gène qui prédispose au cancer.

L'estomac de Lien se noua. Il continua à parler, la voix enrouée par l'émotion.

— Les deux parents d'Esther sont morts de différents types de cancer, et elle est morte d'une leucémie. Alors, je regarde mon petit garçon et me demande s'il existe une infime possibilité qu'il ait hérité de quelque chose que j'ignore, que je ne peux pas voir, et que je ne découvrirai que lorsque cela nous explosera à la figure.

Sa voix tremblait, maintenant, ses mains aussi.

Elle glissa un bras sous le sien. Il secoua la tête.

— Je sais que c'est fou, que c'est irrationnel. Mais je ne peux m'en empêcher.

— Ce n'est ni fou ni irrationnel, Joe, dit-elle d'une voix teintée de tristesse car elle avait le sentiment qu'il gardait cette peur pour lui depuis longtemps. Ce sont les pensées d'un homme qui a perdu sa femme et est terrifié à l'idée de perdre aussi son fils.

Elle détestait qu'ils aient cette conversation. Elle pouvait sentir sa douleur qui épaississait l'air autour de lui.

Était-ce pour cette raison qu'il lui avait demandé de venir ? Elle avait été toute heureuse de cette invitation, espérant que, peut-être, ce serait pour autre chose que pour le travail.

Et voilà qu'il lui parlait de sa femme décédée et de ses craintes pour son fils. Elle avait mal pour lui, mais elle éprouvait aussi une pointe de déception qu'elle s'efforçait de cacher.

Elle aurait dû être contente qu'il sente qu'il pouvait lui révéler cette part de lui-même. Mais cela lui donnait aussi l'impression que son cœur n'était pas prêt à aller de l'avant.

— Je ne peux pas dire grand-chose pour vous aider car nous savons que certaines familles semblent prédisposées aux cancers. Mais pensez à tous les cas où les patients n'ont pas d'antécédents familiaux, et ils sont nombreux.

Elle se tut un moment, le laissant réfléchir.

— Parfois, il est facile de se laisser aller à de sombres pensées. Celles qui nous tiennent éveillés la nuit, ajouta-t-elle avec un sourire de sympathie.

— Quel genre de médecin cela fait-il de moi ? demanda-t-il, l'air abattu. Je devrais me montrer fort !

Elle secoua la tête.

— Il ne s'agit pas de ça. Vous êtes juste un parent soucieux. Vous n'avez pas à être médecin à chaque instant de votre vie, Joe.

Elle regarda ses yeux verts tourmentés et lui adressa un sourire très doux. Ils n'étaient qu'à quelques centimètres l'un de l'autre.

— Faites de la place à d'autres choses, murmura-t-elle.

Ce fut presque comme si elle avait touché un nerf à vif car il réagit physiquement à ses paroles en sursautant. Elle détourna aussitôt les yeux, embarrassée, puis elle regagna vivement la table et s'assit, lui laissant le temps de la rejoindre. Son esprit tourbillonnait, à présent. Elle n'aurait pas dû le toucher. Comment expliquer que c'était un simple geste d'empathie ?

Elle n'était pas tellement surprise qu'il se sente vulnérable, en ce moment. Il était dans un pays étranger avec son fils. Oui, tous les deux semblaient s'être bien acclimatés, mais qui savait ce qui se passait réellement dans l'esprit de quelqu'un d'autre ?

Pas elle, c'était clair. Elle avait beau essayer de le nier, elle commençait à éprouver une connexion avec cet homme. Mais après cette réaction, elle ne déchiffrait apparemment pas bien la situation. Elle les avait gênés tous les deux, voilà tout, et le plus simple était de faire comme si rien ne s'était passé.

La dernière chose qu'elle souhaitait était de rester assise en sa compagnie, maintenant, mais elle devait travailler tous les jours avec lui. Alors, elle prit une grande inspiration et afficha un air intéressé, ignorant les petites traces de blessure qu'elle ressentait encore.

Son portable vibra, et lorsqu'il s'alluma, elle vit la page d'accueil :

c'était la même photo que celle que Regan avait près de son lit. Esther riant sur une plage.

Elle se crispa. Elle n'avait aucune raison d'être jalouse, absolument aucune. Pourtant, s'il était normal que Regan eût une photo de sa maman, Joe avait-il besoin d'avoir la même sur son téléphone ?

Elle regarda les papiers éparpillés sur la table près d'un ordinateur portable.

— Que faisiez-vous donc ?

Tandis qu'il s'asseyait et mettait un peu d'ordre, elle aperçut l'une des photos qu'il avait mises au mur. Elle représentait une grande et belle maison entourée par de vastes jardins. Joe et Regan se tenaient devant la superbe propriété – leur maison de famille, manifestement, et qui devait valoir un bon prix, ce qui la mit mal à l'aise. Elle avait déjà vu la demeure des parents de Joe, et celle-ci était tout aussi luxueuse. Elle essaya de ne pas calculer combien de fois son petit bungalow pourrait être contenu dans cette spacieuse résidence.

— Est-ce une maison ou un château ? demanda-t-elle.

Elle avait les nerfs à vif et sentait ses défenses se mettre en place.

— Ce n'est pas un château, répondit Joe avec un signe de la main, en fixant l'ordinateur. Du moins, je ne pense pas que ça en ait été un, autrefois.

Sa peau la picota. Elle ne savait pas très bien s'il plaisantait ou non. Elle humecta ses lèvres de sa langue.

— C'est une maison plus grande que la moyenne, j'imagine, commenta-t-elle en s'efforçant de garder un ton décontracté.

Il s'adossa à sa chaise et désigna l'hôpital par la fenêtre.

— Pas aussi grande que cet endroit.

Elle croisa les bras sur sa poitrine.

— Je n'en suis pas si sûre.

Il secoua la tête.

— Moi si. De toute façon, ne saviez-vous pas que tout le monde vit dans un château, en Écosse ?

Cette fois, il plaisantait, certes, mais son ton la fit tiquer. Son histoire lui avait appris que seuls ceux qui n'avaient jamais eu de soucis d'argent pouvaient s'amuser de cette façon.

— Tenez.

Il tourna vers elle une grande feuille de papier. Visiblement, il n'avait pas accordé d'attention véritable à leur conversation ni remarqué sa réaction.

Elle se pencha. Il s'agissait d'un plan des quartiers environnants, constellé de points bleus et rouges.

— Qu'est-ce que c'est ? demanda-t-elle, perplexe.

— J'ai décidé de m'intéresser à certains de nos patients, dit-il en promenant les doigts sur le papier. Les points rouges sont les patients tuberculeux que nous suivons. Les points bleus, ceux dont nous savons qu'ils ont une tuberculose multi-résistante.

Il se pencha aussi, sa tête touchant presque celle de Lien.

— Regardez ici. C'est la plus forte concentration.

Elle acquiesça lentement, parcourue par un frisson. Le district le plus infecté était celui où ses parents vivaient et où elle avait grandi. Ce n'était pas une surprise pour elle, mais elle ne l'avait jamais vu représenté de cette façon.

— Je sais que vous n'aimez pas que je sorte et que je m'occupe du suivi des patients, dit-il avec un petit sourire taquin, mais si nous mettions en place une sorte de clinique volante pour détecter les cas de tuberculose et vacciner les jeunes enfants ?

Il débordait manifestement d'enthousiasme pour ce projet.

— Est-ce que ce district est dangereux ? Parce que j'ai vérifié les autres statistiques : il y a beaucoup de pauvreté et de mauvaise santé. L'un des plus grands problèmes pour les enfants est la malnutrition. Peut-être pourrions-nous faire quelque chose à ce sujet pendant que nous y sommes ?

Le ressentiment la submergea. Et une vague de colère.

— Vous voulez leur donner de l'argent pour nourrir leurs enfants, aussi ?

Il recula, clairement surpris par son éclat. Elle se passa les doigts dans les cheveux.

— Pensez-vous que nous n'avons pas essayé auparavant ? Pensez-vous que nous n'avons pas cherché de nouveaux moyens d'aider ceux qui en ont le plus besoin ? demanda-t-elle d'un ton farouche.

Joe la regarda d'un air circonspect.

— Je suis convaincu que vous avez essayé différentes solutions, Lien. Mais, parfois, il s'agit d'une question de timing. Tout ce que je dis, c'est qu'il est peut-être temps d'essayer de nouveau. Je ne connais pas les gens de ces quartiers comme le reste du personnel les connaît. Je considère la situation d'un point de vue extérieur. Mon côté « santé publique » me dit que nous avons un gros foyer de tuberculose et de cas potentiels de multi-résistance. Ne pouvons-nous pas nous en occuper ?

Il parlait très sérieusement, pensant chaque mot qu'il prononçait. Mais elle ne pouvait s'empêcher d'être touchée au vif en l'entendant évoquer son quartier d'origine. Les gens portaient tant de jugements, se forgeaient tant d'opinions toutes faites...

— Laissez-moi y réfléchir, Joe. Nous pourrons en discuter avec Khiem et Hoa. Installer des cliniques volantes est plus difficile qu'il y paraît.

Joe pinça les lèvres tout en se passant les doigts dans les cheveux, visiblement frustré. Il aurait probablement voulu qu'elle approuve son idée et lui dise qu'elle était formidable. Ce qu'elle était sans doute, d'une certaine façon. Puis il se pencha en arrière et étira les bras sur les côtés.

— Regan réclame toujours une autre histoire de vous avant de se coucher. Il va regretter de vous avoir manquée, ce soir.

— Nous pourrons nous rattraper une autre fois, dit-elle d'un ton léger. Vos histoires sont-elles nulles à ce point ? ajouta-t-elle en lui décochant un regard plus doux.

Il sourit.

— Pas nulles, juste toujours les mêmes. Je ne peux pas lutter contre vos dragons, vos guerriers et vos tortues magiques.

Elle haussa les sourcils, le défiant.

— Vous pourriez peut-être essayer ?

Il secoua la tête.

— Pas question. Vous avez un avantage trop marqué.

— Lequel ?

L'atmosphère entre eux s'allégeait. Elle n'avait eu aucune raison de se sentir aussi blessée un instant plus tôt. Réagir trop vivement ne leur ferait aucun bien, ni à l'un ni à l'autre.

— Vos histoires sont nouvelles.

— Non. Je travaille à la clinique des enfants depuis un moment et je vous prie de croire qu'elles ont servi. Ce que vous pouvez apprendre en racontant une histoire à un enfant est stupéfiant.

Il prit un air plus sérieux et hocha la tête.

— Oui, parfois, ils vous racontent en retour quelque chose qui vous donne envie de les prendre dans vos bras et de les emporter.

Leurs regards se joignirent. Ils se comprenaient de façon tacite. Il avait fait les mêmes expériences qu'elle comme médecin généraliste, mais elle n'avait pas envie de continuer sur un sujet aussi grave que la protection de l'enfance.

— Avez-vous eu vos parents par webcam, depuis l'autre jour ?

— Oh ! oui... Tous les mardis et vendredis. Il faut qu'ils aient régulièrement leur dose de Regan, sinon ça ne va pas.

— Il doit leur manquer.

— Oui, répondit Joe avec un petit soupir. Et ils lui manquent également. Il m'a demandé plusieurs fois si nous pouvions aller les voir.

— Ils doivent vous manquer aussi.

— En effet. Ils ont été mes plus grands soutiens, ces dernières années. Je ne sais pas ce que j'aurais fait s'ils n'avaient pas été là quand...

Il ne termina pas sa phrase, la laissant remplir le blanc. Puis il leva les yeux.

— Ils ne cessent de vous réclamer. Il faudra que vous veniez leur dire bonjour, de nouveau.

Elle sourit nerveusement. Quelque chose dans l'air semblait étrange, entre eux. Ils travaillaient si bien ensemble, et elle appréciait sa compagnie. C'était peut-être ça ? Elle aimait être avec lui plus qu'avec aucun autre de ses collègues, et c'était sans doute ce qui la mettait sur la défensive. Elle actionnait son mode d'autoprotection dès que les choses devenaient un peu trop personnelles, pour être en sécurité. Et comment gardait-on son cœur à l'abri quand un adorable petit garçon le touchait aussi vivement, et qu'un homme à l'accent le plus sexy du monde respirait le même air que vous ?

Il lui offrit de nouveau un biscuit.

— Vous avez rencontré mes parents, maintenant. Quand rencontrerons-nous les vôtres ? Je suis sûr que Regan adorerait les connaître.

Ces mots lui firent l'effet d'une bombe. D'un tsunami balayant le sol sous ses pieds. Elle n'y était pas préparée. Elle déglutit.

— Je... Je...

La panique la submergea. Elle se leva vivement, faisant tomber quelques papiers par terre.

— Désolée, dit-elle. Je viens de me rappeler que j'ai quelque chose à faire. Je vous verrai demain.

Elle traversa la pièce et ouvrit la porte, la bouche sèche.

Les battements sourds de son cœur résonnaient dans ses oreilles tandis qu'elle se ruait chez elle. Elle avait vu l'expression interdite de Joe. Mais la pensée de lui faire connaître ses parents lui retournait l'estomac d'une manière indicible.

Elle avait déjà vécu cela. À la fac de médecine, elle avait su comment s'habiller de façon élégante, elle s'était montrée bien élevée, avait beaucoup lu pour être capable de parler de nombre de sujets internationaux. Tout cela pour cacher ses origines à ses camarades. Tout avait bien marché jusqu'à Reuben. Dès qu'il avait appris où habitaient ses parents, il lui avait lancé un regard déçu et dédaigneux qui avait marqué son cœur au fer rouge, détruisant à tout jamais une part d'elle-même. Et apparemment Joe, malgré sa simplicité, était d'une famille aussi riche que celle de son ex-petit ami.

Cette pensée l'emplit de terreur. Encore une fois, ils étaient simplement collègues. Mais comment Joe pourrait-il rencontrer ses parents sans les juger ? N'était-ce pas ce que faisaient tous les gens riches et privilégiés ? Elle ne voulait pas y confronter ses parents. Elle les aimait beaucoup et soutenait leur décision de rester dans leur quartier, où ils se plaisaient. Seulement la pauvreté y était criante, ainsi que la malnutrition et la surpopulation.

Néanmoins, pour elle, cet endroit était chez elle. Elle connaissait les noms des familles qui vivaient dans la même rue que son père et sa mère. Des gens qui l'avaient mouchée ou avaient nettoyé ses genoux écorchés quand elle était petite. Elle avait été invitée à manger chez eux, n'ayant droit souvent qu'à quelques cuillerées de nourriture, mais les rires et les conversations autour de la table signifiaient que les ventres étaient un peu moins vides.

L'idée d'emmener Joe, l'homme qui vivait quasiment dans un

château en Écosse, dans ces rues misérables la faisait frémir. Ses parents étaient aussi polis et hospitaliers que ceux de Joe, et ce dernier ne semblait pas du tout être comme Reuben. Cependant, elle ne pouvait courir ce risque.

Elle ne laisserait pas ses parents être jugés comme elle l'avait été. Jamais…

5

Les choses continuèrent à se dérouler sans problème. Joe emmenait Regan à l'école chaque matin et était à la clinique à 8 heures. Khiem et Hoa, qui étaient rentrés de l'autre hôpital, se partageaient les tâches. Joe aidait de temps en temps Hoa en maternité. Il prenait un vrai plaisir à travailler avec cette femme aimable, en particulier pour les questions relatives aux grossesses et à la néonatalité, avec les complications liées au Vietnam.

Khiem portait un nœud papillon de couleur différente chaque jour, et Joe se demandait parfois comment il supportait la chaleur avec ses chemises à manches longues. Au bout de deux mois, lui-même avait adopté les mêmes tuniques légères que Lien. La première fois où elle l'avait vu avec une tunique jaune vif, elle avait ri et l'avait emmené dans son échoppe préférée pour qu'il fasse une provision de tuniques blanches, beiges et bleu clair.

Ce matin-là, il venait de terminer sa ronde quand Khiem les convoqua tous à une réunion du personnel.

— Comment cela s'est-il passé ? demanda Lien quand il vint s'asseoir à côté d'elle.

— Pas mal. Mais j'ai une jeune femme qui pourrait avoir des problèmes rénaux. Elle ne l'a pas avoué, toutefois, je pense qu'elle boit de l'alcool local.

Lien plissa le nez.

— Oh ! non !

Il sourit. Il aimait quand elle faisait cela. C'était mignon. Un mot qu'il n'emploierait pas d'habitude pour décrire une collègue, mais mignon quand même. Il n'avait toujours pas compris ce qui l'avait fait fuir aussi précipitamment de chez lui l'autre soir.

Mais cela avait été aussi la première fois depuis son arrivée au Vietnam qu'il s'était senti un peu déstabilisé, et assez vulnérable. Il ignorait pourquoi. Et Lien l'avait rassuré quand il avait eu des idées complètement irrationnelles au sujet de la génétique et du cancer.

Oh ! cette histoire... Avait-elle pensé qu'il restait obsédé par la mort d'Esther ? Était-ce pour cela qu'elle avait paru si réservée ensuite ? Était-il vraiment si imperméable aux sentiments des gens qui l'entouraient ? Ce n'était guère un trait admirable chez un médecin.

— Joe ?

Lien le regardait, et il se rendit compte qu'il s'était interrompu dans cette conversation sur une patiente.

— Oh ! si... Je lui ai fait faire des prises de sang, ce matin, et quand j'aurai les résultats, je lui poserai d'autres questions. Pour l'heure, elle se sentait trop mal.

Lien soupira.

— Est-ce une touriste ?

— Oui, une étudiante australienne.

Elle soupira de nouveau.

— Que suspectez-vous ? De l'alcool de riz ? L'alcool normal est déjà très fort, mais si elle a bu quelque chose de trafiqué... Le taux de méthanol peut être élevé au point d'être fatal.

Il hocha la tête.

— Je la surveille. Elle a des douleurs abdominales et elle vomit, mais sa coordination paraît bonne.

— Des problèmes de vision ?

— Pas pour l'instant, mais comme je l'ai dit, je vais la suivre de près.

Quand elle fronça les sourcils, il sourit d'un air complice.

— D'accord, vous m'avez eu. J'aurais dû consulter Khiem. C'est mon premier empoisonnement potentiel par le méthanol.

Elle leva les deux mains.

— Et vous êtes ici depuis plus de deux mois ? C'est presque inédit ! Mais je trouve bien que vous demandiez des avis quand vous n'êtes pas sûr de quelque chose.

Il s'adossa à sa chaise.

— J'espère simplement qu'elle va aller mieux. Qu'elle a juste bu de l'alcool de riz trop fort pour elle et a une terrible gueule de bois.

À cet instant, Khiem entra dans la salle, suivi de sa femme et de quelques membres du personnel. Ils s'assirent, et Khiem prit un dossier sur son bureau.

— Désolé de vous retenir, je vous promets que ce ne sera pas long. Je voulais seulement vous informer que nous avons un autre médecin qui nous rejoint pour un mois. Un volontaire...

Une des infirmières fronça les sourcils.

— Qui est-ce ?

Khiem eut un grand sourire.

— Il se nomme Reuben Le Gran. Son père est français, sa mère vietnamienne, et c'est un garçon d'ici. Il s'est formé à Hanoï et a aussi exercé à Paris et à Londres. Il est spécialisé en chirurgie plastique et travaille dans une clinique privée du district de Tay Ho.

L'infirmière voisine de Joe intervint.

— Juste ce qu'il nous faut, un chirurgien plastique des beaux quartiers ! Je parie qu'il vit dans une résidence sécurisée.

Joe en savait un peu plus sur la ville. Tay Ho était l'un des quartiers les plus riches avec des résidences luxueuses, gardées vingt-quatre heures sur vingt-quatre, avec des écoles privées, des terrains de golf et les plus grandes maisons qu'il avait vues depuis longtemps.

Khiem agita la main.

— Un chirurgien plastique nous sera utile et il ne sera là qu'un jour par semaine. Nous utiliserons la salle d'opération à l'arrière, comme nous l'avons déjà fait.

Joe se tourna vers Lien et sursauta. Son visage était figé, et son corps semblait tout raide. Il tendit la main pour la toucher et lui demander ce qui n'allait pas, mais elle se leva d'un bond.

Khiem parut surpris, néanmoins, il continua à parler de son ton jovial.

— Quant à vous deux, Lien et Joe, il faudra que vous alliez à Uông Bí d'ici quelque temps pour faire un remplacement de vacances.

Pendant quelques secondes, Joe se demanda si Lien avait entendu, mais elle fit un bref signe de tête.

— Parfait, dit-elle en sortant.

Lien ne pouvait cacher sa colère. Sa peau s'était hérissée, presque comme par prémonition, avant que Khiem eût prononcé le nom du volontaire qu'ils allaient accueillir. Personne ici n'était au courant de son ancienne relation avec Reuben. Après avoir découvert ses origines, il ne s'était pas vanté d'être sorti avec elle, étant le genre d'homme à vouloir évoluer dans les meilleurs cercles et être vu avec des gens connus dont elle ne serait jamais.

Et même si Khiem avait su qu'ils avaient été liés, et que cela s'était mal fini, elle ne se serait pas attendue à le voir refuser pour la ménager les services d'un chirurgien plastique gratuit. Quelques patients bénéficieraient vraiment de ces opérations, et aussi furieuse qu'elle fût contre lui de se présenter dans *son* hôpital, elle restait assez rationnelle pour mettre en première place les besoins des malades.

Elle enfila le couloir au pas de charge et entra dans les premières toilettes pour s'asperger le visage d'eau froide puis, appuyée sur le lavabo, elle respira à fond.

Cette arrivée n'était pas un hasard, Reuben étant bien trop calculateur pour cela. Elle avait tenté de l'ignorer au cours des dernières années, mais sa réputation n'avait cessé de grandir. Son visage radieux avait orné d'innombrables couvertures de magazines, et il était maintenant connu comme le « chirurgien esthétique des stars ». On spéculait beaucoup sur ses patients. Des stars de Hollywood, un top model anglais, trois vedettes de Bollywood et de nombreuses autres célébrités avaient été vues à son bras ou en sa compagnie. Les dernières rumeurs évoquaient des hommes politiques, dont certains semblaient avoir rajeuni.

Puis il y avait eu l'interview donnée par un de ses anciens collaborateurs qui avait été plutôt malveillante. Même Lien avait été mal à l'aise en la lisant : il disait que l'ego de Reuben était plus grand que sa clinique, qu'il ne pensait qu'à son intérêt et n'était en rien philanthrope, ce qui avait fait perdre un peu de son éclat au *golden-boy* vietnamien. Et elle savait que tout était entièrement vrai.

Elle aurait pu prédire qu'il viendrait travailler dans un hôpital d'un secteur défavorisé de Hanoï. C'était inévitable car Reuben avait besoin d'une presse élogieuse. Elle était sûre qu'il arriverait avec son propre personnel, une équipe de télévision, et qu'il effectuerait quelques interventions mineures pour essayer de redorer son image.

Pinçant les lèvres en fixant son reflet dans le miroir, elle carra les épaules.

La dernière fois, il l'avait fait se sentir petite et sans valeur à cause de son adresse. Maintenant, elle était plus âgée et plus sage, et elle était fière de s'être donné du mal pour aider les gens qui vivaient ici. Elle avait fait du bon travail.

La dernière chose qu'elle souhaitait était de se retrouver face à ce chirurgien trop content de lui.

Elle se sécha le visage et retourna dans le bureau de Khiem. Tous les autres étaient partis et le directeur était assis à son bureau.

— J'ai réfléchi, dit-elle d'une voix déterminée. Dressons une liste de patients pour notre chirurgien visiteur.

Elle n'aurait pas besoin de le voir. Pas besoin d'être impliquée dans ce qu'il ferait ici. Mais elle voulait être sûre de répondre aux besoins des gens qu'elle suivait.

Khiem leva les yeux, sourit et hocha la tête.

— Quelle bonne idée... Mettons-nous au travail.

6

Joe sentait que quelque chose n'allait pas. Lien lui avait paru « coincée », cette semaine, ne se montrant pas détendue, comme à son habitude. Même Regan s'en était aperçu.

— Où est Lien ? avait-il demandé quand Joe l'avait bordé dans son lit, un soir. Elle ne vient plus me voir ! Je veux une autre histoire de dragon.

Joe avait soupiré.

— Désolé, mon chéri. Je crois qu'elle croule sous le boulot.

Mais lorsqu'il l'avait observée, le lendemain, il lui avait semblé qu'elle avait autre chose à l'esprit que le travail. Elle paraissait distraite, tendue. Les infirmières devaient souvent lui répéter ce qu'elles voulaient, et son regard ne cessait d'aller à la porte principale.

Il ne pouvait prétendre ne pas avoir remarqué sa réaction, le jour de la réunion. Connaissait-elle cet autre médecin ? Si oui, il était clair qu'elle ne le portait pas dans son cœur.

Il venait de finir de vacciner quelques enfants, un matin, quand la porte principale s'ouvrit devant un homme portant une blouse blanche de médecin.

Joe fronça les sourcils, perplexe, puis s'efforça de ne pas rire. Personne ici ne portait de blouse blanche, et ce type arrivait de la rue affublé ainsi ? La porte étant encore ouverte, il aperçut une limousine noire garée devant l'hôpital.

L'homme sourit.

— Me voici..., lança-t-il à la cantonade. Reuben Le Gran, à votre disposition.

Il avançait à grands pas dans la clinique, regardant d'un côté à l'autre.

— Eh bien, qu'avons-nous ici ?

Les mains dans ses poches, Joe lui emboîta le pas. Quelques personnes, manifestement son équipe, l'avaient suivi à l'intérieur, la plupart portant de gros cartons.

Secouant la tête, Joe alla jusqu'à la femme la plus proche et tendit les bras.

— Laissez-moi vous aider.

Au bout de quelques instants, Hoa apparut. Avec un grand sourire, elle tendit une main au médecin.

— Reuben, c'est un plaisir de vous rencontrer.

Reuben Le Gran était plus grand que la moyenne des Vietnamiens, avec de larges épaules, des dents très blanches et une peau brun clair. Ses épais cheveux noirs avaient d'étranges reflets. Étaient-ils teints ?

Joe conduisit le personnel jusqu'à la petite salle d'opération à l'arrière de l'hôpital sans avoir l'occasion de se présenter. Les gens regardaient autour d'eux, parlant entre eux. Ils semblaient former une équipe soudée et aguerrie, mais leur légère arrogance le mit assez mal à l'aise. Ils n'accordaient aucune attention au personnel de l'hôpital en déplaçant des affaires et en disposant leur propre équipement sans demander si cela convenait ou non.

Joe, qui vit l'expression étonnée de quelques-uns de ses collègues, s'en trouva soulagé. Le manque de courtoisie de Reuben et de son équipe était frappant. Le chirurgien ne parut pas s'intéresser particulièrement à Hoa qui l'avait accueilli cordialement, et il commença tout de suite à parler de lui et de ses plans, ayant arrangé une interview avec un journaliste de télévision pendant qu'il travaillerait ici. Curieusement, il semblait préférer s'exprimer en anglais et Joe trouva cela bizarre. Comme ses dents blanches étincelantes qui avaient tout l'air d'être fausses.

Secouant la tête, il s'apprêta à retourner auprès de ses patients, mais il n'avait fait que quelques pas quand il entendit :

— Oh ! vous avez une femme médecin, ici... Dang Van Lien. Est-elle de service ?

Joe se figea et il inspira en attendant la réponse de Hoa.

— Oui, Lien travaille ici depuis des années. C'est l'un de nos meilleurs médecins.

— J'en suis sûr. Pouvez-vous lui dire que je voudrais la voir ?

C'était presque un ordre, et une ombre passa sur le visage de Hoa. Joe ne l'avait vue qu'amicale, mais il avait entendu dire qu'il ne fallait pas lui marcher sur les pieds.

— Vous le lui direz vous-même, répondit-elle sèchement. Maintenant, veuillez vous asseoir, docteur Le Gran, nous allons parler des patients que vous verrez ici.

Il y eut un lourd silence, et Joe retint son souffle en attendant la réponse. Il entendit grincer une chaise.

— Bien sûr.

— Et afin que les choses soient claires, poursuivit Hoa, c'est moi qui prends les décisions à propos des équipes de télévision admises dans mon hôpital, et je ne les autoriserai qu'avec la permission du patient. Vous offrez peut-être vos services gratuitement, et nous sommes reconnaissants de vous avoir ici, mais la confidentialité ne sera pas brisée.

Un sourire flotta sur les lèvres de Joe. Il adorait cette femme. Et Lien apprécierait la scène si elle n'aimait pas ce type ! Il jeta un coup d'œil par-dessus son épaule. Elle était étrangement absente, alors qu'il était sûr de l'avoir vue par là quelques minutes auparavant.

Il se tint à l'écart, écoutant toujours Hoa qui inspirait le respect. Elle ne tolérerait pas une seconde que Reuben en manque envers leurs patients.

Puis il entendit une infirmière marmonner quelque chose. Il tourna la tête, n'ayant compris qu'à moitié.

— Vous disiez ?

Elle leva les yeux au ciel puis les dirigea vers le bureau.

— Nous avons déjà eu des loustics dans son genre. Hoa n'en fera qu'une bouchée.

Joe ne put s'empêcher de rire.

— Montrez du respect et vous en recevrez, c'est ce que l'on m'a toujours enseigné. C'est valable pour tout le monde, amis, collègues et patients.

L'infirmière sourit.

— Oh ! ne vous inquiétez pas, Joe, vous ne craignez rien, vous !

Nous vous aimons bien. En fait, nous pourrions avoir de grands plans pour vous...

Comme elle s'en allait, il l'arrêta.

— Attendez une minute, qu'est-ce que cela signifie ?

Elle sourit et agita la main en continuant à marcher.

— Vous ne tarderez pas à le savoir !

Lien avait l'impression de danser une sorte de chorégraphie compliquée en cherchant à éviter Reuben chaque fois qu'il était à la clinique. Mais il n'avait pas daigné leur donner son emploi du temps, pour commencer, et il venait quand bon lui semblait. Enfin, Khiem le prit à part et l'informa de l'importance de coordonner les soins, surtout pour les patients qui venaient de loin.

Les choses se compliquaient hélas parce que les malades semblaient adorer l'idée d'être traité par le médecin des célébrités, et qu'ils acceptaient tous d'être filmés. Cela signifiait que le reste du personnel devait s'accommoder des équipes de tournage qui envahissaient l'hôpital aux moments les moins opportuns.

Ce jour-là, elle s'aperçut que Joe se tenait sur le seuil d'une chambre où elle était assise, parlant à une future maman malade. Ses examens avaient révélé qu'elle était séropositive et atteinte de tuberculose. Lien essayait de mettre au point un traitement pour les deux maladies en tenant compte de la grossesse, réconfortant la jeune femme quand cela semblait approprié. Lorsqu'elle eut fini, elle se sentit vidée.

Sa patiente resterait à l'hôpital durant les prochains jours, et Hoa déciderait peut-être de pratiquer une césarienne si l'état du bébé ou de la mère se détériorait rapidement.

Alors qu'elle traversait la salle pour se rendre au bureau, elle avait les larmes aux yeux. Certains patients la touchaient en plein cœur.

Elle entra et ferma la porte derrière elle, puis elle sursauta en découvrant que Joe était assis sur une chaise, à sa gauche.

— Désolé, dit-il, j'attendais juste que vous ayez terminé.

Puis il vit son expression et bondit.

— Lien ! Qu'est-ce qui ne va pas ?

Sans attendre sa réponse, il passa les bras autour d'elle pour l'attirer contre lui. Alors, la tête dans son épaule, elle se mit à sangloter sans pouvoir s'arrêter.

— Pardon, dit-elle dans un souffle. Je ne sais pas ce que j'ai.

La façon dont il la tenait était ferme et réconfortante.

— Vous avez une jeune femme très malade qui devrait être heureuse de sa grossesse, mais vous avez dû lui donner de mauvaises nouvelles. Nous savons tous les deux qu'elle ne verra peut-être pas grandir son enfant, Lien. Vous ne seriez pas humaine si vous n'étiez pas bouleversée.

Elle renifla et tenta d'essuyer ses larmes.

— Mais j'ai l'habitude ! Ce n'est pas la première fois que ça m'arrive. Je devrais être plus forte.

Les mains sur ses épaules, il s'écarta un peu. Il était malgré tout assez proche pour qu'elle sente son souffle chaud sur son front. Elle pouvait aussi voir chaque petite ride aux coins de ses yeux.

— Vous êtes forte. Vous êtes en permanence ici, Lien. Vous travaillez dans l'un des endroits au monde qui présentent le plus de défis et vous adorez votre métier. Mais il y a toujours un patient qui vous touche plus que les autres.

Elle tremblait toujours.

— C'était qui, pour vous ?

— Pardon ?

— Qui était le dernier patient qui vous a touché ?

Il ferma les yeux, et elle le sentit frissonner tandis que son expression s'assombrissait.

— Un bébé. Un nourrisson de six semaines avec une fracture en spirale à l'avant-bras. Apparemment, il avait roulé du lit et son gentil papa l'avait rattrapé.

Lien retint son souffle. Elle savait combien de telles fractures étaient rares, et ce qui les causait.

— Un bébé de six semaines ne roule pas, murmura-t-elle.

Il rouvrit les paupières.

— Non. J'aurais pu perdre mon travail, sur ce coup-là. J'ai plaqué le papa contre le mur quand il a essayé de prendre le bébé et de partir avec lui.

Elle frissonna à son tour.

— Qu'est-ce qui ne va pas chez certaines personnes ?

Elle s'avança. Cette fois, ce fut elle qui l'enlaça, le serrant fort en attendant qu'il se détende. Puis il posa une main sur sa nuque. Ce contact avait quelque chose de beaucoup plus personnel.

Elle se détendit davantage. Elle aimait être dans ses bras et sentir son after-shave boisé au creux de son cou. Elle percevait aussi les muscles cachés sous sa tunique légère, ce qui éveillait en elle des sens qui n'avaient pas fonctionné depuis un bon moment. Comme elle commençait à passer une main le long de son dos, elle se figea quand elle en prit conscience.

Il bougea la tête. Et elle leva la sienne.

Ils étaient à quelques centimètres l'un de l'autre. Si l'un d'eux faisait le moindre mouvement, leurs lèvres pourraient se joindre.

C'était intime et troublant. Elle était de service et se tenait dans les bras d'un collègue, ce qu'elle n'avait jamais fait de sa vie. Quand elle était sortie avec Reuben, ils étaient encore étudiants. Depuis, elle n'avait fréquenté que quelques hommes ayant d'autres professions. Jamais personne lié à son environnement de travail. C'était son propre petit principe.

Il battit des cils, ce qui rompit l'espèce de brume sensuelle qui semblait les envelopper. Elle ne put s'empêcher de se sentir frustrée.

Il eut un sourire nerveux et laissa retomber ses mains, se reculant.

— Pardon, vous aviez simplement l'air d'une collègue qui avait besoin d'être réconfortée.

— J'en avais besoin… Et vous aussi, ajouta-t-elle en croisant de nouveau son regard

Il baissa les yeux vers le sol et le silence parut durer une éternité. Voulait-il dire autre chose ?

Enfin, il releva la tête et s'éclaircit la gorge.

— J'étais venu vous parler du traitement à donner à votre patiente. Je ne connais pas bien ce qui peut être prescrit à une femme dans son cas. J'ai pensé qu'il me serait utile de voir quels sont vos protocoles.

Le travail. Il avait ramené ce moment d'intimité au travail, purement et simplement. L'estomac de Lien se noua. Pendant un instant, elle avait cru qu'il pourrait l'embrasser. Elle avait pensé qu'il pencherait un peu la tête et toucherait ses lèvres des siennes. Elle l'avait senti. Elle avait presque goûté ce baiser.

Comment aurait-elle réagi s'il avait fait ce geste ? Se serait-elle reculée, ou aurait-elle répondu ?

Voulait-elle vraiment connaître la réponse à cette question ?

Elle hocha la tête.

— Bien sûr, répondit-elle, la voix crispée. Asseyons-nous.

Puis elle se lança dans des explications sur les protocoles que Hoa avait mis au point. Parler de travail était facile. Elle savait qu'elle avait été tendue cette semaine. S'attendre à croiser à chaque coin de couloir de son hôpital, le lieu où elle se sentait à l'abri, l'homme qui lui avait dit qu'elle n'était pas assez bien pour lui était éprouvant pour les nerfs.

Elle n'avait aucune envie de reparler à Reuben. Mais elle avait appris qu'il avait demandé à la voir. Jusqu'à quel point pouvait-elle l'éviter ?

Elle fixa les documents devant elle, essayant de ne pas se focaliser sur les belles mains de Joe, sur ses longs doigts encerclant le stylo. Qu'est-ce qui lui prenait ?

Concentre-toi.

Son cerveau divaguait, prenant des chemins interdits.

Ils n'avaient fait que se réconforter mutuellement, elle ferait bien de s'en souvenir.

Elle réprima un soupir. Pour la première fois de sa vie, elle était tentée de mélanger travail et plaisir, mais, à coup sûr cette histoire serait un désastre. Avoir Reuben à proximité lui rappelait à quel point son monde était éloigné de celui de Joe. Ils étaient comme le prince et la pauvresse, dans un conte pour enfants, quoi que ses yeux verts lui aient dit lorsqu'il l'avait serrée contre lui. S'il connaissait la vérité sur elle et ses origines misérables, il se mettrait à la regarder différemment, avec plus de froideur.

Elle se rappelait quel effet cela faisait. À quel point c'était humiliant. À quel point cela l'avait blessée. Mais, même si son cerveau lui disait tout cela, elle se rendait compte que son cœur n'écoutait pas.

7

L'équipe de télévision était comme un virus. Elle semblait se répandre partout, en particulier dans des zones de l'hôpital qui lui avaient été explicitement interdites. D'un autre côté, les opérations pratiquées par Reuben au cours des dernières semaines s'avéraient être un miracle pour certains patients. Il avait réalisé une greffe de peau sur un enfant qui avait eu le visage ébouillanté et les premiers résultats étaient bons. Il avait opéré une femme qui souffrait de contractures des doigts ; elle n'avait plus mal et pouvait se resservir d'une main. Il avait réparé le nez et la pommette cassés d'une femme agressée par son ex-mari et qui s'était crue défigurée à vie. Quand elle s'était vue dans un miroir une fois l'enflure dissipée et avait étreint Reuben avec une immense gratitude, Lien, qui regardait de loin, en avait été touchée.

C'était pour de tels moments qu'elle était devenue médecin et, longtemps auparavant, Reuben lui avait fait croire qu'il voulait être chirurgien pour les mêmes raisons.

Le côté cynique en elle n'était pas dupe : ces scènes filmées offriraient à Reuben la meilleure publicité dont il pouvait rêver. Pourtant, elle était persuadée qu'il avait un autre mobile et son esprit curieux voulait savoir ce qu'il cherchait réellement, même si elle tenait à l'éviter le plus possible.

Un jour, elle venait de terminer une ronde et rédigeait une ordonnance pour un patient tuberculeux, lorsqu'elle sentit que quelqu'un entrait dans la pièce derrière elle. Sans même qu'elle ait besoin de se retourner, elle sentit son corps se glacer. Il avait suffi pour cela d'un pas assuré et d'un effluve d'une eau de Cologne familière.

— Eh bien, la voilà, notre médecin mystère ! s'exclama Reuben.

— Je suis occupée, dit-elle d'un ton bref.

— Ne le sommes-nous pas tous ?

Il alla jusqu'à elle dans une envolée de la blouse blanche qu'il s'obstinait à porter.

— Que veux-tu, Reuben ? demanda-t-elle en soupirant, et en refusant de lever les yeux.

— Qu'est-ce qui ne va pas, Lien ? N'importe qui pourrait penser que tu n'es pas contente de me voir.

— N'importe qui aurait raison.

La main de Reuben se referma alors sur la sienne, et elle en fut si choquée qu'il lui fallut une seconde pour la lui arracher.

— Lien, pourquoi réagir comme ça ? Nous étions de si bons amis !

Elle ne put déterminer s'il se moquait d'elle ou s'il était tellement imbu de lui-même qu'il ne pouvait pas voir plus loin que le bout de son nez.

— Que fais-tu ici, Reuben ?

Cette fois, elle le regarda et le vit prendre un air blessé.

— À ton avis ? Je veux rendre un peu de ce que j'ai reçu à la population de Hanoï.

— Et il t'a fallu six ans pour comprendre que c'est ton devoir ?

Ces paroles acerbes lui échappèrent avant qu'elle ait pu les adoucir et se maudit mentalement. Peu importait ce qu'elle pensait de lui, elle voulait qu'il opère encore deux patients dont elle avait parlé avec Khiem.

C'était si bizarre de dévisager de nouveau l'homme qu'elle avait cru aimer il y avait si longtemps. Sa peau brun clair avait un étrange éclat et ses cheveux étaient bien plus foncés qu'avant. En outre, leur implantation avait quelque chose de particulier. S'était-il fait faire des implants capillaires ?

Il avait toujours été beau, mais son visage paraissait différent, la peau de son front et les coins de ses yeux étaient anormalement lisses. Des injections de Botox ? Une chose était certaine, il avait fait arranger ses dents.

Elle sourit.

— Tu parais très différent.

— Je suis dans l'esthétique… Quand des gens viennent voir un chirurgien plastique, ils s'attendent à la perfection, alors je fais de mon mieux.

— Tu n'étais pas mal auparavant, dit-elle doucement, et avec un peu de tristesse.

Ses yeux verts rencontrèrent les siens et ils lui semblèrent différents. Portait-il des lentilles colorées ?

Elle soupira. Comment avait-elle pu croire un jour qu'ils étaient sur la même longueur d'onde ?

— Quoi qu'il en soit, content de voir que tu ne t'es pas laissée aller non plus, dit-il en balayant son corps mince du regard.

Elle battit des cils, très énervée par ce commentaire qui n'avait rien de professionnel.

— Heureusement, toute ma vie ne dépend pas de ton approbation de mon physique, Reuben.

Il haussa un sourcil, ce qui l'étonna à cause du Botox. Visiblement, ses sarcasmes et son indifférence évidente vis-à-vis de lui ne lui plaisaient pas.

Mais elle s'en moquait.

— Dis-moi la vérité. Pourquoi es-tu là, en réalité ?

Il s'appuya au plan de travail, se rapprochant légèrement d'elle, semblant penser qu'elle accueillerait bien ce geste.

— Tu me connais, je montre que j'ai l'esprit civique.

— Tu as raison, je te connais. Du moins, maintenant. Alors crache le morceau, Reuben. Qu'est-ce qui te motive ?

Il regarda un instant ses chaussures cousues main puis redressa le dos.

— J'aurais peut-être besoin d'un peu d'aide de ta part. Ma publicitaire m'a dit…

— Ta quoi ?

— Ma publicitaire. Elle a dit que je devrais me montrer un peu plus philanthrope pour ma réputation et celle de ma clinique. Notre activité a fait l'objet d'un audit et nous n'avons pas eu le temps de donner des soins gratuits à la population locale comme notre licence l'exigeait.

Lien eut un bref sourire.

— Ah, nous voici au cœur de l'affaire.

Il leva une main pour la passer dans ses cheveux, mais ses doigts ne glissèrent pas dedans.

— Elle m'a questionné sur mon passé et demandé si je connaissais quelqu'un dans un hôpital où je pourrais traiter des patients locaux en situation difficile. Ton nom m'est venu à l'esprit, ajouta-t-il, l'air embarrassé.

Ce fut comme si un courant d'air froid passait sur la peau de Lien.

— Tu veux dire que je suis la seule personne que tu connais à venir du pire district de Hanoï ? demanda-t-elle, contenant difficilement la rage qui couvait en elle.

Il garda son sourcil levé. Il paraissait surpris par la fougue qu'elle mettait dans ses paroles.

— Je sais que tu es familière de cette zone et de ses habitants, et nous connaissons les statistiques. Les populations les plus démunies ont la plus mauvaise santé.

Elle posa une main sur sa poitrine.

— Tu veux dire le peuple *dont je suis issue ?*

Les mots lui échappèrent. Elle détesta sentir que son estomac se nouait et que des larmes perlaient aux coins de ses yeux.

— Eh bien... Oui, répondit-il.

Elle s'efforça de chasser toutes ses pensées tant émotionnelles qu'irrationnelles. Elle devait être professionnelle. C'était son lieu de travail.

Il agita de nouveau la main.

— Je ne suis pas quelqu'un de mauvais, Lien. C'est toi qui le penses.

Il mit sa main sur son cœur et s'avança un peu, lui faisant inhaler son after-shave trop fort.

— Je suis moi et tu es toi. Nous ne pouvons rien y changer. Mais... Je préférerais remplir mon contrat de licence ici plus que partout ailleurs.

Il posa les yeux sur la pile de dossiers posée sur le bureau.

— Cette petite part de moi qui voulait réussir à être un bon médecin est toujours là. Je sais que tu as des patients pour moi, des gens qui ne bénéficieraient jamais de ces opérations autrement. Des gens comme toi, Lien. Je peux venir ici une fois par semaine pendant les quatre prochains mois. Acceptes-tu, ou dois-je trouver un autre hôpital ?

Elle le détestait. Elle le détestait d'être si pragmatique et raisonnable, tout en continuant à lancer de subtiles allusions à leurs milieux différents.

Elle repensa à leur rupture et songea que ce qui se passait là, par contraste, était extraordinaire. Il avouait avoir besoin d'elle. Il lui décocha un sourire aimable en désignant les chaises.

— Si nous regardions ces dossiers ensemble ?

Lien pinça les lèvres. Ses patients devaient passer en priorité, même si elle n'avait aucune envie de rester en compagnie de Reuben. C'était son problème, pas le leur.

Une fois par semaine pendant quatre mois, ce n'était pas suffisant, en vérité, mais c'était plus que ce qu'il avait promis au départ et c'était un début. Pour le moment, elle allait accepter.

Alors qu'elle s'asseyait avec raideur à côté de lui, il lui lança un demi-sourire.

— Oh ! ne pense pas que je n'ai rien remarqué. L'autre médecin, l'Écossais... Y a-t-il quelque chose entre vous ?

Son souffle se coinça dans sa gorge. Elle ne savait pas très bien comment répondre à cette question qui la prenait de court. Mais ces mots firent resurgir à la surface d'anciens souvenirs et d'anciens sentiments. La façon dont Reuben l'avait fait se sentir inadéquate. Éprouverait-elle la même chose avec Joe, aussi ?

— Il n'y a rien du tout, répliqua-t-elle vivement. Nous sommes de simples collègues. Je lui ai montré un peu la ville, et je l'ai aidé à s'installer, c'est tout.

Reuben hocha la tête d'un air entendu. Il était clair qu'il ne la croyait pas.

— D'accord, répondit-il en poussant le premier dossier vers elle. Commençons par là.

8

Deux semaines plus tard, Joe et Lien se rendirent à l'hôpital d'Uông Bí pour effectuer le remplacement dont on leur avait parlé. Le trajet en voiture ne dura que quelques heures, et ils furent surtout distraits par Regan qui chantait à cœur joie sur les chansons qu'il avait sélectionnées.

Alors qu'ils passaient le long de collines verdoyantes, dans un paysage splendide, Joe poussa un soupir.

— Ce pays ressemble plus à l'Écosse que je n'aurais jamais pu l'imaginer.

Il sourit et tourna la tête vers Lien qui se concentrait sur la route à suivre.

— Je pense que cela vous surprendrait. Vous devriez venir voir, un jour.

Durant quelques secondes, il y eut un étrange silence. Un silence qu'il voulut remplir.

— Vous n'avez jamais songé à venir travailler un moment en Écosse ? Vous avez bien essayé Dublin... Je vous parie que nous pouvons être plus hospitaliers que les Irlandais. Vous devriez faire un essai avec nous.

La mâchoire de Lien se crispa, comme ses mains sur le volant.

— J'ai assez voyagé, dit-elle. Je suis contente de rester ici, maintenant.

Joe sourit, son enthousiasme s'enflammant tandis qu'il se mettait à s'imaginer lui faisant visiter l'Écosse.

— Vous adoreriez. Il y a quelques îles avec des hôpitaux de proximité qui pourraient vous plaire, ou bien vous pourriez venir travailler à Glasgow avec moi. Il y a toujours des postes pour des médecins.

Il lui lança un coup d'œil de côté.

— Et nous avons plein de place, chez nous. Vous pourriez habiter avec Regan et moi.

Elle secoua la tête.

— C'est gentil, mais je me trouve bien ici. Je n'ai pas envie de travailler ailleurs. C'est là qu'est mon cœur.

Quand elle prononça ces mots d'un ton déterminé, l'estomac de Joe se contracta. Là qu'était son cœur. Cela signifiait-il qu'il n'y avait pas de place pour autre chose dans sa vie ?

Cette pensée était probablement ridicule mais, tandis que son idée germait dans son esprit, il s'emballa encore plus à la perspective de faire venir Lien en Écosse. Il était sûr qu'elle pourrait aimer son pays autant qu'il aimait le Vietnam. Avec Regan qui commencerait l'école dans quelques mois, il devait rentrer. Se pourrait-il qu'il parvienne à la convaincre de les accompagner ?

— Glasgow et Hanoï ne sont pas si différentes. Notre vie ici n'est pas si différente, dit-il en désignant Regan sur le siège arrière.

Lien parut stupéfaite.

— Vous êtes sur un autre continent, soignant des gens dans des conditions que vous n'avez jamais rencontrées, et nous parlons une langue totalement distincte de la vôtre. Bon sang, comment pouvez-vous trouver quoi que ce soit de similaire ?

Il fixa la route devant lui et haussa les épaules d'un air détaché. Il comprenait ses arguments, mais ne changeait pas d'avis.

— Les patients sont des patients où que vous les soigniez dans le monde. Ils attendent la même chose de vous : que vous les traitiez efficacement, sans les juger. Pour moi, les heures sont plus ou moins les mêmes, j'ai un endroit qui m'inspire confiance pour garder Regan et je fais le travail que j'aime. Comme vous. Nous ne sommes pas si différents, vous savez.

Elle haussa les sourcils.

— Un monde nous sépare, Joe. C'est juste que vous ne le voyez pas encore, ajouta-t-elle avec une pointe de tristesse dans la voix.

Il ne savait pas très bien ce qu'elle voulait dire. Dans son esprit, Lien était l'un des médecins les plus dévoués avec qui il avait travaillé et il avait espéré qu'elle pensait la même chose de lui. Peut-être ne la convainquait-il pas suffisamment de son dévouement. Mais il pouvait arranger ça.

Elle lui jeta un regard de côté et ses lèvres esquissèrent un sourire.

— Attendez de voir où nous allons, et vous me direz si cela ressemble à l'Écosse.

Il se mordit la lèvre inférieure en lui lançant de nouveau un coup d'œil. Chaque jour qu'il passait avec Lien, il se sentait de plus en plus attiré par elle. Outre qu'ils travaillaient très bien ensemble, il adorait être avec elle. Quand des idées lui venaient à l'esprit, elle était la première à qui il souhaitait en parler.

Il sourit pour lui-même. Lien n'avait aucun désir de venir en Écosse, mais il n'avait pas dit son dernier mot, songea-t-il en s'adossant à son siège.

Lorsqu'ils arrivèrent à Uông Bí, Lien leur fit faire un rapide tour de la ville avant de se diriger vers l'hôpital et de donner quelques informations à Joe sur les gens qui vivaient là. Le temps qu'ils s'arrêtent devant l'établissement, ils étaient tous les trois prêts à sortir pour se dégourdir les jambes.

L'hôpital était un bâtiment vietnamien traditionnel, construit en bois, en bambou et en roseau et posé sur des pilotis. Lien sourit quand Regan et Joe parurent étonnés.

— Beaucoup de maisons au Vietnam sont ainsi. Le pays est sujet aux inondations, alors ce type de construction est courant dans les plaines inondables et dans les montagnes.

— Cet endroit date de longtemps ? demanda Joe.

Elle fit signe que oui, souriant de nouveau.

— Nous sommes comme des pies voleuses. Nous avons tendance à occuper des endroits un peu délabrés et négligés et à nous les approprier.

Joe haussa les sourcils, paraissant surpris, ce qui la fit rire.

— Je plaisante… Le bâtiment de Hanoï a été acheté par Khiem et Hoa. Nous avons repris et rénové celui-ci alors qu'il était abandonné parce que la communauté locale avait besoin d'un centre de soins. Il nous appartient, maintenant.

Joe prit les fournitures médicales qu'elle lui tendait et les porta jusqu'à l'hôpital. Le sourire de Lien était devenu plus éclatant à chaque kilomètre du voyage, et il voyait nettement la tension quitter ses épaules.

Elle ouvrit la porte et lui montra les lieux. Bien qu'il fût situé dans une ville, cet hôpital était à la lisière de l'agglomération et paraissait beaucoup plus rural.

Elle les fit entrer dans une grande salle d'attente à l'avant du bâtiment.

— Nous avons trois salles de consultation et six lits pour des patients si nécessaire. Il y a du personnel permanent, ici, aussi nous ne venons que pour des remplacements ou s'il y a une épidémie.

Deux infirmières vinrent à leur rencontre. Joe leur serra la main et se familiarisa aussitôt avec l'agencement de l'hôpital. Lien réapparut avec des tas de choses qu'elle semblait avoir sorties de nulle part : une pile de galets plats et des bouteilles de peinture entamées pour Regan, entre autres.

— Tu pourras peindre ces pierres pendant que ton papa et moi travaillons, et quand elles seront sèches, nous les vernirons. Tu pourrais en envoyer une à ta mamie et à ton papy.

— Waouh ! Merci, Lien, murmura Regan.

Elle avait également trouvé de quoi manger, et quand ils se furent restaurés, elle installa le petit garçon dans une partie de la clinique où son père pouvait garder un œil sur lui. Ses attentions impressionnèrent Joe. Elle n'oubliait jamais Regan, ce que ce dernier appréciait clairement.

— Nous sommes prêts, déclara-t-elle alors. Commençons.

Joe regarda dehors. Des gens faisaient déjà la queue devant la porte principale. C'était la même chose partout. Il sourit en hochant la tête.

— Je suis impatient de m'y mettre, dit-il, sincère.

Sa motivation qui avait disparu les dernières années semblait revenir comme par magie au Vietnam. Et plus il s'attardait, plus elle était forte. Il était bon de sentir un tel élan en lui, de nouveau. Il avait oublié combien cela lui donnait de la vigueur.

Il promena les yeux autour de lui. Lien discutait avec une des infirmières, ses cheveux sombres retenus par une pince. Regan était absorbé par ses galets dans le coin d'une pièce. Une autre infirmière préparait des vaccins sur un chariot en métal dans la salle voisine. Son regard se posa de nouveau sur Regan ; comme lui, son fils était heureux, ici. Il l'avait été chez eux, aussi, mais à présent ses yeux paraissaient briller davantage tant il était excité par les changements qui se produisaient dans sa vie, et son bonheur ravissait Joe.

Mais il y avait autre chose. Quelque chose qu'il ne pouvait pas ignorer.

Depuis trois mois qu'ils étaient au Vietnam, il se sentait de plus en plus attiré par Lien. Tout en elle le charmait : sa beauté et sa grâce, certes, sa douceur, mais aussi son éthique au travail, sa passion, sa motivation, son sens de l'humour, et l'électricité qu'il sentait crépiter entre eux.

Tandis qu'il l'observait, il ne pouvait réprimer ce sourire qui s'était affiché en permanence sur son visage depuis qu'ils avaient quitté Hanoï ensemble. Il ne s'était pas senti aussi vivant ni aussi bien depuis des années.

Une nouvelle détermination l'envahit. Une chose était claire : maintenant qu'il avait retrouvé l'aptitude au bonheur, il ne voulait pas la perdre. Quand Regan et lui prendraient place dans cet avion pour Glasgow, il voulait que Lien soit assise à côté d'eux.

Lien était heureuse d'être occupée. Elle aimait toujours faire des remplacements dans les autres régions parce qu'elle avait ainsi un aperçu plus large de la santé de la population vietnamienne. Parfois, il était bon de s'éloigner du tohu-bohu de sa propre ville pour prendre du recul.

Mais quelque chose la perturbait. Joe l'avait-il réellement invitée en Écosse, et à vivre avec lui dans son manoir ? Elle avait bataillé pour trouver quoi répondre tant cette proposition avait semblé sortir de nulle part.

Elle ne pouvait nier l'attirance qui s'épanouissait entre eux, mais il avait paru penser que ce plan était simple à réaliser. Croyait-il vraiment qu'elle allait faire ses valises et partir avec eux pour Glasgow, dans un pays dont elle ne savait absolument rien ? Quant à sa maison…

Sans doute le logis de ses parents pourrait-il probablement entrer quarante fois dans la demeure qu'il habitait. Elle ne pouvait même pas s'imaginer elle-même dans un lieu pareil. Plus elle y réfléchissait, plus elle se rendait compte que des mondes les séparaient. Comme Reuben et elle.

Elle écarta de son esprit toute pensée vagabonde. Dehors, la file d'attente s'allongeait. Elle était là pour effectuer un travail et elle avait des patients à voir.

En milieu de matinée, les choses commencèrent à se compliquer. Lien avait devant elle un homme jeune qui souffrait de douleurs musculaires et articulaires, d'un mal de tête et de fièvre. Il avait également une éruption cutanée très étendue. Il était visiblement épuisé et son état empirait rapidement. Elle lui demanda s'il avait quelqu'un avec lui.

— Ma femme et mon fils, répondit-il. Ils sont malades aussi.

L'estomac de Lien se noua. Elle déglutit et posa une main sur son bras.

— Donnez-moi quelques minutes, Tadeus.

Il fallait qu'elle parle à Joe. Si elle avait trouvé un cas de cette maladie, il était probable qu'il y en avait d'autres.

Il sortait justement de son cabinet pour venir la consulter.

— J'ai besoin de vous voir, dit-il vivement. Je pense avoir deux cas de dengue. Pourtant, cela se produit surtout à la saison des pluies, non ?

Elle hocha la tête. La dengue était propagée par des moustiques et plus répandue dans le sud du pays, à l'époque de la mousson. Mais cela pouvait arriver ailleurs, à d'autres moments, en raison en particulier de réserves d'eau polluée stockées dans les maisons, ce qu'elle expliqua à Joe.

— Comment vont vos patients ?

— La mère a des signes cliniques et elle est fatiguée, mais je suis plus inquiet pour l'enfant de dix ans qui est déshydraté et doit être mis perfusion.

— Moi, j'ai le père. Il est épuisé et déshydraté aussi. Nous allons les perfuser tous les deux, leur donner des antipyrétiques et les examiner de nouveau plus tard. Il n'y a pas de vaccin, pas de remède contre cette maladie, et on ne peut que traiter les symptômes. Heureusement, ce n'est pas contagieux, ajouta-t-elle en jetant un coup d'œil à Regan.

Joe hocha la tête d'un air sérieux.

— Laissez-moi faire. Je vais les transférer tous les trois dans la salle et organiser les choses.

La plupart des médecins internationaux l'auraient laissée s'occuper de ces cas typiquement locaux, pensa Lien, soulagée d'avoir quelqu'un prêt à partager cette charge avec elle. Il lui sourit, cherchant à la rassurer.

— Mon infirmière, Eartha, me servira d'interprète. Je vous appellerai si j'ai des questions.

Elle savait qu'elle pouvait lui faire confiance. Il était plus que compétent.

Quatre heures plus tard, Lien avait vu un flot continu de patients. Elle était tentée d'aller voir comment s'en sortait Joe, mais elle savait qu'elle lui donnerait l'impression de le contrôler, aussi s'immergea-t-elle dans son travail, posant des plâtres, prescrivant des antibiotiques, examinant des patients réguliers de l'hôpital qui étaient tuberculeux ou séropositifs. Lorsqu'elle eut terminé, Joe l'attendait à la porte, tenant Regan par la main.

— Comment vont les choses ? demanda-t-elle.

— Les deux patients les plus atteints semblent stables. Ils vont rester à l'hôpital cette nuit et Terry les surveillera.

Elle hocha la tête. Elle avait toute confiance en Terry, l'un des médecins de l'hôpital.

— Alors, lavons-nous et allons dîner, dit-elle. Nous prendrons la voiture. Il y a un endroit sur la route que j'aime bien.

Ils roulèrent en direction de la ville et s'installèrent une demi-heure plus tard dans un restaurant atypique, où elle insista pour que Joe et Regan remettent du répulsif à moustiques. Ces cas de dengue la rendaient nerveuse, et ils portaient maintenant des tuniques à manches longues et des pantalons.

Joe fut surpris par son choix de restaurant. Il ressemblait à un vieux fast-food américain et avait même une aire de jeux pour les enfants dans un coin. Il y avait déjà beaucoup de monde.

— Qu'y a-t-il ? demanda Lien en prenant place sur une banquette.

Il haussa les épaules en s'asseyant en face d'elle.

— Je suis étonné que cet endroit soit l'un de vos favoris.

Elle sourit.

— Leurs burgers sont aussi bons que ceux que j'adorais quand je travaillais à Washington.

Il consulta le menu d'un œil circonspect.

— Et que nous conseillez-vous ?

— Le super-barbecue. Double steak avec du fromage, des cornichons, des oignons et des frites. Mais si vous n'avez pas assez faim, vous pouvez prendre le burger au poulet frit, avec sauce au fromage et bacon.

Il secoua la tête.

— Où diable mettez-vous tout ça ?

— J'ai les jambes creuses, répondit-elle en souriant. C'est un secret de famille.

Ils passèrent rapidement leur commande. Ils avaient réservé dans un hôtel voisin pour leur séjour, un endroit confortable tenu par une famille locale. Joe était fatigué, mais pas pressé de rentrer car il ne reverrait pas Lien avant le lendemain matin, et il avait envie de lui parler, notamment de Regan qui jouait dans le coin des enfants.

— J'ai eu un rapport de la maîtresse de Regan, juste avant de partir.

— Ah oui ? Et que dit-elle ?

— Qu'il s'en sort très bien et s'est bien intégré.

Elle pencha la tête sur le côté.

— Alors pourquoi cette mine triste ?

— Il paraît que, parfois, il s'isole dans la salle de repos et reste allongé, contemplant les étoiles peintes sur les murs.

— Qu'y a-t-il de grave là-dedans ?

Sa question était raisonnable. Mais elle ne dénoua pas le nœud qui serrait l'estomac de Joe depuis que l'institutrice lui avait parlé.

Il déglutit, tapotant la table de ses doigts.

— Regan a dit à sa maîtresse qu'il va là-bas pour parler à une des étoiles parce que c'est sa maman.

L'estomac de Lien se noua.

— Oh...

Elle ne s'était pas attendue à ça. Durant tout le temps qu'elle avait passé avec Regan, il n'avait pas mentionné sa mère et elle n'avait pas voulu aborder le sujet.

Joe la regarda dans les yeux.

— Oui, oh !

Elle ne savait pas très bien quoi dire.

— Y a-t-il une raison pour qu'il pense que sa maman est une étoile ?

Il hocha la tête.

— Je lui ai raconté une histoire il y a quelques années, comme quoi une étoile portait désormais le nom de sa maman, et qu'elle serait toujours là pour lui.

— C'est joli et cela semble une bonne explication pour un enfant aussi jeune. Alors qu'est-ce qui ne va pas ?

Le regard de Joe était triste.

— Il n'a jamais fait ça auparavant. Du moins, il ne me l'a jamais dit, mais il l'a dit à sa maîtresse. Qu'est-ce que ça signifie ?

Elle jeta un coup d'œil au petit garçon heureux qui jouait un peu plus loin. Elle tendit la main vers celles de Joe.

— Cela signifie simplement qu'il a quatre ans et qu'il a encore besoin de sa maman. Maintenant qu'il est à l'école maternelle, il voit probablement d'autres enfants accompagnés par leur mère. Peut-être se sent-il un peu solitaire, un peu différent. Il compense en allant parler à sa maman dans la salle de repos.

Elle glissa sa main entre les siennes et entremêla leurs doigts.

— Je sais que c'est dur, Joe. Je ne suis pas experte en enfants car je ne suis pas parent, mais je pense que la plupart des enfants ne veulent pas être différents des autres. Je suis sûre que vous l'avez éprouvé aussi, quand vous étiez petit ou adolescent.

Son cœur se serra dans sa poitrine. Pour elle, cela avait été à la fin de son adolescence, quand elle avait réalisé combien sa famille était pauvre, et qu'elle avait essayé de le cacher à ses amis. Elle s'était efforcée de s'intégrer de son mieux et on la trouvait parfaite jusqu'à ce que l'on apprenne qu'elle venait d'un des quartiers les plus défavorisés de Hanoï. Il avait fallu qu'elle devienne médecin et adulte pour se rendre compte qu'elle devait être fière de son éducation, de ses parents, et de ce qu'elle avait appris dans la vie.

Partout, on avait des idées toutes faites sur la pauvreté et Dang Van Lien s'était juré de se battre contre elles. Elle n'était pas bête, elle n'était pas sale. Oui, elle avait eu faim, parfois. Oui, la maison où elle avait été élevée pouvait paraître un taudis à certains. Mais elle avait grandi dans un foyer simple et empli d'amour. Ses parents étaient des gens fiers. Elle leur avait offert de les aider à déménager, mais ils ne voulaient pas. Ils lui avaient dit maintes fois qu'ils avaient ce qu'il leur fallait.

Cela ne l'empêchait pas de leur donner des cadeaux qu'ils recevaient avec gratitude. Elle avait remplacé la plupart des appareils ménagers et des meubles usés. À chaque anniversaire et à Noël, elle offrait à ses parents des vêtements neufs et une pile de livres. Deux ans plus tôt, son père avait même accepté son premier téléphone portable. Elle aurait voulu faire plus, mais elle savait qu'alors elle les insulterait.

Elle pressa les doigts de Joe.

— Regan est un enfant intelligent, et les enfants sont plus résilients que ce que nous pensons. Il sait qu'il vous a, que ses grands-parents l'aiment. Il sait aussi que sa famille est un peu différente de celle d'autres enfants.

Elle le vit battre des cils et remarqua les larmes qui embuaient ses yeux. Son instinct lui souffla qu'il ne laissait pas quiconque le voir pleurer, d'ordinaire, que le visage qu'il offrait au monde était impassible. À cet instant, il révélait une part de lui qu'il n'aurait pas montrée normalement.

Peut-être que se trouver dans un pays étranger, avec des gens qui ne lui étaient pas familiers, amplifiait les choses pour lui. Ou peut-être qu'il sentait entre eux cette connexion à laquelle elle s'efforçait de ne pas penser.

— Joe, je sais que c'est dur, dit-elle d'une voix douce. Et je sais qu'il y aura toujours des dates ou des événements qui seront difficiles à vivre, aussi. Mais à mon avis, vous vous en sortez magnifiquement bien car Regan est un enfant formidable, vif, drôle, généreux. Vous ne pouvez pas demander plus.

Il prit une grande inspiration et son expression s'adoucit. Dénouant leurs mains, il tourna la paume de Lien vers lui et dessina des petits cercles d'un doigt.

C'était apaisant. C'était réconfortant. Mais cela envoyait aussi un tas de petits frissons dans son bras.

Il plongea ses yeux verts dans les siens.

— Comment ai-je eu autant de chance ? demanda-t-il.

— Avec Regan ?

— Non. Avec une collègue comme vous. Je n'aime pas craquer, Lien. Je déteste sentir que je ne peux pas être tout ce dont mon fils a besoin. Heureusement, les rares fois où j'ai vacillé, mes parents ont été là pour moi. Sans rien dire, ma mère préparait de la soupe, faisait la tonne de repassage en retard, mon père tondait la pelouse transformée en jungle...

Elle laissa échapper un petit rire. Une vive chaleur se répandait dans son bras.

— Eh bien, moi, je n'ai pas la main verte et je ne suis pas particulièrement douée pour le repassage. Mais je peux vous indiquer les meilleurs restaurants et les meilleurs magasins. Je peux trouver mille façons d'amuser un enfant sans dépenser d'argent et vous fournir un tas d'histoires pour l'endormir.

Joe soupira, continuant à tracer des cercles dans sa paume.

— Je me sens si bizarre, par rapport à tout ça.

— Quoi ?

Il releva les yeux vers les siens.

— Nous.

Sa bouche faillit demander : « Y a-t-il un *nous* ? » Mais, déjà, Joe se remettait à parler.

— J'ai l'impression que j'étais destiné à vous rencontrer. Destiné à venir ici.

Elle eut un petit rire pour cacher sa nervosité. Elle était anxieuse de ce qu'il pourrait dire ensuite, ou demander.

— Votre mère vous a acheté les billets.

— Peut-être. Mais ce moment, cet endroit... Un fast-food improbable en plein Vietnam... Et pourtant, ça paraît...

Il inspira avant de prononcer le mot final, tandis que leurs regards se fondaient l'un dans l'autre.

— ... Juste.

Ce fut comme si quelque chose se déployait en elle, tel un bouton de fleur qui s'ouvrait. Elle sentit la chaleur qui l'habitait gagner son ventre. Elle ne s'était pas attendue à cela. Elle ne s'était attendue à rien. Mais elle ne pouvait nier le lien très fort qui l'attachait à lui.

— Vous avez mentionné l'Écosse...

Elle n'eut pas l'occasion de continuer car les yeux de Joe s'illuminèrent, et il se remit aussitôt à parler.

— Oui. Réfléchissez-y. Pourquoi ne pas le tenter ? Les paysages sont aussi beaux qu'au Vietnam. Peut-être pas la température. Mais il y a tant à faire, tant à voir.

Il sourit en lui prenant la main.

— J'adorerais vous montrer Glasgow, comme vous nous avez montré Hanoï. Et qui sait ? Vous pourriez peut-être avoir envie de rester. Je vous l'ai dit, nous avons assez de place pour vous accueillir.

Elle déglutit, la bouche sèche. Elle voyait qu'il débordait d'enthousiasme, mais ne pouvait trouver les mots justes. Leurs origines culturelles et sociales ne semblaient pas seulement différentes, en cet instant, elles semblaient aussi gigantesques que des abysses. Elle ne quitterait plus jamais Hanoï, sauf pour des vacances. Son cœur avait sa place ici, avec les gens qui avaient le plus besoin d'elle.

— Merci de l'offre, dit-elle du ton le plus détaché qu'elle put. Elle demande pas mal de réflexion.

À cet instant, la serveuse arriva avec un grand sourire et posa bruyamment les assiettes sur la table. Ils levèrent vivement les yeux, et Lien libéra sa main. Regan apparut à leur côté.

— C'est mon burger ?

— Oui, mon grand.

Joe l'assit sur la banquette en adressant un rapide sourire d'excuse à Lien. Elle hocha la tête, sachant qu'ils ne pouvaient plus se parler. Mais, lorsqu'elle prit ses couverts, elle était toujours la proie de sentiments chaotiques, et elle savait que, ce soir-là, des millions de pensées garderaient son cerveau éveillé, l'empêchant de dormir.

C'était la première fois qu'il s'était montré ouvertement affectueux avec elle. La première fois qu'il l'avait regardée en disant « nous ». Dans quelques mois, il rentrerait en Écosse, espérant qu'elle voudrait venir aussi.

Pourtant, même s'ils n'étaient séparés que par quelques centimètres, elle ne s'était jamais sentie plus éloignée de lui.

9

— Allons, debout, paresseux, aujourd'hui, nous sommes en congé.

Lien apparut à la porte de leur chambre d'hôtel un peu avant 7 heures. Elle souriait, vêtue d'une tunique orange vif et d'un pantalon de lin blanc. Ses cheveux étaient coiffés en queue-de-cheval.

Joe, qui avait ouvert en se frottant les yeux, se réveilla tout à fait.

— Quoi ? C'est vrai ?

Elle hocha la tête.

— Nous ne sommes ici qu'en remplacement. Par ailleurs, nous nous trouvons à une cinquantaine de kilomètres d'un des plus beaux endroits du monde classé au patrimoine mondial de l'humanité.

Joe fronça les sourcils.

— Et c'est... ?

— La baie d'Halong. Je me sens obligée de vous y emmener, en quelque sorte, car personne ne devrait venir au Vietnam sans la voir. Et puis il y a de superbes hôtels où passer la nuit, et le coucher de soleil sur la baie est magique.

Il lui jeta un regard intrigué. Pour quelque étrange raison, il se sentait un peu jaloux.

— Vous y êtes allée souvent ?

— Plus souvent que vous n'avez besoin de le savoir.

Elle plaisantait, il le savait, mais son cerveau fonctionnait bizarrement. Cette pointe de jalousie restait, ainsi qu'une vive curiosité.

Regan apparut à côté de lui, surexcité.

— On peut y aller, papa ? On pourra se baigner ?

— Oui, dit Lien en se penchant vers lui. Tu veux que je t'emmène ?

— Ouais ! Prends mon maillot, papa. On y va !

Joe ne put s'empêcher de sourire en la voyant si proche de son fils. Il avait toujours à l'esprit de la convaincre de venir avec eux en Écosse et peut-être que cette journée lui en fournirait l'opportunité.

Lien portait un grand sac en papier kraft.

— Qu'est-ce que c'est ? demanda-t-il.

Elle leur décocha un grand sourire et ouvrit le sac, d'où s'échappa l'arôme de pain vietnamien tout frais.

— C'est le petit déjeuner. On ne peut pas commencer la journée le ventre vide, n'est-ce pas ?

Lorsqu'ils eurent mangé, ils montèrent dans la voiture et se dirigèrent vers la côte. Joe offrit de conduire, mais Lien refusa.

— Je connais bien cette route. Elle tourne pas mal, plus loin.

Elle avait raison, bien sûr, et même si la circulation n'était pas intense, il y avait de nombreuses mobylettes qui zigzaguaient entre les voitures. Alors qu'ils approchaient de la côte, le trafic se fit plus dense. Lien se tourna vers eux.

— Bon, je dois vous prévenir : c'est l'endroit à touristes par excellence. Il va y avoir du monde. Regan, il faudra que tu donnes toujours la main à quelqu'un.

— Nous en avons aussi en Écosse, dit Joe. Le château d'Édimbourg grouille de touristes. Comme les marchés de Noël. Je pense qu'ils vous plairaient, ajouta-t-il en souriant.

Elle fit comme si elle n'avait pas entendu et reprit :

— J'ai réservé dans un hôtel qui est presque sur la plage. Ils ne prennent pas de réservations internationales et ne sont pas sur des sites. Pour avoir une chambre, il faut téléphoner et parler vietnamien.

Joe fit une grimace.

— Et ils nous ont acceptés ?

Elle désigna sa poitrine.

— Parce que vous êtes avec moi, et qu'ils connaissent Khiem et Hoa. Nos médecins y passent régulièrement une nuit ou deux.

Elle se faufila dans des petites rues et s'arrêta devant un hôtel sur pilotis, comme l'hôpital. Mais le bâtiment était très moderne, blanc avec de grandes baies vitrées. Ils se garèrent puis allèrent à la réception.

— Ne regardez pas par la fenêtre de votre chambre, vous deux, dit Lien. Mettez juste votre maillot, gardez un T-shirt sur vous et rejoignez-moi ici dans cinq minutes.

Résistant à la tentation d'écarter le grand rideau blanc de la baie vitrée, Joe se changea rapidement, puis il s'enduisit de crème solaire et de répulsif à moustiques avant de faire de même pour Regan. Par précaution, il mit aussi des hauts à manches longues et des pantalons dans leur sac de plage.

Lien les attendait en haut d'un escalier.

— Vous êtes prêts ? Alors, suivez-moi et contemplez ce qui est à mon avis une des merveilles du monde.

Joe sortit. Devant eux, il y avait une myriade de petits îlots, certains couverts d'une jungle touffue, dans une immense baie à l'eau turquoise sur laquelle naviguaient de nombreux bateaux, des yachts, des jonques vietnamiennes et des petits bateaux de pêche. Quelques barques à rames oscillaient près d'eux, le long d'un ponton en bois.

— Waouh..., murmura-t-il.

Le bras de Lien effleura le sien tandis qu'elle s'appuyait à la rampe à côté de lui.

— Oui, waouh...

Elle désigna les îlots.

— Il y a plus de mille six cents îlots en roche calcaire de formes et de tailles différentes, certains avec des lacs intérieurs, d'autres avec des grottes, des tunnels... Cette beauté est le résultat de cinq cents millions d'années de pluies tropicales, ajouta-t-elle en parcourant la baie du regard.

Ils admirèrent un moment le vaste panorama. Puis elle lui donna un coup de coude et leva vers lui ses yeux sombres.

— Vous avez ça quelque part, en Écosse ?

Le léger sourire qui étirait ses lèvres paraissait un peu triste.

— La seule chose qui ressemble à ceci, chez nous, ce sont les *stacks*, des éperons rocheux dus à l'érosion qui jalonnent la côte écossaise. Les plus nombreux sont autour des Highlands, et il ne fait pas bon se baigner là.

Lien frissonna, mais son visage s'éclaira un peu.

— Restons au Vietnam, alors.

Ils regardèrent un yacht blanc chargé de passagers qui se préparait à entrer dans une des grottes, au loin.

— Qu'est-ce qu'on va faire, Lien ? demanda Regan qui sautillait sur place.

Comme d'habitude, elle se pencha pour lui parler.

— Nous allons descendre prendre une de ces barques. Tu vois ces îlots, là ? Nous pouvons ramer jusqu'à l'un d'entre eux et l'explorer. Tu décides.

— C'est vrai ? Je peux choisir ?

— Oui, dit-elle avec un sourire rayonnant.

Le cœur de Joe se gonfla de plaisir en voyant combien elle était gentille avec son fils, et de façon naturelle. Il observa les barques.

— Vous l'avez déjà fait ?

— Bien sûr, des quantités de fois. C'est le meilleur moyen d'explorer la baie.

Elle les prit tous les deux par la main pour descendre l'étroit chemin qui menait de l'hôtel au rivage. Puis ils montèrent dans une barque, la faisant un peu tanguer tandis qu'ils enfilaient chacun un gilet de sauvetage, provoquant un rire nerveux de Regan. Penchée en arrière, Lien ferma les yeux un instant tout en respirant profondément.

Joe ne pouvait la quitter du regard, ayant l'impression d'assister à un rituel. Puis elle eut un grand sourire, rouvrit les paupières et joignit les mains. Maintenant, il s'agissait de s'amuser.

Elle proposa à Regan de ramer avec elle, ce qu'il accepta, les yeux brillants d'excitation, et ils s'éloignèrent du ponton, fendant l'eau turquoise.

— Ça paraît irréel, murmura Joe.

Au bout de quelques minutes, Regan fronça les sourcils.

— C'est dur.

Joe se mit à rire.

— Tu crois ?

Le petit garçon désigna l'îlot le plus proche, recouvert d'une épaisse végétation.

— Je choisis celui-là.

Lien secoua la tête, amusée.

— Paresseux ! Il y en a un autre juste un peu plus loin, avec une grotte où nous pourrons entrer. C'est comme un lagon privé. Nous verrons peut-être des pirates !

Regan frappa dans ses mains.

— Alors, il faut ramer plus vite !

Néanmoins, ils s'arrêtèrent un moment pour plonger dans l'eau émeraude. Lien sauta la première puis elle tendit les bras à Regan.

— Tu viens ?

Il n'hésita pas. Poussant un grand cri, il se jeta à l'eau. Joe retint son souffle en attendant que son fils réapparaisse à la surface puis il soupira, soulagé, quand le petit garçon émergea en toussant et crachotant. C'était plus fort que lui : il craignait toujours qu'il lui arrive quelque chose.

Il savait que c'était ridicule, mais il avait dû se faire violence, ces dernières années, pour ne pas élever Regan dans du coton. Cela avait été dur. Mais il n'eut pas le loisir d'y penser davantage : Lien et Regan lui criaient de les rejoindre.

— Viens, papa !

— Allez, lambin ! Qu'est-ce qu'il y a ? Vous avez peur ?

Elle riait. Il savait qu'elle plaisantait, mais durant une fraction de seconde son cerveau interpréta cette question autrement. Oui, il avait peur. Mais pas de l'eau. Pas de la baie. De la femme qu'il y avait dedans.

Lien et Regan s'éclaboussaient, s'amusant comme des fous. Il ne se souvenait pas d'avoir vu Regan s'entendre aussi bien avec une femme.

Il adressa une prière de gratitude au ciel. Merci pour cet endroit. Merci à sa mère qui lui avait donné l'impulsion de monter dans cet avion. En Écosse, il s'était senti entravé. Ici, il était juste Joe, le médecin. Joe, le papa de Regan. Joe... L'homme qui pourrait envisager de regarder une autre femme, de passer du temps avec elle.

Sa peau le picota. Ces pensées dansaient dans son esprit depuis qu'il était arrivé ici, mais elles n'allaient que vers une seule et unique femme. Une femme qu'il avait déjà invitée à venir en Écosse avec eux. Seulement Lien ne semblait pas très tentée. Interprétait-il la situation de travers ? Cela faisait si longtemps qu'il n'avait pas eu de relation avec une femme qu'il ne savait plus faire. Secouant la tête, décidant de ne plus y penser, il inspira et sauta.

Ils s'ébrouèrent dans l'eau pendant un moment puis remontèrent dans la barque. Ce fut facile pour Lien et Regan qui grimpa sur le dos de son père, mais les tentatives infructueuses de Joe pour se hisser dans l'embarcation déclenchèrent l'hilarité des deux autres. Finalement, il leur ordonna de se mettre de l'autre côté pour contrebalancer son poids et il parvint tant bien que mal à s'échouer dans le fond de la barque, certain d'avoir perdu sa dignité.

— Ça paraît plus facile à la télé..., marmonna-t-il.

Mais Regan riait de tellement bon cœur qu'il se mit à rire aussi. Quand ils se furent calmés, il aida Lien à ramer jusqu'à un îlot un peu plus loin. Ils en firent le tour et découvrirent une grande grotte à laquelle le soleil donnait une lumière verte, magique. Ils y pénétrèrent tandis que Regan ouvrait de grands yeux.

— C'est le repaire des pirates, lui murmura Lien, un bras passé sur ses épaules. Mais ils ne viennent que la nuit.

— Leur bateau peut entrer ici ? demanda le petit garçon, fasciné.

Elle hocha la tête.

— C'est magique. Leur bateau rétrécit juste assez pour qu'ils puissent pénétrer dans la grotte et décharger leur trésor.

Le jeu continua ainsi un bon moment, Lien jetant de temps en temps à Joe des œillades complices. Regan était suspendu aux lèvres de la jeune femme et lui-même se sentait captif de ce monde souterrain éclairé par cette lumière surnaturelle. Il pouvait oublier tout ce qui s'était passé auparavant, la douleur et le chagrin. Il pouvait prendre plaisir à la relation de Regan avec Lien sans se demander ce qui arriverait après. Les voir ensemble réchauffait son cœur et son âme. S'il pouvait mettre cet instant dans une bouteille pour le conserver, il le ferait. Sans hésiter...

Lien était en train de dire à son fils que s'il ne trouvait pas le coffre au trésor, il avait le droit de faire un vœu.

— Quelle sorte de vœu ?

— Un vœu heureux. Quelque chose qui te fera plaisir et que tu seras seul à connaître.

Regan fronça les sourcils. Puis il leva une main, regardant son père puis Lien.

— J'ai trouvé ! dit-il, tout excité. Qu'est-ce que je fais, maintenant ?

— C'est très simple, répondit Lien. Tu mets tes deux mains dans l'eau et tu dis ton vœu dans ta tête.

Le cœur de Joe se gonfla. Si seulement les souhaits pouvaient être aussi faciles... Regan mit les mains dans l'eau, ferma les yeux et répéta plusieurs fois des mots silencieux. Cet endroit paraissait magique, et Joe avait envie de croire que les vœux s'y réalisaient.

Puis Regan se rassit dans la barque, visiblement content de lui, et il croisa les bras sur sa poitrine.

— C'est fait.

Lien souriait, son regard rivé à celui de Joe.

— Alors notre tâche ici est terminée. Qui veut manger un morceau avant de retourner au soleil ? demanda-t-elle en prenant le sac qu'elle avait emporté.

La réponse fut unanime. Ils déjeunèrent en prenant leur temps, puis se promenèrent encore quelques heures dans la baie, admirant le paysage. Alors qu'ils regagnaient le ponton, Joe referma sa main sur celle de Lien.

— Merci pour aujourd'hui, dit-il d'une voix douce. Vous avez rendu cette excursion vraiment magique. Pour nous deux, ajouta-t-il après une pause.

Elle l'observait avec attention de ses yeux sombres.

— J'en suis contente, répondit-elle sur le même ton. Je reste à votre disposition, quand vous voudrez.

Un bourdonnement envahit Joe. C'était comme si les pièces d'un puzzle se mettaient en place dans son esprit, comme s'il parvenait enfin à voir comment le monde devait être. Et qu'il devait se concentrer sur ce qu'il souhaitait faire ensuite.

Lien avait passé une journée merveilleuse, mais elle ne parvenait pas à définir pourquoi. Si on lui avait dit l'année précédente qu'elle passerait l'un des plus beaux jours de sa vie avec un médecin écossais et son fils, elle aurait sans doute plissé le nez en secouant la tête.

Mais il y avait autre chose. C'était la façon dont leurs regards se mêlaient, de temps à autre, et lors de ces instants de silence, un million de messages tacites semblaient passer entre eux. Tout ce qu'elle savait, c'était qu'elle avait appris à faire confiance à Joe à l'hôpital. Et elle avait envie de faire confiance à l'homme, aussi.

Après leur tour de la baie, ils regagnèrent leurs chambres et se reposèrent pendant une heure avant de s'habiller pour dîner au restaurant de l'hôtel. Regan, qui avait déployé une énergie incessante toute la journée, s'endormit presque la tête dans son assiette. Quand ils eurent terminé leur repas, Joe le porta dans leur chambre, le coucha, puis il rejoignit Lien au bar pour boire un verre de vin.

Les larges portes vitrées du bar donnant sur la plage étaient ouvertes, laissant entrer le vent chaud, et ils sortirent pour s'y asseoir. C'était trop tentant.

Ils se trouvaient sous la chambre de Joe dont les fenêtres étaient bien fermées à cause des moustiques, mais si Regan se réveillait et éclairait, ils le verraient.

Toute cette journée avait été un peu étrange.

Lien pouvait presque sentir la corde invisible qui les tirait l'un vers l'autre. Si elle ignorait les petites voix lui disant que, socialement parlant, ils étaient éloignés d'un million de kilomètres, elle pourrait facilement se laisser aller à cette attirance.

Parfois, Joe l'avait regardée bizarrement, presque comme s'il voulait lui poser une question, mais se retenait de le faire.

Elle éprouvait la même chose. Comment, aujourd'hui, demandait-on à quelqu'un s'il voulait sortir avec vous ? Posait-on encore cette question d'ailleurs ? Était-elle folle d'y penser ?

Quand ils s'assirent sur le sable, elle posa son verre de vin à côté d'elle tandis qu'il tenait sa bière à la main. Pendant un moment, ils gardèrent le silence sans se sentir gênés, contemplant la baie où naviguaient encore quelques petits bateaux et les grottes illuminées de couleurs variées. Telle une carte postale. Au bout de quelques minutes agréables, Joe s'éclaircit la gorge.

— Puis-je vous demander quelque chose ?

Elle sentit son estomac se nouer tandis qu'elle s'interrogeait sur ce qui allait venir.

— Bien sûr, répondit-elle d'une façon aussi décontractée que possible.

— Que voulez-vous de la vie ?

La question la surprit. Ce n'était pas exactement ce à quoi elle s'était attendue.

Elle ramena ses genoux contre sa poitrine et observa les vaguelettes qui léchaient le sable.

— Je veux être heureuse. Je veux être un bon médecin.

— C'est tout ?

Ces mots la piquèrent au vif.

— Que voulez-vous dire par « c'est tout » ? Peut-on mal répondre à ce genre de question ?

Il ferma les yeux une seconde et, lorsqu'il les rouvrit, il la fixa d'une façon qui la fit frissonner.

— Ce que je voulais dire, c'était : est-ce suffisant ?

Son regard vert était presque douloureux.

— Pourquoi ne le serait-ce pas ?

Sa voix tremblait un peu, maintenant, mais elle craignait de faire un faux pas. Dans sa vie, elle n'avait pas fait le même voyage que lui.

Il laissa traîner ses doigts dans le sable.

— Je me demandais simplement...

— Vous vous demandiez quoi ?

Il ne répondit pas, et les mots restèrent suspendus entre eux.

Le décor était magnifique. Le soleil qui baissait dans le ciel jetait des reflets argentés et lavande sur l'océan étincelant.

Elle ne put empêcher son cœur de se serrer, songeant qu'elle n'avait jamais été aussi attirée par un collègue, auparavant. Entre eux, il semblait que quelque chose s'était juste emboîté naturellement, mais n'était pas exempt de complications. Il était veuf et disait qu'il essayait d'aller de l'avant, mais elle n'en était pas totalement convaincue. Par ailleurs, il y avait sa fortune qui n'avait rien à voir avec celle de sa propre famille. Il n'était là que pour un certain temps et avait déjà mentionné son intention de rentrer en Écosse. Enfin, il était parent d'un petit garçon et tous les deux formaient un duo parfaitement soudé.

Par conséquent, Joe et elle étaient a priori à des milliers de kilomètres l'un de l'autre, pourtant, elle ne pouvait ignorer les petites étoiles qui, dans sa tête, scintillaient autour d'eux – même si c'était juste le fruit de son imagination effrénée. Parce que tout au fond d'elle-même, c'était ce qu'elle ressentait : quelque chose de brillant et de scintillant les enveloppait.

En vérité, elle avait envie de rire aux éclats. Son cerveau était manifestement en proie à un retour d'hormones adolescentes. Ce qui n'était pas normal pour elle. Pas du tout. Elle avait farouchement gardé son cœur depuis sa dernière expérience et n'avait aucune intention de se laisser blesser de nouveau.

Mais, tandis que son esprit ressassait des idées folles, sa voix résonna.

— Je me demandais juste si vous ne vouliez pas plus, reprit-il d'une voix enrouée. De moi, je veux dire... Je me demandais si votre cœur manque des battements à l'instar du mien chaque fois que nous sommes ensemble. Et si parfois vous pensez à moi comme je pense à vous.

Elle ne pouvait plus respirer. Ni émettre un son.

Son regard vert rencontra le sien. Avant qu'elle ait pu se remettre à penser, Joe tendit une main pour écarter une mèche de cheveux de son visage. Le léger frôlement de ses doigts la fit frissonner.

Ce fut tout, mais il n'en fallait pas plus car un courant semblait couler entre eux et les entraîner l'un vers l'autre. Elle pouvait voir dans ses yeux la même faim que celle qui la consumait quand il pencha la tête pour effleurer sa bouche de la sienne. Elle leva machinalement la main pour glisser les doigts dans ses cheveux épais, un geste qui rendit les choses réelles. Ce n'était pas son imagination. Ce moment avait vraiment lieu.

Son baiser ne fut pas doux mais avide, comme s'il voulait la tester. Un test qu'elle était déterminée à réussir.

Quand elle passa son autre main autour de son cou, il l'attira à lui. Soudain, ils ne furent plus côte à côte sur la plage quand elle se retrouva à califourchon sur ses cuisses, sa poitrine pressée contre son torse.

Sa barbe d'un jour lui égratignait la mâchoire, mais elle ne s'écarta pas. Au contraire, ce contact rêche semblait attiser encore plus ses sens. Les mains de Joe glissèrent sur sa taille, un doigt se posant sur le petit intervalle entre sa chemise et son pantalon, touchant sa peau nue. Elle retint son souffle.

Elle devrait tout arrêter, sur-le-champ. Elle le savait.

Mais elle n'en avait pas envie.

Elle ne voulait pas être raisonnable. Se moquait du fait de mélanger travail et plaisir. Seuls comptaient ici et maintenant.

Elle avait songé à ce qui arrivait là. Elle l'avait imaginé. Mais son imagination ne s'était même pas approchée de la réalité – n'avait pas soupçonné à quel point elle serait merveilleuse. Elle sentait tous ses sens s'embraser. Elle se pressa plus fort contre lui, souhaitant être peau contre peau avec lui, ses mains parcourant à présent les muscles de son dos. Ses doigts la démangeaient de lui tirer sa chemise par-dessus sa tête.

Quand les mains de Joe remontèrent sur son dos, sous sa tunique, elle laissa échapper une exclamation étouffée et renversa la tête en arrière, telle une invite aux lèvres de Joe de se poser sur son cou. Sur ce petit bout de peau juste sous son oreille qu'il suffisait d'effleurer pour la rendre folle. Pendant un instant, elle se perdit dans cette sensation. Dans ce qui pourrait se produire ensuite.

— Stop !

Elle posa les deux mains sur son torse pour se repousser en arrière.

— Lien ?

Elle se força à reprendre son souffle, son cœur battant de manière erratique. Il ôta les mains de sa peau et les reposa sur le sable. Elle aurait tellement voulu qu'elles restent où elles étaient !

— J'ai besoin d'un instant, dit-elle d'une voix altérée en essayant d'inspirer pour calmer son cœur emballé.

— Bien sûr.

Il s'écarta un peu pour lui laisser de l'espace, mais elle garda les mains sur son torse, laissant la chaleur de son corps viril pénétrer ses paumes. Elle aimait cette sensation. Elle sentait l'énergie, l'adrénaline qui circulait entre eux. Elle pourrait devenir accro à ce genre de chose. Accro à lui. Le cœur de Joe battait aussi vite que le sien sous ses mains.

Son cerveau essayait de lui dire de ralentir et de réfléchir. Mais elle était lasse des voix dans sa tête qui lui rappelaient sans cesse à quel point Joe et elle étaient dissemblables. Elle se moquait qu'ils soient de différents continents. Elle se moquait de leur passé. Elle se moquait du gouffre financier qui séparait leurs familles. Tout ce qui comptait pour elle, c'était ce bourdonnement entre eux – ces sensations délicieuses qui l'habitaient.

Pendant un moment, elle respira lentement, savourant à l'avance ce qui allait se passer.

Elle lui sourit, sachant qu'à tout moment elle pouvait se lever et s'en aller, mais elle n'en avait pas envie.

— D'accord, murmura-t-elle en traçant une ligne sur son front et son nez pour s'arrêter sur sa bouche.

— D'accord... pour quoi ?

Il était un collègue de travail. Elle n'avait jamais eu d'aventure à l'hôpital, jusqu'à maintenant. Le côté rationnel de son cerveau lui conseillait de mettre un terme à cette histoire et de partir, mais en cet instant, alors que ses cuisses étaient serrées autour de ses hanches, son corps avait d'autres idées.

— C'est bon, dit-il doucement, son accent plus prononcé. Nous pouvons oublier ce qui vient de se passer. Disons que nous nous sommes simplement laissé emporter par la magie du décor et du moment.

Sa voix rauque faisait naître des picotements sur tout son corps. Elle secoua fermement la tête et enroula une boucle de ses cheveux sur un doigt.

— Et si je n'ai pas envie d'oublier ? demanda-t-elle d'un ton charmeur.

Il se redressa, posant les mains sur ses hanches.

— Vraiment ?

Leurs regards se fondirent l'un dans l'autre. Elle aurait pu jurer qu'elle entendait les battements de son cœur par-dessus le bruit des vagues.

— Si mon cœur s'emballait autant que le vôtre, et si je pensais à vous à m'en rendre folle ?

Un sourire flotta sur les lèvres de Joe.

— Vous êtes sûre ?

— Je suis sûre.

Elle prononça ces mots avec une totale conviction, avant de se pencher en avant et de presser ses lèvres sur les siennes.

10

— Docteur Lien, il y a une urgence !

Les coups frappés à la porte arrachèrent Lien à un rêve délicieux où elle dansait devant Joe qui riait et lui faisait des signes de main. Où était-elle allée chercher cela ?

Elle se frotta les yeux et alla ouvrir en jetant un regard à la pendule. 6 heures du matin.

— Qu'est-ce qui ne va pas, Tan ? demanda-t-elle à l'infirmière debout sur le seuil.

— Je suis désolée de vous réveiller, mais l'un des enfants qui ont été admis hier soir va plus mal.

— Vous avez d'autres informations ? s'enquit Lien en retournant s'habiller dans sa chambre.

— Il a sept ans. Khiem l'a fait entrer avec un type de malaria. Sa température était très élevée et il avait des piqûres infectées. Nous l'avons hydraté et lui avons donné des antibiotiques par intraveineuse, et, pendant quelques heures, nous avons pensé qu'il allait mieux. Puis son état s'est aggravé.

Lien avait rapidement enfilé un pantalon et une tunique puis s'était brossé les dents. Elle releva ses cheveux avec une pince en parcourant les couloirs. Toute une gamme de possibilités lui venait à l'esprit. Une encéphalite japonaise ? Celle-ci pouvait progresser très vite, et brutalement.

Elle venait d'arriver dans la salle quand Joe la rejoignit, en jean et chemise rouge.

— D'où sors-tu ? lança-t-elle.

Il lui décocha un doux sourire.

— Tu n'as pas encore compris que j'ai un radar intégré en ce qui te concerne ?

Elle lui rendit son sourire. Depuis qu'ils étaient rentrés de l'autre hôpital, leur relation s'était rapidement développée, et personne n'en semblait surpris.

Ils ne passaient jamais la nuit complète dans la même maison, mais elle rejoignait souvent Joe et Regan pour dîner et racontait une histoire au petit garçon pour l'endormir puis rentrait chez elle au petit matin. De nombreuses fois, Joe lui demandait de rester, mais elle refusait. Elle ne voulait pas que Regan se réveille tôt un matin et la surprenne dans le lit de Joe. Elle aimait la façon discrète dont leur relation s'était construite. Elle lui semblait ainsi plus réelle, plus précieuse.

Elle avait appris à connaître Joe et Regan pendant des mois avant qu'il ne se passe quelque chose. Ils avaient été d'abord amis, se respectant mutuellement. Maintenant, pour le découvrir complètement, elle avait l'impression d'ôter une couche après l'autre. Le grand Écossais était tellement plus vulnérable que les gens le pensaient – y compris son père et sa mère, sans doute. Il le cachait bien, et le fait qu'il s'expose peu à peu à elle lui faisait apprécier combien ils devenaient proches. Par ailleurs, il y avait toujours des parties d'elle-même qu'elle gardait sous clé – comme leurs différences de statut social. Alors elle ne pouvait pas vraiment s'attendre à ce qu'il lui dise tout tout de suite.

Le nom d'Esther était à peine mentionné. Ce qu'elle savait, elle l'avait appris surtout au hasard de conversations, ou par les petits détails que Regan laissait échapper de temps en temps.

La famille Lennox était très accueillante. Elle avait déjà reçu une invitation des parents de Joe à venir visiter l'Écosse, mais, même si c'était très gentil, elle ne se sentait pas à l'aise. Pourrait-elle vraiment être reçue par des gens aussi riches ? Elle ne voulait plus jamais avoir le sentiment d'être inadaptée, comme autrefois.

Joe lui toucha le bras et lui sourit. Il y avait une telle intensité et une telle intimité dans les regards qu'ils échangeaient, maintenant, qu'à chaque fois elle souriait automatiquement.

— Parle-moi de notre patient, dit-il.

Ce fut Tan qui s'en chargea, exposant le cas de Chinh en les accompagnant dans la chambre du jeune garçon. Elle ajouta que son rythme cardiaque s'était accru et que sa tension avait baissé durant les vingt dernières minutes.

Lien s'avança, mais Joe arriva le premier au chevet de l'enfant. Il l'ausculta puis se tourna vers elle, l'air soucieux.

— Quoi ? murmura-t-elle.

— Un sepsis. Il a tous les symptômes d'une infection généralisée.

Le cerveau de Lien se mit à fonctionner à toute allure. Cela faisait un moment qu'elle n'avait pas vu un enfant atteint de sepsis, mais elle savait que la détérioration pouvait être très rapide tandis que l'infection se répandait dans le sang. Elle pouvait conduire à des dommages des tissus, des dysfonctionnements d'organes et à la mort.

Elle tendit la main vers la poche de perfusion.

— Ces antibiotiques ne marchent manifestement pas. Donnons-lui autre chose, ainsi qu'un remède contre l'hypotension.

— Il a besoin d'une unité de soins intensifs, dit Joe à voix basse. Y en a-t-il une pas loin où nous pouvons le transférer ?

— Je vais m'en occuper, répondit Lien, des larmes lui piquant les yeux.

On pouvait rarement prévoir un sepsis, mais, parfois, s'il était traité assez tôt, il était possible de l'empêcher d'être fatal. Elle pria que Tan les ait avertis à temps.

Quelques minutes plus tard, une ambulance se présenta et ils aidèrent à y installer l'enfant. Ses parents arrivèrent pour l'embrasser juste avant qu'on l'emmène. Hoa, qui venait d'apparaître avec Khiem, proposa de les conduire jusqu'à l'autre hôpital.

Quand l'ambulance eut disparu au coin de la rue, Lien sentit que ses épaules étaient agitées de secousses. Joe échangea un coup d'œil avec Tan et passa un bras autour d'elle.

— Y a-t-il autre chose à faire, maintenant ? demanda-t-il à l'infirmière.

Elle fit signe que non et il hocha la tête, soulagé.

— J'emmène Lien se reposer un moment.

Il la conduisit chez lui et l'installa sur le canapé pendant qu'il réveillait Regan, l'habillait et lui donnait son petit déjeuner. Le petit garçon bavardait, à son habitude, et ne semblait pas remarquer que quelque chose n'allait pas.

Joe se pencha sur Lien et lui murmura à l'oreille :

— Veux-tu attendre ici pendant que je conduis Regan à l'école ?

Elle secoua la tête. Elle avait l'estomac si noué qu'elle avait besoin de prendre l'air.

— Je viens avec toi. La marche me fera du bien.

Elle se sentait encore fébrile, stressée. Elle ne pouvait cesser de penser au jeune Chinh. Elle était de garde la nuit précédente et peut-être aurait-elle dû aller voir les patients au milieu de la nuit, pour vérifier leur état, mais elle était restée chez Joe, dans son lit, jusqu'au petit matin. Aurait-elle pu noter la détérioration plus tôt ?

Joe la tint par la main jusqu'à l'école maternelle puis, un bras autour de ses épaules au retour, il l'emmena dans un café où elle n'eut même pas à dire ce qu'elle voulait ; il lui commanda un café glacé et une barre de son chocolat vietnamien favori.

Elle s'était attendue à ce qu'il s'assoie en face d'elle, mais il prit place à son côté, lui enlaçant la taille. Lorsqu'elle saisit son café, elle s'aperçut que ses mains tremblaient.

— Il faut attendre quelques heures, qu'ils stabilisent Chinh, dit Joe. Je téléphonerai plus tard pour savoir comment il va.

Ce fut comme s'il avait actionné un interrupteur ou tourné un robinet : toutes ses émotions remontèrent à la surface.

— Si je n'avais pas vu ce que c'était ? Si j'avais pu intervenir des heures plus tôt ?

— Le sepsis est l'une des affections les plus difficiles à diagnostiquer.

Elle mit sa tête dans ses mains.

— C'est toi qui l'as fait, pas moi.

— Seulement parce que j'avais déjà vu deux cas similaires. Dès que j'ai touché ses mains froides et moites, mon instinct a parlé. Tu aurais trouvé aussi, Lien, je le sais.

Elle se tourna vers lui, les émotions encore plus à vif.

— Ce n'est pas sûr. Et j'aurais dû aller à l'hôpital, cette nuit. À la place, j'étais distraite, j'étais avec toi.

— Quoi ?

Le visage de Joe s'était défait. Il secoua la tête.

— Nous étions ensemble, Lien. Tu aurais été disponible tout de suite en cas de besoin.

Elle savait que ses paroles étaient sensées. Mais, pour l'heure, elle ne parvenait pas à penser correctement. Elle reprit sa tête entre ses mains.

— Son état s'est détérioré si rapidement…

Le bras de Joe se resserra autour de sa taille.

— C'est une affection fulgurante.

Il était toujours là, la soutenant encore, même si elle lui avait presque reproché de l'avoir tenue loin de son travail. La culpabilité l'envahit. Si elle avait été seule chez elle, aurait-elle agi différemment ?

Elle tendit la main pour la poser sur la sienne, sur la table. Elle tremblait encore.

— Tu as peut-être besoin de faire une pause, Lien. Tu travailles si dur ! Tu te consacres complètement à l'hôpital et il te faudrait peut-être partir un peu.

Elle se sentit blessée par ses mots.

— Pourquoi voudrais-je m'éloigner de l'endroit que j'aime ?

— Ce que je voulais dire, c'est que des vacances te feraient peut-être du bien, répondit-il d'une voix douce. Avoir l'occasion d'être dans une ambiance complètement différente. Comme… En Écosse, avec moi.

Elle se figea. Le duvet de ses bras se hérissa, et elle eut la sensation que son cerveau tournoyait. De nouveau, la conversation qu'elle s'efforçait sans cesse d'éviter. Elle secoua la tête.

— L'Écosse…

Sans doute, est-ce la manière dont elle prononça ce nom… Malgré sa confusion, elle vit passer un air de regret sur son visage.

— Tu as sans doute besoin d'un changement et j'adorerais que tu viennes avec nous. Cela me ferait un tel plaisir, Lien… Mais chaque fois que j'aborde le sujet, tu sembles vouloir l'éluder.

Il pressa une main sur son torse.

— Dis-moi, Lien, est-ce que je me trompe totalement ? J'ai envie d'être avec toi et je peux imaginer une vie pour nous, ensemble. Toi, moi et Regan… Ne peux-tu pas l'imaginer aussi ?

Elle battit des cils, consciente qu'il l'invitait à s'installer en Écosse.

— Tu vas rentrer pour que Regan puisse aller à l'école, Joe. Ce ne sont pas des vacances, que tu me proposes, c'est un déracinement.

Il soupira et se passa les mains dans les cheveux.

— Mon séjour à l’hôpital va bientôt se terminer. Je suis sûr que Khiem et Hoa ont déjà recruté quelqu’un pour me remplacer. Il faut que je rentre car Regan a besoin de passer du temps avec ses grands-parents.

Il relâcha longuement son souffle et ajouta :

— Sans aller aussi loin, n’aurais-tu pas envie de vivre un peu en Écosse ?

En elle-même, elle était sens dessus dessous. Une partie d’elle avait souhaité que cette conversation ait lieu. Elle avait à moitié redouté qu’il monte dans l’avion et lui fasse simplement adieu de la main.

Ce qu’elle voulait vraiment, c’était jeter les bras autour de son cou pour essayer de le garder avec elle.

Mais la vie ne fonctionnait pas ainsi. Il avait un travail, chez lui. Une maison. Une maison où quelqu’un comme elle ne serait jamais à sa place. Par ailleurs, ses parents avaient beau être accueillants, au bout d’un moment ils se renseigneraient sur elle, lui demanderaient d’où elle venait, qui était sa famille...

Elle ne voulait pas quitter les siens. Elle ne voulait pas vivre dans un autre pays qu’eux. Comment pourrait-elle les garder en sécurité et en bonne santé si elle n’était pas là ?

— Tu rentres chez toi, Joe. Tu vas retrouver ton travail, ta vie. Si je venais, alors quoi ? Tu me ferais visiter l’Écosse pendant quelques semaines, puis je reviendrais ici ?

— Je suppose que cela dépendrait de toi.

Elle secoua la tête.

— Je ne comprends pas où tu veux en venir, dit-elle, en proie à la frustration.

Il lui pressa la main.

— Je me demande ce que tu penseras quand tu seras là-bas.

Il eut un sourire où perçait un espoir.

— Peut-être que tu adoreras l’Écosse autant que j’adore le Vietnam. Peut-être que tu décideras de rester avec Regan et moi. De travailler sur place.

Elle sentit toutes ses défenses se mettre en place.

— Parce que c’est la seule façon dont cela peut marcher entre nous ? Que je renonce à ma vie ici pour m'installer avec vous dans un pays que je ne connais pas et dont je ne sais rien ?

Il s'écarta d'elle et noua ses mains sur la table.

— Je ne sais pas, Lien. Je ne sais pas comment les choses peuvent marcher. J'essaie juste de donner un sens à tout ce que j'ai dans la tête. J'essaie de trouver un moyen pour que ce qu'il y a entre nous ne prenne pas fin.

De nouveau, sa peau la picota et elle prit une grande inspiration. Il lui disait qu'il ne voulait pas que ce qu'il y avait entre eux se termine, et son cœur avait envie de chanter de joie. Mais elle ne pouvait pas se réjouir. Parce que, parmi tout ce qu'il avait proposé, elle n'avait pas entendu de solution qui lui convînt.

Elle avait beau faire, elle ne pouvait chasser de son esprit l'image de sa belle demeure. Des larmes lui piquèrent le coin des yeux car elle détestait ces pensées qu'elle avait, de ne pas être assez bien pour lui, mais la pauvreté lui était inhérente.

Elle posa ses coudes sur la table, comme pour tenter de se raffermir.

— Tu sais que j'adore Regan, dit-elle. Et je serais enchantée que vous restiez tous les deux. Mais…

Elle secoua lentement la tête, s'intimant de ne pas pleurer.

— … Je ne suis pas sûre que me faire venir en Écosse soit une bonne idée.

— Pourquoi ?

— Parce que je ne pourrai pas rester, Joe. Je ne resterai pas. Ma vie est ici, à Hanoï. J'ai travaillé ailleurs, un an chaque fois, mais je n'y étais pas pour nouer des liens permanents. J'ai toujours su que j'étais attachée définitivement à cet hôpital. Si je vais en Écosse avec toi et Regan, même pour quelques semaines… ton fils se fera de fausses idées. C'est un enfant, Joe. Il pensera que nous formons une famille heureuse, et si je fais ma valise un peu plus tard pour repartir, qu'est-ce que ça lui fera, à ton avis ? Comme il a déjà perdu quelqu'un qu'il aimait, ce serait cruel que je le laisse à mon tour.

Elle marqua une pause puis soupira.

— Je te dis que je ne pourrai pas rester, mais tu me demandes quand même de venir sans penser au message que cela enverra à Regan.

Joe s'agita à côté d'elle. Elle ne l'avait jamais accusé jusqu'ici de ne pas prêter attention aux besoins de son fils, et apparemment cela le blessait. Il voulut répondre, mais elle posa une main sur sa bouche.

— Voudrais-tu laisser penser à ton fils que je ne l'aime pas assez pour rester avec lui ?

Des larmes roulaient sur ses joues, et elle était incapable de les arrêter.

Les mots que Joe allait prononcer moururent sur ses lèvres. Son portable bourdonna. Il s'agissait d'un texto de l'hôpital, mais le message n'intéressa pas Lien. Elle ne vit qu'une chose : la photo sur l'écran était toujours celle d'Esther.

Il paraissait si mesquin de se plaindre d'une photo de sa femme décédée... Pourtant son estomac se noua douloureusement. Lui semblait indifférent à ce portrait, ne le remarquant même plus. Mais elle, si.

Il tendit la main pour essuyer ses larmes, mais elle se mit hors d'atteinte en secouant la tête.

— Non.

Elle ne pouvait supporter qu'il la touche maintenant. Sentir son contact évoquerait tous les souvenirs qui la feraient s'effondrer. Elle aimait tellement avoir ses mains sur elle ! Elle ne pouvait pas se le permettre en cet instant, pas alors qu'elle essayait d'être forte.

Le visage de Joe était défait. Sa voix sembla sortir de nulle part.

— Justement. Tu ne l'aimes pas assez pour rester ? Tu ne *m'aimes* pas assez pour rester ?

La rage la submergea tel un tsunami.

— Comment peux-tu me dire ça ? Comment peux-tu demander si je vous aime assez tous les deux pour renoncer pour vous à toute ma vie alors que tu n'envisagerais pas de faire la même chose pour moi ?

Elle repoussa sa chaise et se leva.

— Tu n'es pas juste. Pourquoi devrais-je accepter ta proposition ? Pourquoi devrais-je être prête à tout abandonner pour aller en Écosse et à avoir le cœur brisé quand je devrai rentrer ?

Elle se pencha en avant et s'intima de ne pas respirer. De ne pas humer son odeur familière.

— Qu'y a-t-il de si bien en Écosse, Joe ? Pour quoi as-tu tellement besoin de rentrer chez toi ? Est-ce pour les souvenirs ? Es-tu vraiment prêt à laisser le passé derrière toi ?

Elle sentait qu'il voulait parler, mais elle n'était pas décidée à lui en laisser l'occasion. Elle ne pouvait pas l'écouter, pour le moment.

La pensée de ne plus voir Joe et Regan chaque jour la torturait déjà. Même si ce n'était pas encore une réalité... Mais cela le serait bientôt et elle en avait mal d'avance, ce qu'elle détestait. Elle s'était laissée aller à trop s'attacher à eux deux.

Elle aurait dû garder ses distances. Dès le début, lorsqu'elle avait senti poindre en elle cette attirance, elle aurait dû chasser ces idées de son esprit. À la place, elle avait laissé grandir ce qui les attirait l'un vers l'autre. Elle avait laissé chaque coup d'œil entre elle et Joe prendre de l'importance et de la force. Elle avait atteint le point où elle mourait d'envie qu'il la touche. Même si elle avait su dès son arrivée qu'il ne resterait que six mois, son départ lui faisait maintenant l'effet d'une trahison.

Elle savait que c'était irrationnel. Et ridicule. Mais son cœur prenait sans arrêt le pas sur son cerveau.

Une part d'elle avait encore envie d'accepter son invitation d'aller en Écosse. Mais chaque cellule de son corps savait que ce n'était pas la chose à faire.

Elle avait l'impression qu'une pierre lui pesait sur l'estomac. Comment se passeraient les choses, en Écosse ? Il avait toujours une photo de sa femme sur son téléphone. Elle irait dans une maison qu'il avait partagée avec elle. Le pays serait plein de souvenirs, pour lui, tout le temps. Comment pourrait-elle rivaliser avec cela ?

Elle secoua la tête. Elle n'avait pas envie de rivaliser.

Ici, il lui semblait que Joe était à elle. Ici, les souvenirs étaient les leurs, et ceux de personne d'autre.

Peu importait qu'elle ait toujours su qu'il s'en irait. À un moment donné, elle avait cessé d'y penser. Elle avait mis cet élément dans une case de sa tête qu'elle n'ouvrait pas. Mais à présent, c'était là. C'était l'éléphant dans le magasin de porcelaine. La catastrophe... Peut-être était-ce pour cela qu'ils avaient évité tous les deux d'aller au bout de cette conversation, jusqu'ici.

Elle prit une inspiration tremblante. Ses mains tremblaient aussi. Les larmes revenaient.

— Je ne peux pas le faire, dit-elle en s'éloignant de la table.

Joe fut aussitôt sur ses pieds.

— Lien, ne...

Elle secoua la tête.

— Non. Laisse-moi.

Soudain, les mots sortirent en se bousculant.

— Je ne peux pas, c'est tout. Je ne suis pas faite pour ton monde. Tu ne me connais pas – pas vraiment. Je ne peux pas aller en Écosse et vivre dans ton château, cela ne me correspond pas. Et tu n'as pas de place pour moi dans ta vie, Joe. Tu le crois, tu te dis que si, mais la vérité c'est que tu n'es pas prêt. J'ai besoin d'espace, de distance.

Elle essuya une dernière larme. Il paraissait atterré – comme s'il ne parvenait pas à croire ou à comprendre ce qu'elle venait de lui dire –, mais elle tourna les talons et s'enfuit du café avant qu'il songe à la suivre.

Durant quelques secondes, Joe eut la sensation de ne pas pouvoir respirer. Est-ce que cela venait vraiment d'arriver ?

Il fixa ses mains un moment, se demandant comment les choses avaient pu déraper à ce point. Tout son instinct lui criait de courir après Lien, mais elle lui avait demandé de ne pas le faire. Elle voulait qu'il lui laisse de l'espace.

Il devait respecter ce souhait – même s'il n'en avait pas envie.

Son cœur savait ce qu'il voulait : Lien. Chaque jour passé avec elle renforçait ce désir.

Il avait donc pensé que l'inviter en Écosse était la parfaite solution. La parfaite solution pour Regan et lui.

Il ne pouvait penser qu'à elle. À son sourire, à son rire, à ses doigts sur lui quand ils faisaient l'amour. À la façon dont elle s'entendait avec Regan.

Regan... En partie la raison pour laquelle elle avait dit non.

Il détestait la façon dont son ventre se nouait. Être un parent seul était difficile. Demander à quelqu'un d'entrer dans votre vie impliquait qu'il ou elle comprenne que vous étiez lié indéfectiblement à un partenaire. Lien l'avait senti dès le début, incluant Regan chaque fois qu'ils faisaient quelque chose ensemble. Elle pensait à lui tout le temps, ils avaient un lien qui lui réchauffait l'âme.

Mais maintenant ?

Elle avait été claire. Si elle ne voulait pas les rejoindre, c'était entre autres parce qu'elle aimait Regan. Venir en Écosse pour ensuite quitter le petit garçon lui briserait le cœur, avait-elle dit.

Il inspira profondément, songeant qu'il s'était montré égoïste. Alors que leur relation progressait, il avait espéré qu'elle envisagerait de les accompagner – qu'elle les aimerait assez pour cela. Mais il était clair qu'elle adorait travailler ici et voulait se consacrer aux gens qu'elle y soignait.

Il secoua la tête.

Il s'y était si mal pris… Il n'avait même pas eu l'occasion de saisir sa main et de lui dire combien il l'aimait, combien passer du temps avec elle avait fait paraître son monde complet, de nouveau.

Soudain, une idée lui traversa l'esprit. Lorsqu'elle s'était mise en colère, elle lui avait dit qu'il ne la connaissait pas vraiment. Qu'est-ce que cela signifiait ?

Il était incapable de l'imaginer. Il savait tant de choses sur elle, déjà. Ses gestes habituels, ses goûts… Le fait qu'elle adorait quand il passait légèrement les doigts dans son dos, ou que son point le plus sensible était sous son oreille.

Comment pouvait-elle dire qu'il ne la connaissait pas ?

Tout ce qu'il savait, c'était qu'il aimait tout d'elle.

Il pencha la tête en arrière et ferma les yeux, serrant ses poings sur la table devant lui. Il fallait qu'il trouve un moyen de sortir de cette impasse.

Il fallait qu'il trouve le moyen de conquérir la femme qu'il aimait.

11

La semaine passée avait été un horrible cauchemar. Joe avait essayé de parler à Lien à de multiples reprises, mais il avait respecté ses souhaits chaque fois qu'elle avait secoué la tête en disant « non ».

Ils s'étaient entretenus de leur travail, et rien d'autre.

Les cernes qu'il avait sous les yeux étaient encore pires que ceux qu'affichait Lien.

Au début, Regan avait semblé ne s'apercevoir de rien, mais il finit par remarquer ce changement. Un soir, il alla trouver Lien dans son bureau et tira sur la jambe de son pantalon.

— Pourquoi tu viens plus me raconter d'histoires, le soir ?

Elle s'accroupit pour lui parler.

— Je suis désolée, mon cœur, j'ai été débordée.

Il secoua la tête, la mine solennelle.

— Non, c'est pas ça.

Sa lèvre inférieure trembla.

— J'ai fait une bêtise ?

Elle fit signe que non et l'étreignit.

— Bien sûr que non. Tu es le plus gentil petit garçon que je connaisse.

Elle avait l'impression que son cœur se déchirait en deux. Pour rien au monde, elle ne voulait perturber l'enfant qui avait volé une part d'elle-même. Elle lui toucha la joue.

— Parfois, les adultes ont autre chose à faire.

Il plissa le front.

— Mais si tu ne peux pas me raconter d'histoire, tu pourrais au moins venir dîner avec nous !

Elle tressaillit. Tout était si facile quand on avait quatre ans.

À cet instant, Joe apparut à la porte.

— Désolé, dit-il vivement, en tendant une main vers son fils. J'ai tourné le dos une minute et il a disparu.

— Ce n'est pas grave, répondit Lien en évitant de regarder ses yeux tristes.

— Mais, papa…

— Allons-y, Regan, coupa Joe. Lien a du travail, alors tu la verras une autre fois.

Elle les observa rentrer chez eux, ne pouvant en détacher les yeux. Dans peu de temps, ils s'éloigneraient pour toujours. Quel effet cela lui ferait-il de savoir qu'elle ne sentirait plus le parfum familier de son after-shave, qu'elle n'entendrait plus sa voix au timbre chantant ? Elle s'était tellement habituée à être avec eux, se sentait si bien en leur compagnie ! Mais, déjà, le fossé entre eux semblait plus large que jamais.

Soudain, Reuben surgit à côté d'elle, des papiers à la main.

— Salut, Lien, dit-il en lui jetant un coup d'œil de côté. Je voulais te demander, comment vont tes parents ? Ils habitent par ici, non ?

Sa peau la picota et, aussitôt sur la défensive, elle l'attaqua sur un autre front.

— Tu as pris une décision pour la suite ?

Il parut troublé.

— Que veux-tu dire ?

Elle croisa les bras sur sa poitrine.

— Il y a encore tant de patients qui auraient besoin de tes soins.

Il soupira.

— Je sais. Mais j'ai d'autres responsabilités, d'autres priorités…

Elle le regarda bien en face.

— Tu tiens à conserver ta licence, ou non ? Tu as ici tout ce qu'il te faut pour bien travailler et te faire une bonne publicité.

Elle ne le menaçait pas directement de nuire à son image, mais c'était implicite.

Il y eut un silence puis il inspira à fond.

— Je pourrais peut-être venir… deux fois par mois de façon permanente ?

— Ce serait parfait, Reuben. Le May Mân Hospital te remercie.

Lorsqu'il sortit, elle sentit son cœur se gonfler dans sa poitrine. Lui tenir tête, ce qu'elle n'aurait jamais fait quelques années auparavant, l'emplissait de fierté. De plus, il ne s'agissait pas d'elle, ni de lui, mais des personnes qui venaient ici pour être aidées, et que les opérations de Reuben pouvaient aider. Une population déshéritée qu'elle voulait continuer à accompagner.

Elle regarda la pile de papiers sur son bureau. Elle avait encore du travail pour plusieurs heures… Mais, au moins, elle ne resterait pas assise chez elle, à se demander ce qui se passait dans la maison voisine.

Son portable sonna, et elle fronça les sourcils en voyant le numéro qui s'affichait. Son père qui se servait rarement du téléphone… En fait, ce fut sa mère affolée qu'elle eut au bout du fil. Son père n'allait pas bien.

Elle s'efforça de rester calme tandis qu'elle attrapait son manteau.

— A-t-il de la fièvre ? Est-il conscient ? Est-ce qu'il t'entend ? Depuis quand est-il malade ? Pourquoi ne m'as-tu pas appelée plus tôt ?

Elle prit son stéthoscope, son cœur tambourinant dans sa poitrine. Elle savait très bien que son père ne voulait jamais voir de médecin – a fortiori sa fille.

— Maman, ne panique pas. J'arrive. Je serai là dès que possible.

Tan fronça les sourcils lorsqu'elle vit Lien se précipiter vers elle, mais elle ne put dire un mot.

— Il faut que je sorte, Tan. Une urgence. Je dois aller voir… un patient.

— Quel patient ? Dans quel quartier ?

Tan attrapa Lien par le bras, mais fut incapable de la ralentir. Celle-ci donna rapidement l'adresse de ses parents et franchit la porte à toute allure.

— Mettez quelqu'un d'autre de garde ! lança-t-elle en sortant et en levant les yeux vers le ciel noir que traversait un éclair.

Joe luttait contre la pluie battante qui gênait sa vision. Il faisait de son mieux pour utiliser l'application de son téléphone qui lui indiquait la route à suivre jusqu'à l'adresse où Lien s'était rendue.

Il n'arrivait toujours pas à comprendre. Elle lui avait dit fermement qu'ils ne faisaient pas de visites à domicile, mais elle avait quitté l'hôpital sans lui dire un mot et le seul indice qu'il possédait était la note griffonnée par Tan.

Les rues de ce quartier étaient étroites, encombrées de poubelles qui débordaient. Au moment où il passait devant une maison, un homme en sortit et faillit le percuter. Visiblement choqué de trouver un étranger devant chez lui, il se mit à incendier Joe qui recula en s'excusant, les mains levées, avant de tenter le tout pour le tout, sachant qu'il s'était perdu : il tendit le bout de papier trempé à l'homme furieux. De mauvais gré, celui-ci y jeta un coup d'œil puis il désigna l'autre bout de la rue.

— Dernière maison, porte noire, marmonna-t-il en anglais.

Joe soupira, soulagé, puis il le remercia avant de se diriger rapidement vers la porte indiquée. Il leva la main pour frapper puis se figea. Qu'allait-il dire, lui dont le vietnamien était encore rudimentaire ?

Une ombre se déplaça plus loin dans la rue et il aperçut un autre homme qui le fixait d'un air bizarre. Cette fois, il ne réfléchit plus et frappa. Il ignorait tout de ce quartier. Il était parti en trombe derrière Lien sans songer à sa propre sécurité. Se rappelant ses mises en garde, il resserra son emprise sur la poignée de son sac de médecin, souhaitant avoir emporté quelque chose de plus discret. Il frappa de nouveau.

— Bonsoir, c'est le docteur du May Mân Hospital. Le Dr Lien est-elle ici ?

Lien se figea. Elle venait d'ausculter la poitrine de son père. Sans doute s'agissait-il d'une pneumonie car il avait un teint affreux et les lèvres bleues. Il fallait qu'elle l'hospitalise.

Elle avait déjà froid, trempée par la pluie, mais la voix familière lui donna la chair de poule. Sa mère la contempla en fronçant les sourcils et, avant que Lien pût l'arrêter, elle alla à la porte et l'ouvrit.

Joe se tenait sur le seuil, et son regard embrassait Lien et un homme d'un certain âge. Il s'inclina devant la femme qui lui avait ouvert puis entra.

— De quoi as-tu besoin ? lança-t-il.

Elle l'observa sortir le matériel qu'il avait apporté : une petite bouteille d'oxygène, un tensiomètre, une perfusion, de la solution saline et divers antibiotiques.

Elle cligna des paupières, embarrassée et gênée de n'avoir rien pris, hormis son stéthoscope. Ses mains se mirent à trembler quand son père fut repris d'une quinte de toux.

— Est-ce une pneumonie ? demanda Joe.

Elle hocha la tête.

— Je pense.

— Quel antibiotique veux-tu utiliser ?

Elle en désigna un d'un doigt mal affermi, mais Joe ne fit pas de commentaire.

— Si tu me laissais mettre la perfusion en place pendant que tu expliques au patient ce qui se passe ?

Il regarda autour de lui, et elle put presque entendre ses pensées. La pièce était petite, encombrée, mais relativement bien rangée.

Il installa la perfusion. Sa mère, qui suivait tout avec attention, se mit soudain à parler, montrant Joe qui examinait tout ce qui l'entourait.

Lien vit son regard se poser sur une photo dans un coin. C'était elle, en tenue de diplômée de l'université.

Elle vit qu'il se raidissait, les pièces du puzzle se mettant en place dans son esprit. Il se tourna vers elle, la bouche entrouverte et les yeux écarquillés.

— Ce sont tes parents, Lien ? chuchota-t-il.

Elle se mit aussitôt sur la défensive.

— Oui, c'est mon père et ma mère.

Il sortit de son sac un thermomètre d'oreille.

— Peux-tu dire à ton père ce que je vais lui faire ?

Des larmes perlèrent au coin des yeux de Lien. Elle avait été si occupée à l'hôpital ces derniers temps qu'elle n'était pas venue voir ses parents et elle le regrettait. Se penchant vers son père allongé sur le canapé, elle lui parla doucement puis fit un signe de tête à Joe. Il lui prit sa température, qui était élevée. L'oxymètre indiqua que sa saturation en oxygène était basse.

Après avoir branché la bouteille d'oxygène, Joe plaça doucement un masque sur son visage.

— Quand pouvons-nous l'emmener à l'hôpital ? demanda-t-il.

Elle eut un sourire crispé.

— Il ne voudra pas y aller. Il déteste les hôpitaux. Je le soigne à la maison. Merci d'avoir apporté tout ça, ajouta-t-elle en désignant le sac de Joe.

Il hocha la tête et sortit des papiers.

— Je vais rédiger l'ordonnance.

Elle acquiesça. Elle savait qu'elle prenait des risques en soignant son père à domicile. Mais Joe aussi. Il s'était frayé un chemin dans les petites rues sombres et peu sûres de Hanoï pour venir l'aider. Pour être à son côté.

Elle voulait croire que cela signifiait quelque chose. Qu'il ne se montrait pas seulement un bon collègue. Et maintenant il connaissait la seule partie de sa vie qu'elle avait gardée cachée et savait exactement d'où elle venait. S'il réagissait comme Reuben, si la pauvreté de ses origines le faisait partir en courant ?

Tout ce qu'elle savait de lui indiquait que cela n'arriverait pas. La façon dont il s'occupait des patients les plus démunis, ses idées d'amener la médecine aux gens qui en avaient le plus besoin, tout lui disait qu'il était un homme différent de celui qu'elle avait fréquenté autrefois.

Néanmoins, ses doutes quant à elle-même, qui éprouvait toujours ce terrible sentiment d'inéquation, subsistaient. Parviendrait-elle à s'en débarrasser un jour ?

Joe, qui continuait à travailler en silence, surveillant l'état de son père, hocha la tête avec gratitude quand sa mère lui apporta un thé au jasmin.

Il ne la regardait pas, et elle était emplie d'appréhension. Était-il gêné par son milieu d'origine ?

Elle consulta sa montre : il était près de minuit.

— Tu devrais peut-être rentrer à l'hôpital, dit-elle avant de froncer les sourcils. Et Regan ? Qui s'occupe de Regan ?

— Hoa. Et Khiem veille sur les patients. Tout est sous contrôle, Lien. C'est ici que tu dois être, et je resterai avec toi aussi longtemps que tu le voudras.

Sa voix était ferme, apaisante, telle une chaude couverture posée sur ses épaules. Il avait cherché à lui parler toute la semaine et, maintenant, il l'informait encore que c'était elle qui décidait.

Il n'avait même pas discuté pour faire admettre son père à l'hôpital, quoi qu'il en pensât. Il respectait les souhaits du malade et, du même coup, les siens.

Avec la tempête qui faisait rage dehors, la température de la pièce était tombée. La mère de Lien sortit des couvertures, en drapa une autour de son mari et donna les autres à sa fille et à Joe. Le dévisageant avec curiosité, elle lui demanda son nom. C'était une des phrases qu'il comprenait.

— Joe, répondit-il avec un sourire fatigué, en lui serrant la main.

Elle porta les yeux vers Lien et secoua la tête, puis posa ses deux mains sur celle de Joe.

— Ah, dit-elle pensivement. Joe… Et Regan ?

— J'ai parlé de vous, expliqua Lien en regardant Joe.

— Vraiment ? J'aurais aimé que tu nous les fasses connaître. Cela nous aurait fait plaisir.

Il n'y avait pas de reproche dans ses paroles ou dans ses yeux, mais une pointe de déception. Il ne comprenait pas. Il ne comprenait pas ses réserves et ses craintes, et il paraissait blessé. Comme si elle n'avait pas voulu le présenter à ses parents parce que quelque chose n'allait pas chez *lui*, et non chez elle.

Son père gémit, et elle retourna vivement à son chevet.

— Repose-toi, papa. La nuit va être longue.

Elle mit la couverture sur ses épaules puis elle s'installa sur une chaise à côté de lui avant d'ôter ses chaussures. La pluie battait contre le cadre fragile de la fenêtre et, déjà, quelques gouttes pénétraient à l'intérieur.

Joe étendit ses jambes devant lui.

— Tu veux t'en aller ? demanda-t-elle, l'estomac noué.

Il secoua la tête.

— Regan ne craint rien avec Hoa et mon patient est ici, donc je reste avec lui… À moins d'être mis dehors, ajouta-t-il en haussant un sourcil.

Elle eut envie de sourire. Parce que lors d'un des pires moments de sa vie, il était là, à son côté.

Mais elle ne le fit pas en entendant les bruits qui montaient de la poitrine de son père. La nuit allait être longue, très longue.

12

Le père de Lien se rétablit lentement, et Joe s'arrangea avec elle pour qu'ils aillent le voir matin et soir, ne voulant pas la laisser supporter seule un stress pareil.

Il avait réussi à échanger quelques mots avec la mère de Lien. C'était une femme délicieuse, et elle était amusée par sa détermination à converser en vietnamien.

À la fin du cinquième jour, le malade eut enfin un peu meilleure mine. Il fixait les yeux sur Joe avec curiosité et il parvint à poser quelques questions quand il ne toussait pas.

Joe aimait bien ces gens. Il était clair qu'ils ne vivaient pas dans la meilleure partie de la ville, et leur logement était plus que modeste, mais ils formaient un couple fier – en particulier de leur fille. Il devinait qu'ils devaient souvent refuser les offres d'aide de Lien. Il apprit que son père avait travaillé dans une usine pendant des années avant d'être licencié pour raison de santé. Sa mère travaillait encore en équipe et elle rentrait fatiguée le soir.

Il se gardait bien de faire des commentaires, mais il souffrait pour Lien. Ses parents avaient travaillé dur pour lui permettre de faire des études, mais ils ne voulaient rien accepter en retour. Il savait que les siens, dans les mêmes circonstances, réagiraient avec la même fierté.

Au bout de cinq jours, il alla trouver Lien à l'hôpital. Il voulait avoir une dernière chance de lui parler. Il l'avait laissée tranquille comme elle l'avait demandé, mais il ne voulait pas quitter le Vietnam sans lui dire combien elle comptait pour Regan et lui, combien ils l'aimaient tous les deux.

Une infirmière lui adressa un signe de main.

— Elle est occupée avec un patient. Attendez-la dans le bureau, je la préviendrai quand elle aura fini.

Joe hocha la tête et alla s'asseoir, se rappelant ce qu'il voulait dire pour éviter le fiasco de la dernière fois.

Il sortit son portable de sa poche et observa l'écran. Esther. Il sourit. Cette photo était là depuis si longtemps – les quatre dernières années. Il s'était dit qu'il voudrait toujours la regarder pour se rappeler la femme qu'il avait aimée.

Oui, il aimerait toujours Esther. Mais il aimait aussi quelqu'un d'autre, maintenant. Aller de l'avant se faisait par petites étapes. Il repensa à leur journée au bord du lac, à la photo d'eux trois sur le pont rouge. Ils riaient. C'était son cliché favori d'eux ensemble.

Il était temps d'opérer un remplacement. C'était la photo qu'il avait envie de voir chaque jour, désormais : de la vie, de l'amour et des rires.

Lien se sentait nerveuse. Il fallait qu'elle le fasse. Elle le savait depuis ces cinq derniers jours. Joe avait eu la bonté de l'aider avec son père et elle devait au moins le remercier, mais il s'agissait de tellement plus que cela, en réalité…

En fait, c'était ce qu'elle redoutait le plus. Ils allaient se dire adieu et, déjà, son cœur se brisait.

Elle s'arrêta sur le seuil du bureau, s'efforçant de réguler son souffle avant d'entrer. Joe contemplait la photo de sa femme sur son portable et sa tristesse, tout comme sa mélancolie, s'envola.

Si elle avait eu un mince espoir qu'il s'agirait d'autre chose que d'un adieu, cet espoir disparut en un éclair.

Cet homme qu'elle aimait, cet homme qui avait volé son cœur et lui avait demandé de venir en Écosse avec lui regardait encore un portrait de sa femme morte. Auparavant, elle s'était efforcée de rationaliser les choses. Mais c'était fini. Maintenant, elle était juste *furieuse.*

— Que veux-tu, Joe ? demanda-t-elle froidement en entrant dans la pièce.

Il se tourna, paraissant surpris par son ton, et posa son téléphone sur le bureau.

— Je voulais te parler. Nous partons dans quelques jours et je ne peux pas m'en aller comme ça. Ce n'est pas possible.

Elle croisa les bras sur sa poitrine.

— Pourquoi ?

— Pourquoi ? répéta-t-il en tendant les mains, paraissant interdit. Pourquoi ? Parce que je t'aime, Lien, et que je ne veux pas rentrer chez moi sans te le dire.

Il mit une main sur son cœur.

— Regan et moi, nous t'aimons. Tu fais partie de nous. Je ne peux pas imaginer ne pas te voir tous les jours. Je ne peux pas imaginer ne pas travailler avec toi tous les jours. Je déteste la façon dont les choses se passent entre nous en ce moment. Dis-moi ce que je peux faire. Dis-moi ce que je *dois* faire pour tout arranger. Pour que tout aille mieux. Je t'en prie, Lien. Parle-moi. Tu me brises le cœur.

C'en était trop. Tout ce qu'elle pouvait ressentir à présent, c'était de la rage. Quelques instants plus tôt, il regardait sa femme morte et, maintenant, il lui disait qu'il l'aimait. Elle était incapable de réfléchir correctement.

— Je n'ai rien à te dire, répliqua-t-elle d'une voix qui tremblait. Je ne veux pas être le second choix de quelqu'un. Je ne peux pas être avec un homme qui appartient encore à une autre.

Maintenant qu'elle avait commencé, elle ne pouvait plus s'arrêter.

— Je ne veux pas un morceau de toi, Joe, je te veux tout entier. Oui, je suis égoïste, et non, je ne suis pas prête à te partager avec la femme que tu as perdue, même si cela paraît insensible. Vous avez eu une vie ensemble, vous avez eu un enfant, et je respecte cela, tout comme je respecte les souvenirs que tu as d'elle, et je souhaite que tu les partages avec ton fils. Mais je ne peux pas te tenir la main, t'embrasser ou partager ton lit et penser que ton esprit est avec quelqu'un d'autre.

Elle pressa une main sur son cœur.

— Tu m'as dit que tu étais prêt à aller de l'avant, mais l'es-tu vraiment ? Parce que tu dis les mots, mais c'est comme si ton cœur n'y était pas tout à fait. En fait, j'ai été stupide. J'ai voulu ce qui s'est passé, même si ça m'a cueillie par surprise.

Il paraissait stupéfait par ses paroles. Elle prit une grande inspiration et ajouta :

— D'une certaine manière, d'autres choses m'ont aidée à prendre ma décision, comme ta vie chez toi qui est totalement différente de ma vie ici.

— Que veux-tu dire ?

Il semblait toujours abasourdi. Elle soupira, mal à l'aise.

— Ta maison, celle de tes parents. Il est clair que vous avez tous bien réussi.

Il fronça les sourcils.

— De quoi parles-tu ?

Elle détourna le regard Elle ne voulait pas voir *cette expression-là* sur son visage. Cette expression de rejet, vis-à-vis de quelqu'un qui n'était pas assez bien pour lui.

— Tu ne vois pas ? Tu mènes une vie aisée, confortable. Ce n'est pas le cas de tout le monde.

Il garda les sourcils froncés.

— Je le sais bien ! Je travaille dans une des zones les plus pauvres de Glasgow. Qu'est-ce que tu essaies de me dire, Lien ?

Soudain, il secoua la tête, comme s'il venait de comprendre.

— C'est au sujet de la maison de tes parents ? De l'endroit où tu as été élevée ?

Elle s'avança vers lui.

— Ce n'est pas mon passé, Joe, mais mon présent. C'est chaque partie de moi, et chaque partie d'eux. On m'a déjà rejetée parce que je n'étais pas convenable. C'est impossible d'y échapper car mon héritage est inscrit dans mon ADN. Mon enfance définira mon âge adulte. Nous savons maintenant que la pauvreté et la malnutrition dans la petite enfance ont un impact sur la santé des adultes. Même si j'ai de l'argent, maintenant, et si je m'en sors bien, mon corps se souvient. Je ne sais pas ce qui m'attend.

Le front de Joe était plissé, son visage incrédule.

— Tu voudrais qu'on ne soit pas ensemble à cause de ton enfance ? D'où te vient cette idée, Lien ? Bon sang, qu'est-ce qui te fait croire que cela importe pour moi ? Le fait que j'aie l'air d'avoir une maison *cossue* en Écosse ? Et mes parents aussi ?

Il secoua encore la tête et s'avança.

— J'ai une maison « cossue » parce que Esther et moi avions une assurance-vie. Quand elle est morte, j'ai décidé de mettre de l'argent de côté pour l'avenir de Regan et d'acheter une grande maison avec le reste. Une maison qui ne me la rappelle pas à chaque coin de couloir. Cela ne veut *rien dire,* Lien.

Il reprit son souffle avant de poursuivre :

— Comment diable as-tu pu penser que je me soucierais de l'endroit où tu as vécu ? Ton père et ta mère sont deux des personnes les plus charmantes que j'aie jamais rencontrées. Et ils sont tellement fiers de toi. Et fiers d'eux-mêmes, aussi. Je comprends, Lien, je sais que tu voudrais les aider davantage, mais qu'ils ne le souhaitent pas. Pourtant, ce qui m'a frappé quand j'ai franchi le seuil de leur maison, c'est que tu as deux parents qui t'adorent. Même s'ils n'avaient pas d'argent quand tu étais petite, même si tu as eu faim, ce que je déplore...

Il marqua une nouvelle pause puis ajouta :

— Nous savons tous les deux qu'un environnement stable et aimant est ce qui compte le plus dans le développement d'un enfant, et tu as eu cela à foison. Mais même si ce n'était pas le cas, cela ne m'importerait pas non plus, parce que je t'aime *toi,* Lien, parce que je te connais *toi.* Je me moque du reste. Je veux que nous soyons ensemble, c'est tout.

Elle retenait son souffle. Il avait sauté par-dessus toutes les peurs qu'elle avait nourries durant la majeure partie de sa vie d'adulte. Il se moquait d'où elle venait. Il ne se souciait pas d'argent ni de fortune.

Soudain, une lueur de compréhension passa dans ses yeux verts.

— Reuben... C'est à cause de ce pompeux imbécile, n'est-ce pas ? C'est lui qui t'a fait ça ?

Il se mit à marcher de long en large.

— Je n'ai jamais apprécié ce type. J'ai entendu dire qu'il était ton ex, et tout le monde peut voir que tu ne supportes pas d'être dans la même pièce que lui. Pourquoi ne m'as-tu pas dit simplement la vérité, Lien ? Pourquoi as-tu pensé que tu devais me cacher tes origines ? Tu crois vraiment que je suis ce genre d'homme ?

Il paraissait blessé, et le cœur de Lien se serra. Elle ne savait plus où elle en était, pourtant, lorsqu'elle plongeait son regard dans ses yeux verts, elle avait la sensation de pouvoir lire dans son âme. Il lui avait dit que son passé ne lui importait pas, et elle le croyait, mais elle avait toujours mal. Il disait peut-être qu'il l'aimait, mais elle l'avait surpris à regarder la photo d'Esther. Elle savait peut-être maintenant que sa maison ne contenait pas les souvenirs d'une autre femme, mais elle avait l'impression d'être dans l'ombre de cette femme. Il lui semblait toujours que Joe n'était pas vraiment sien. Elle brûlait d'envie de vivre avec Regan et lui, mais cela ne lui paraissait toujours pas bien. Pas quand son cœur était ancré ici.

Elle secoua la tête à son tour.

— Je t'aime, Joe, et tu me manqueras. Mais je ne peux pas venir avec vous en Écosse. Il n'y a pas de place pour moi là-bas.

Des larmes roulèrent sur ses joues.

— S'il te plaît, ne rends pas les choses plus difficiles qu'elles ne le sont déjà. J'aimerais voir Regan, et passer du temps avec lui ces prochains jours. Je veux qu'il emporte avec lui des souvenirs heureux du Vietnam.

Elle s'efforça de raffermir sa voix.

— Et c'est ce que je veux pour toi aussi, Joe. Je veux que tu emportes des souvenirs heureux de ton travail ici parce que nous avons adoré t'avoir avec nous. Tu as joué un rôle immense à l'hôpital ces six derniers mois et tu nous manqueras.

Elle essuya une larme et redressa ses épaules.

— Adieu…, murmura-t-elle avant de tourner les talons pour quitter la pièce, les jambes flageolantes.

13

Il comprenait tout ce qu'elle venait de lui dire.

Avec Regan, elle était la première personne à qui il pensait dès qu'il se réveillait. Lorsqu'il fermait les yeux, il voyait sa peau parfaite, ses cheveux lisses et brillants, son sourire malicieux, comme s'ils étaient gravés au fond de son âme.

Il n'était pas venu ici pour chercher quelqu'un, mais il l'avait trouvé. Et il ne pouvait pas faire comme si ce n'était pas arrivé.

Pour lui, « chez lui » avait toujours été l'Écosse. Ces quatre dernières années, il n'avait jamais cherché plus loin, n'en ayant jamais eu envie. Mais si « chez lui » pouvait être ailleurs ?

Sa vie avait été tourneboulée de tant de façons. Si « chez lui » n'était pas le pays où il avait toujours vécu, mais le pays où se trouvait son cœur ?

Le Vietnam, et la femme qui y vivait, l'avaient capturé de bien des façons, le réveillant alors qu'il ne s'y attendait pas.

Lorsqu'il avait pris l'avion pour venir ici, il avait été convaincu qu'il reviendrait retrouver sa maison et son travail six mois plus tard. Il n'avait vraiment pas envisagé autre chose.

Et la vérité, c'était qu'il était terrifié.

Pouvait-il vivre sa vie dans un autre pays ?

Pouvait-il changer ses plans d'avenir pour son fils et lui ?

Même s'il n'avait jamais considéré de tels changements comme possibles, découvrir à quel point il aimait une femme modifiait sa vision des choses.

La petite graine de doute qui subsistait en lui dépendait de la conversation qu'il devrait avoir avec ses parents. Ils s'attendaient à ce que Regan et lui rentrent en Écosse pour reprendre leur vie comme avant.

Tous deux vieillissaient, et Joe voulait être là pour eux comme ils avaient été là pour lui quand il en avait eu le plus besoin.

Mais son monde avait changé. Il avait explosé de vie dans un arc-en-ciel de couleurs qu'il avait envie d'étreindre. Et la personne qui détenait la clé de ces changements, c'était Lien. À qui il n'avait même pas encore posé la vraie question : avait-elle de la place dans son avenir pour un Écossais et son fils ?

Tout ce qu'il savait avec certitude, c'était qu'il l'aimait. Tous les plans qu'il formait dans sa tête l'incluaient.

Il avait découvert le Vietnam. Il voulait y rester. Il voulait y passer le reste de sa vie.

Et cette prise de conscience était tout.

C'était la seule option qu'il ne lui avait pas proposée : qu'ils restent ici, avec elle. Il se frappa le front de la main. Était-il bête à ce point ?

Il lui avait demandé de bouleverser sa vie pour lui, alors qu'il ne lui avait pas offert de faire la même chose pour elle. Elle avait tant de travail à faire ici ! S'il l'aimait, pourquoi diable lui demanderait-il de partir ?

Lien avait peur de lui confier son cœur et il comprenait ses craintes, son avenir lui paraissant sans doute différent de ce qu'elle avait projeté. Serait-elle vraiment disposée à partager cet avenir avec Regan et lui ?

Le brouillard qui l'avait enveloppé si longtemps s'était finalement dissipé. Il avait envie de tendre la main et de saisir l'avenir pour lui-même, pour Regan et pour elle. Il devait juste espérer que l'idée qu'elle avait de l'avenir ressemblait à la sienne.

Il pressa un bouton sur l'ordinateur devant lui. Il fallait qu'il soit honnête, et sa démarche commençait par là.

Les jambes de Lien tremblaient encore bien qu'elle se fût allongée sur son lit une demi-heure plus tôt, roulée en boule.

Une si grande part d'elle avait envie de retourner là-bas et de dire « oui », tout simplement !

Joe et Regan la rendaient heureuse, mais elle était égoïste car on ne pouvait pas toujours avoir tout ce qu'on voulait. Comme elle avait trouvé l'amour et une famille, peut-être serait-il raisonnable de sacrifier en échange quelques-unes de ses ambitions professionnelles, mais cette seule idée lui retournait l'estomac.

Lorsqu'on frappa à sa porte, elle eut vraiment envie d'ignorer l'importun. Elle était toujours prête à travailler au quart de tour, mais ne pouvaient-ils pas trouver quelqu'un d'autre, aujourd'hui ?

Les coups continuèrent, plus insistants. Elle se passa les mains sur le visage, se demandant si elle devait se coiffer avant de répondre, mais alors qu'elle posait les pieds par terre, elle entendit la porte s'ouvrir.

— Lien ?

Elle sursauta.

Joe se tenait au milieu de la pièce, les mains sur les hanches.

— Qu'est-ce que tu fais ? lança-t-elle, restant sur le seuil de sa chambre. Je ne crois pas que mon cœur puisse en supporter davantage.

— Le mien non plus, répondit-il d'une voix douce.

Cette fois, quand il se dirigea vers elle et tendit la main pour lui caresser la joue, elle ne se rebiffa pas.

— Je suis désolé, murmura-t-il. Je regrette qu'il ait fallu un cœur brisé pour que je réalise quelle était la première chose que je devais faire.

Elle fronça les sourcils, consciente qu'il était nerveux.

— Que veux-tu dire ?

— Je pensais que « chez moi », c'était l'Écosse. Je n'avais jamais considéré autre chose et j'aurais dû. Oui, j'aurais dû. Je ne veux pas que nous nous séparions. Je veux passer ma vie à fabriquer des souvenirs heureux avec toi, Lien. Avec toi, Regan et moi. Si tu veux de nous.

Elle secoua la tête.

— Je ne comprends pas.

Il sourit avec douceur.

— Je ne comprenais pas non plus. Mais, à présent, je comprends. Si nous partons maintenant, je laisserai mon cœur au Vietnam. Ce que je ne veux pas faire. Cet endroit nous a ouvert un monde nouveau, à Regan et à moi. Nous l'adorons. Nous aimons le pays, les gens, le travail et… une dame très spéciale. Je ne veux pas rentrer en Écosse, Lien, parce que ce n'est plus chez moi. C'est ici, avec toi, que je me sens à ma place.

Elle retint son souffle. Voilà qui était différent. Différent de ce qu'il avait dit jusqu'alors. Et il y avait des larmes dans ses yeux.

— Si tu veux de nous, nous aimerions rester. Pour de bon.

Elle laissa échapper une exclamation étouffée.

— Que veux-tu dire ? Je croyais que tu devais ramener Regan pour qu'il aille à l'école ? Et tes parents ?

— Regan peut rester à l'école internationale, où il a beaucoup appris et qu'il adore. Quant à mon père et à ma mère…

Il s'arrêta une seconde et lui prit le visage entre ses mains en coupe.

— Ils m'ont dit de saisir l'amour quand il se présente. Ils t'aiment déjà, Lien, et sont très impatients de te rencontrer. Ils sont probablement en train de réserver leurs places dans l'avion au moment où nous parlons.

Elle battit des cils, des larmes ruisselant sur ses joues.

— Mais ton travail, ta maison…

Il secoua la tête.

— Ma maison peut être vendue. Je l'ai louée au médecin qui me remplace comme généraliste et à sa femme. Il se pourrait qu'ils veuillent la garder, comme il voudra peut-être conserver mon poste.

— Tu vendrais tout ?

Il hocha la tête.

— Vers quoi reviendrais-je ? Rien n'a plus de sens pour moi, là-bas. Nous pourrons rendre visite à mes parents quand nous le voudrons.

Il lui prit la main qu'il posa sur son cœur.

— Je veux que ma vie soit ici, avec toi.

— Mais…

— Peut-être que j'interprète tout de travers, Lien. Parce que si tu ne veux pas que je reste, je m'en irai car je n'essaie pas de t'imposer quoi que ce soit. Mais d'une certaine manière, je pense que tu nous aimes autant que nous t'aimons.

— Tu veux rester ?

Elle avait du mal à en croire ses oreilles. Elle avait l'impression que son cœur se gonflait à en exploser.

— Tu veux vraiment rester ?

Il fit signe que oui et sourit.

— Bien sûr, Lien. Nous voulons rester avec toi.

Ses mains se mirent à trembler. C'étaient comme si tous les morceaux de sa vie, et de son cœur, se mettaient enfin en place.

— Tu en es sûr ?

Il posa les mains sur sa taille.

— Tu n'as pas besoin de me le demander. Je suis sûr... Plus sûr que je ne l'ai jamais été de quoi que ce soit. Je t'aime, Lien. J'ai demandé à Khiem et à Hoa si je pouvais rester, et tu sais ce qu'ils ont répondu ? Ils m'ont demandé quand le mariage aurait lieu.

Elle en resta bouche bée, sous le choc. Manifestement, ses collègues la connaissaient mieux qu'elle ne se connaissait elle-même.

Il s'approcha un peu plus près. La chaleur de son corps solide rayonnait jusqu'à elle. Elle noua les bras autour de son cou.

— Et qu'est-ce que tu as répondu ?

Il sourit.

— Que cela dépendait de toi. Choisis une date.

L'amour qu'elle avait essayé de combattre ces derniers jours finit par déferler. Elle pouvait aimer cet homme, et son fils, selon ses propres termes.

Elle appuya son front contre le sien, s'efforçant de ne pas laisser ses émotions la submerger.

— Je suis désolé, murmura-t-il. Désolé que tu aies cru que j'étais encore prisonnier de mon ancienne vie. L'autre soir, tu m'as surpris en train de changer la photo de mon portable, mais tu ne m'as pas laissé l'occasion de te le montrer.

Il prit son téléphone dans la poche arrière de son pantalon et le tourna vers elle. Le souffle de Lien se bloqua dans sa gorge. C'étaient eux, sur le pont du lac Hoàn Kiêm, riant ensemble.

— Voici comment j'espère que nous vivrons les cinquante prochaines années, dit-il d'une voix altérée.

Elle plongea son regard dans ses yeux verts.

— Seulement cinquante ? plaisanta-t-elle.

Il ferma un instant les paupières.

— Autant d'années que nous aurons la chance d'en avoir.

Elle passa un doigt sur sa joue rêche de barbe et sourit.

— Alors, à propos de cette date... Quand penses-tu que tes parents seront là ?

— Papa !

Regan surgit dans la pièce, les faisant s'écarter d'un bond en riant.

— Oooh ! dit-il en les regardant tour à tour, les mains sur les hanches. Papa, est-ce que tu l'embrassais ?

Joe se mit à rire et souleva son fils dans ses bras.

— J'essayais. Que se passe-t-il ?

Le petit garçon prit un air sérieux, comme pour jouer à l'adulte.

— J'ai un message. Tu as manqué papy et mamie sur la webcam. Ils m'ont dit de t'informer qu'ils seront ici dans trois jours et qu'il faut que tu leur trouves un endroit où loger.

Joe se tourna vers Lien et haussa les sourcils.

— Trois jours, ça te va ?

Elle les enlaça tous les deux.

— Ça me semble parfait.

Puis elle embrassa l'homme de sa vie, gardant ses bras autour de la famille qu'elle adorait.

SCARLET WILSON

Mariage au May Màn Hospital

Traduction française de
MARIE-JOSÉ LAMORLETTE

BLANCHE

HARLEQUIN

Titre original :
JUST FRIENDS TO JUST MARRIED?

Ce roman a déjà été publié en 2020.

1

La sonnerie stridente du téléphone transperçait la nuit.

Vivienne Kerr se débattit pour se libérer de ses draps, son cerveau cherchant désespérément une explication à cet appel.

Était-elle de garde ? S'agissait-il d'un accouchement à domicile ?

Le temps d'attraper l'appareil, elle secoua la tête.

Non, elle n'était pas de garde. Pas cette nuit. Elle l'avait été trois nuits de suite. C'était sa première nuit de repos. Ou alors, c'était le matin. Aurait-elle dormi plus de vingt-quatre heures ? Était-elle en retard pour prendre son service ?

Ses yeux allèrent aux chiffres vert fluo de son réveil.

3 h 37. Non, elle n'était pas en retard. Et aucune personne normale n'appelait à cette heure de la nuit – à moins de mauvaises nouvelles.

Son cœur sombra. En elle-même, elle pria pour que ce soit une erreur. Quelqu'un qui cherchait un taxi, peut-être, ou qui voulait se commander à manger ? Ça, ça lui conviendrait.

Prenant une inspiration pour se protéger de ce qui allait venir, elle décrocha.

— Allô !

Pendant quelques secondes, il n'y eut pas de réponse, juste une présence. Le duvet de ses bras nus se hérissa. Elle sortit les jambes du lit et s'assit très droite, l'instinct en éveil.

— Allô ! fit-elle de nouveau.

Il y eut un bruit à l'autre bout de la ligne. Un bruit indéfinissable, comme un sanglot ou quelqu'un qui avait la gorge nouée.

— Viv.

La voix s'arrêta, comme si simplement dire son nom avait demandé trop d'effort.

Duc ?

Elle aurait reconnu cette voix n'importe où. Elle crispa les paupières, revoyant le doux regard légèrement bridé de son meilleur ami, ses cheveux bruns.

Ils s'étaient rencontrés dans un hôpital universitaire de Londres alors qu'elle se formait comme sage-femme et qu'il était étudiant en médecine. Nul n'aurait pu prédire à quel point l'Écossaise sans racines et un peu dingue qu'elle était s'entendrait bien avec ce Vietnamien toujours enjoué et rieur.

C'était le destin. C'était… un peu magique.

Ils avaient été réunis par une urgence. Une jeune mère avec un placenta prævia qui avait fait une forte hémorragie. Ils n'étaient là que pour regarder, ni l'un ni l'autre n'avaient l'expérience d'une situation pareille. Le bébé était bleu. Ils s'étaient retrouvés chacun d'un côté du lit, transfusant du sang aussi vite que possible. Il fallait sauver l'enfant et la mère. Quand celle-ci avait été transférée aux urgences chirurgicales et le bébé envoyé à l'unité néonatale de soins intensifs, Duc et elle s'étaient retrouvés seuls dans la pièce éclaboussée de sang, eux compris. Elle avait fait de son mieux pour tenir le coup et y était arrivée… Presque.

Jusqu'à ce qu'elle atteigne la salle de soins pour jeter les tabliers et les gants. Là, elle s'était mise à trembler et à pleurer. Quand un bras mince et fort l'avait enlacée et que Duc avait, sans un mot, posé la tête sur son épaule, elle s'était aperçue qu'il tremblait aussi. Il avait su ne pas essayer de lui parler. Ne pas lui demander si elle voulait être réconfortée. Il avait juste agi. Ils étaient restés ainsi durant près de cinq minutes, cimentant leur amitié pour toujours.

Maintenant, la peur lui serrait la poitrine. Les pires scénarios fusaient dans son cerveau. Était-il malade, blessé ? Quelque chose de terrible lui était-il arrivé ?

Elle passa en mode action.

— Duc ? Qu'est-ce qui ne va pas ? Où es-tu ? Est-ce que tu te portes bien ?

Pas de réponse.

— *Duc !* Parle-moi, je t'en prie. Il faut que je sache comment tu vas. J'ai besoin de savoir que tu vas bien.

— Je... J'ai besoin de toi.

— J'arrive.

Elle n'avait jamais été plus sûre de quelque chose dans sa vie.

Elle fut sur ses pieds en un instant, jetant un regard frénétique autour de sa chambre, puis coinça le téléphone entre son cou et son oreille pour tirer un sac du fond de son placard.

— Où es-tu ? Qu'est-ce qu'il se passe ?

— C'est... *me và cha.*

Elle reconnut aussitôt les mots vietnamiens.

— Ta mère et ton père ? Duc, qu'est-il arrivé ? Sont-ils blessés ?

Le silence emplit ses oreilles, et sa poitrine se crispa douloureusement. Elle savait d'expérience que le silence signifie en général le pire.

Elle avait rencontré Khiem et Hoa en plusieurs occasions. C'était un couple charmant, complètement dévoué aux hôpitaux qu'ils dirigeaient à Hanoï et dans deux autres régions du Vietnam.

Elle ne put empêcher les larmes de lui monter aux yeux.

— Duc. Non...

Elle l'entendit prendre une grande inspiration.

— J'ai besoin de toi, répéta-t-il. Ils ont eu un accident de voiture. J'ai dû revenir à Hanoï. Nous n'avons pas d'autre obstétricien, et je n'ai pas de sages-femmes. Je ne peux pas le faire, Viv. Je ne peux rien faire de tout ça. J'ai besoin de quelqu'un pour m'aider et... Et avec moi. Peux-tu venir ?

Les questions fusaient dans sa tête. Elle savait que de bons médecins, sur qui l'on pouvait compter, travaillaient dans les trois hôpitaux. Khiem et Hoa étaient méticuleux pour les gens qu'ils engageaient. Mais elle savait aussi que, en cet instant, ce n'était pas ce que Duc désirait entendre.

Normalement, elle devrait donner son préavis à son employeur. Elle détestait qu'on la prenne pour quelqu'un de non fiable. Mais là, c'était une urgence. Une urgence familiale, car Duc était comme de la famille pour elle.

— Je vais m'arranger. Je vais venir.

Tandis qu'elle commençait à fourrer au hasard des vêtements dans son sac, son cœur souffrait pour lui.

La dernière fois qu'ils s'étaient parlé, quelques semaines plus tôt, il était plein d'enthousiasme. Il avait pris un nouveau poste un mois auparavant – un poste de chirurgien et d'enseignant à Philadelphie. Il paraissait si heureux qu'elle en avait été presque jalouse. Duc était auréolé d'un charme certain, il était amical et bon dans son métier. Quand ils travaillaient ensemble, elle profitait de sa popularité. C'était lui qui nouait des amitiés et obtenait des invitations à des dîners et des fêtes. Et il lui demandait systématiquement de l'accompagner. Il s'était rendu compte qu'elle avait du mal à créer des relations, et il remplissait cette fonction pour elle.

— Merci, dit-il d'une voix éraillée.

— C'est normal, répondit-elle sans se poser de question. Je vais aller à l'aéroport et trouver un vol. Je t'enverrai un texto quand j'aurai les détails.

Elle avait envie de l'étreindre le plus fort possible là, tout de suite. Elle avait envie de respirer son after-shave si familier qui pénétrait toujours ses sens lorsqu'ils étaient ensemble. Elle détestait penser qu'il souffrait.

Elle regarda le petit doigt recourbé de sa main droite.

Des années plus tôt, ils avaient adopté un geste vu dans un film pour enfants : ils entrelaçaient leurs petits doigts et disaient la phrase « Amis pour la vie ». C'était devenu une plaisanterie récurrente entre eux.

Elle se passa la langue sur les lèvres.

— Duc ? « Amis pour la vie », chuchota-t-elle.

Il y eut un silence de quelques secondes.

— « Amis pour la vie », répéta Duc d'une voix un peu raffermie, avant de raccrocher.

2

Duc regarda sa montre et reporta les yeux sur la porte « Arrivée » de l'aéroport de Hanoï.

Bien que Viv ait quitté Londres trois jours plus tôt, elle n'était toujours pas là. Ce genre de chose n'arrivait qu'à elle. Aucun vol direct n'étant disponible, elle avait pris un tas de correspondances qui l'avaient transbahutée sur la moitié du globe pour arriver jusqu'à lui. Elle avait eu à se coltiner des retards, des annulations, une panne de moteur et une grève des contrôleurs aériens. Chaque texto avait paru un peu plus frénétique que le précédent.

Il soupira.

Il avait l'estomac noué de façon inconfortable. Il en était ainsi depuis qu'il avait appris la nouvelle pour ses parents. Il se souvenait à peine d'avoir libéré son appartement de location et du vol entre Philadelphie et Hanoï. Jusqu'à ce qu'il atteigne le May Mân Hospital où son amie Lien et son nouvel époux s'étaient rués à sa rencontre, il avait été comme anesthésié.

Il avait dû s'occuper d'une foule de rites et de traditions pour les funérailles. Tant de gens étaient venus présenter leurs respects qu'il avait dû porter ses vêtements de deuil blancs et garder une expression stoïque trois jours d'affilée.

Pendant ce temps, il avait fallu que l'hôpital continue de tourner. Les membres du personnel étaient désemparés, les personnes qui les avaient dirigés et motivés des années durant n'étant plus là, et il voyait tout le monde le regarder avec méfiance.

Une fois son père et sa mère enterrés, il s'était senti épuisé. Ce qu'il aurait souhaité faire, en vérité, c'est remonter dans un avion et oublier qu'une chose pareille s'était produite. Il avait passé la semaine précédente à espérer que quelqu'un le pincerait dans une salle de garde et que toute cette histoire s'avérerait simplement un terrible cauchemar.

Quelque chose bougea sur le côté de son champ visuel. Puis il y eut un son. Un rire argentin au début, qui devint vite plus grave et plus chaud.

Son cœur fit un petit bond. Il n'y avait qu'une personne capable de rire ainsi.

Bien qu'il soit grand, il se mit sur la pointe des pieds pour essayer d'apercevoir Viv parmi la foule qui sortait.

Là. Elle parlait avec animation à un vieux monsieur assez frêle, son bras passé sous le sien. Ses boucles rousses cascadaient librement dans son dos, elle avait enfilé une chemise blanche un peu n'importe comment, et un short en jean élimé montrait ses longues jambes.

La vraie *pretty woman*. C'était ce que tout le monde disait en la voyant. Seul son accent écossais démentait sa ressemblance avec la célèbre actrice.

Il vit des têtes se tourner tandis qu'elle passait d'un pas guilleret. Sa grâce décontractée se remarquait. Il n'y avait pas beaucoup de personnes ici à posséder un tel physique.

Il observa sa façon de guider l'homme comme si elle l'avait connu toute sa vie : elle était en mode « infirmière », probablement, mais on aurait pu les prendre pour un grand-père et sa petite-fille, pas pour une jeune Écossaise lambda qui voulait s'assurer que le vieux monsieur allait bien.

Duc sentit un sourire lui relever le coin des lèvres pour la première fois depuis des jours.

Il n'y avait qu'elle pour agir ainsi.

Il la suivit des yeux tandis qu'elle amenait son compagnon à ses proches et serrait toutes les mains avant de se tourner et de scruter la foule.

Enfin, elle capta son regard.

Son visage s'illumina. Sans hésiter, elle laissa tomber ses bagages et courut jusqu'à lui pour lui nouer ses bras autour du cou. Elle ne dit pas un mot. Elle enfouit simplement son visage dans son cou et le serra fort.

Il put voir autour d'eux les coups d'œil amusés des gens qui croyaient assister à des retrouvailles d'amoureux. Il n'éprouva pas le besoin de rectifier les choses. Il ferma les yeux et la tint ainsi, laissant sa chaleur le pénétrer, les sens submergés par le parfum familier de son shampoing à la fleur d'oranger.

Le contact de son corps lui faisait tant de bien !

Pendant un instant suspendu dans le temps, il se retrouvait en un lieu différent. Un lieu où il n'avait pas reçu l'appel concernant ses parents alors qu'il s'apprêtait à entrer en salle d'op. Un lieu où il n'avait pas eu à enterrer ce père et cette mère dont il avait pensé naïvement qu'ils vivraient toujours. Un lieu où ses plans de carrière n'étaient pas bouleversés parce qu'il avait soudain plusieurs hôpitaux à gérer. Il était dans une bulle. Une bulle de la taille de Viv. Tout ce qui lui avait tant manqué ces derniers jours déferlait sur lui : le réconfort, la sécurité. La possibilité d'être uniquement Duc, au lieu du fils endeuillé affichant un visage courageux. Viv était là, elle l'aiderait. Elle l'aiderait à régler tout ça et à retourner à la vie qu'il voulait.

Il avait attendu des jours de vivre cet instant : avoir sa meilleure amie dans ses bras et savoir que quelqu'un était là pour le soutenir. Oh ! s'ils pouvaient se téléporter hors de cet aéroport, tout droit chez lui, où il pourrait s'effondrer sur le canapé !

Il chassa les larmes qui lui embuaient les yeux.

Il avait le dos raide, tous ses muscles lui faisaient mal d'avoir voulu tenir le coup à tout prix. Il avait incliné la tête tant de fois que c'en était presque devenu un automatisme. Il avait serré tant de mains, vieilles et familières. Mais pour une raison quelconque, cela ne lui avait pas apporté de réconfort.

Ce dont il avait besoin, c'était ceci. C'était ce qu'il avait désespérément attendu.

Viv releva la tête, ses yeux bleu pâle à quelques centimètres des siens.

— Je pue, murmura-t-elle. Je porte les mêmes vêtements depuis trois jours.

Il sourit en prenant une de ses valises.

— J'ai senti pire.

Dès qu'ils sortirent dans l'air chaud et humide de Hanoï, elle se mit à s'éventer.

— Faisait-il aussi chaud la dernière fois ?

— Plus chaud. Et il faut que nous parlions de ta tenue…

Il cligna de l'œil et désigna ses longues jambes nues.

— Tu as là un vrai banquet pour les moustiques !

Une voiture les attendait devant l'aéroport. Il lui ouvrit la portière et attendit qu'elle se glisse à l'intérieur pour en faire autant. L'air conditionné soufflait à plein.

Il laissa Viv s'adosser aux sièges en cuir, frais et confortables.

— À l'hôpital, dit-il, il y a un nouveau médecin. Un Écossais. Vous allez pouvoir caqueter en « glasgowien ».

Elle haussa un sourcil.

— Caqueter ?

Il rit, d'un rire brusque qui venait du fond de lui. Mais la détente qui suivit fit trembler ses épaules de façon irrépressible, et ensuite ses bras et ses mains. Comme si on avait actionné un interrupteur en son for intérieur.

Lorsque les larmes se mirent à couler sur ses joues, Viv se glissa sur le siège et lui passa un bras autour du cou.

— Oh ! Duc, dit-elle doucement, que vais-je faire de toi ?

Ce n'était pas vraiment une question. Il le savait, et c'était tant mieux, car il n'aurait pas pu y répondre. Toutes les émotions qu'il avait enfermées en lui les derniers jours débordaient : la frustration, la colère, le chagrin. Tout cela pendant que Viv le tenait et que la ville défilait à toute allure derrière les vitres.

Ce n'était pas ce qu'il avait souhaité. Cela faisait des années que Viv n'était pas venue à Hanoï. Il avait prévu de lui montrer des endroits à voir, de lui parler des problèmes actuels à l'hôpital. Mais il en était incapable alors qu'il bataillait pour respirer.

Elle mêla ses doigts aux siens.

— Compte jusqu'à dix, lui chuchota-t-elle à l'oreille. Je vais compter avec toi.

Sa voix était lente et égale.

— Un, deux, trois, quatre, cinq, six, sept, huit, neuf, dix.

Elle recommença. Et encore une fois. Chaque fois, elle ralentissait un peu plus son élocution, l'obligeant à respirer plus longuement et plus régulièrement.

Quand il s'aperçut que la voiture s'était arrêtée devant l'hôpital, il eut l'impression d'être redevenu normal – ou autant qu'il pouvait se sentir.

Il passa une main dans ses cheveux et secoua la tête, gêné.

— Pardon, dit-il d'une voix rauque.

— De quoi ? répliqua-t-elle simplement, en retournant à l'autre bout de la banquette pour prendre son sac. Je suis ta meilleure amie. Si tu ne peux pas être ainsi avec moi, alors avec qui peux-tu l'être ?

Elle ouvrit la portière, s'étira et fit face à l'hôpital.

— Maintenant, avant toute chose, dit-elle d'une voix sonore à l'accent écossais marqué, dis-moi où est la douche !

Et, pour la première fois depuis des jours, les choses lui donnèrent l'impression de s'améliorer un peu.

3

Viv avait passé les trois dernières nuits sur des chaises ou des sols d'aéroports, elle avait mal partout.

L'hôpital était étrangement silencieux. Les membres du personnel qu'elle avait rencontrés lui avaient poliment serré la main et avaient regardé Duc d'un air prudent. Elle sentait que tout le monde marchait sur des œufs autour de lui.

Elle avait aimé cet endroit les fois où elle était venue en visite. Elle aimait aussi le nom May Mân, qui veut dire « bonne chance ». Elle l'appelait toujours ainsi dans sa tête : « l'hôpital de la Bonne Chance ». C'était un lieu à l'atmosphère enjouée, qui desservait l'une des populations les plus défavorisées de Hanoï. Mais là, tandis qu'ils longeaient les couloirs, l'ambiance était très différente.

Duc la conduisit à l'arrière de l'hôpital, jusqu'à l'un des trois bungalows édifiés dans le jardin. La maison de Khiem et Hoa.

Pour une raison bizarre, elle n'avait pas pensé qu'il résiderait chez ses parents, et elle battit des cils. Des larmes inattendues se formaient dans ses yeux.

Elle les avait rencontrés à plusieurs reprises. C'étaient des gens adorables, chaleureux, voués à leur travail et aux gens qu'ils soignaient. Elle avait pu voir à la façon dont ils regardaient leur fils à quel point ils étaient fiers de lui. Mieux encore, ils s'étaient montrés accueillants et intéressés par la jeune étrangère que Duc avait invitée chez eux. Hoa lui envoyait parfois un mail quand un poste se libérait à l'hôpital. C'était aimable et attentionné. Viv avait apprécié le geste, même si elle n'était venue qu'avec Duc.

Maintenant, elle était de retour chez eux sans avoir vraiment eu le temps de déplorer leur disparition. Elle avait manqué les funérailles, et le seul fait de franchir leur porte submergeait ses sens.

Elle jeta un coup d'œil nerveux à Duc, se demandant ce que cela devait lui faire, à lui.

Ce jour-là, c'était la première fois qu'elle l'avait vu craquer depuis qu'ils étaient amis.

C'était normal. Il venait de perdre son père et sa mère dans un stupide accident de la route. Au fond d'elle, elle savait qu'il avait dû être terrible pour lui de craquer devant elle. Mais c'était pour ça qu'elle était venue, non ?

Duc avait joué ce rôle pour elle un bon nombre de fois. Lorsqu'ils s'étaient rencontrés, ses parents adoptifs étaient déjà morts. Il l'avait soutenue quand elle avait recherché ses parents biologiques – et il avait été là lorsque les nouvelles n'avaient pas été bonnes. Il l'avait prise dans ses bras les deux fois où elle avait eu le cœur brisé. Et quand elle avait eu droit à un cruel diagnostic quelques années plus tôt.

Bien sûr qu'elle serait là pour lui !

Ce qu'il lui arrivait lui déchirait le cœur, mais elle ne le lui laisserait pas voir. Ici, il fallait qu'elle soit la plus forte des deux, comme il l'avait été pour elle si souvent. Même si, ici, tout lui rappelait ses parents. Elle pouvait même les humer – le thé au jasmin qu'ils buvaient toujours, l'eau de toilette au santal que portait le père de Duc, le parfum de rose que sa mère vaporisait dans les pièces. Dans un coin se trouvait une pile de livres qu'ils devaient être en train de lire.

En vérité, elle s'attendait à ce qu'ils franchissent la porte à tout moment. Et si c'était ce qu'elle éprouvait, elle ne pouvait qu'imaginer ce qu'éprouvait Duc.

Elle battit des cils, inspira profondément et lui prit la main.

— Duc, tu es sûr de vouloir rester ici ?

Il se tourna pour la regarder, laissant sa valise au milieu du salon.

— Où puis-je aller ? Il va falloir que j'assure des services à l'hôpital. Et toi aussi, ajouta-t-il en prenant un air d'excuse.

Elle hocha la tête.

— Bien sûr. Je suis prête à commencer demain. Dis-moi juste ce que tu as besoin que je fasse.

Elle lui décocha un regard prudent.

— Tu ne peux vraiment pas habiter ailleurs ?

Il balaya la pièce des yeux et tendit les mains.

— Ici, c'est la maison. Ce n'est pas la mienne, mais c'est la leur. Non, je ne peux pas habiter ailleurs.

Il s'avança et tira sa valise vers une des deux chambres.

— Je t'ai installée ici. J'ai changé les draps…

Il fit une grimace.

— En fait, ce n'est pas vrai. C'est Mai Ahn, notre interprète qui s'est occupée de tout. Elle voulait se rendre utile, et pour être honnête je suis content qu'elle l'ait fait.

Duc acceptait de l'aide ? Bien. Il pouvait se montrer têtu. Parfois sa fierté se mettait en travers. Elle ignorait quel genre de relations il avait avec les personnes qui travaillaient à l'hôpital, mais au moins il ne chassait pas tout le monde…

Il ne lui fallut qu'un instant pour comprendre que c'était la chambre de Khiem et Hoa. Leurs affaires étaient encore éparpillées en divers endroits.

Elle déglutit, se sentant un peu dépassée.

Certes, elle pouvait protester, mais Duc utilisait visiblement l'autre chambre. Objecter ne ferait que rendre les choses plus difficiles.

Elle se tourna vers Duc et lui décocha un grand sourire.

— Très bien, laisse-moi prendre ma douche, et ensuite on parlera.

Il lui jeta un coup d'œil sombre.

— On pourrait faire autre chose. Tu es fatiguée…

Manifestement, il n'avait aucune envie de parler. Mais elle n'allait pas se laisser rembarrer. Elle était ici pour aider, et elle ne pouvait pas le faire sans avoir une conversation avec lui. De toute façon, Duc la connaissait.

Elle revint en arrière et se plaça sous son nez.

— Non, je ne suis pas trop fatiguée. Non, je ne veux pas faire autre chose d'abord. Trouve-moi un morceau à grignoter, et je serai tout à toi.

Elle lui donna un coup de coude.

— Pas d'excuse.

Il laissa échapper un soupir. Il était clair qu'elle avait gagné la bataille.

— Pas d'excuse, accorda-t-il en se rendant à la cuisine et en commençant à ouvrir des placards.

Duc ne s'était pas nourri correctement ces trois derniers jours. Il n'avait pas eu faim, et manger était la dernière chose qu'il avait eue à l'esprit. Mais, tandis qu'il sortait des aliments des placards et du frigo et versait de l'huile dans le wok, son estomac se mit à gargouiller.

Il entendit la douche qui coulait, suivie par le bruit du sèche-cheveux. Viv était rapide. Elle ouvrit la porte, vêtue d'un doux pyjama en coton blanc, ses cheveux roux auréolant sa tête d'un nuage. Elle jeta un coup d'œil vers la table, puis alla jusqu'au canapé et se laissa choir sur les coussins confortables, remontant ses pieds sous elle. Il servit le repas dans deux bols, lui tendit le mélange de poulet et de nouilles puis s'assit à côté d'elle.

Elle renifla le plat d'un air soupçonneux.

— Est-ce comestible ?

Il sourit.

— Qu'essaies-tu de dire de ma cuisine ?

— J'en dis que depuis que je te connais, ta cuisine a toujours comporté un menu à emporter.

Il feignit d'être blessé.

— Goûte. C'est une recette de ma mère.

Les mots étaient sortis automatiquement, suivis d'un instant de trouble.

Viv lui pressa le genou de la main.

— Je suis sûre que c'est bon, dit-elle doucement en se mettant à manger.

Chaque cuillerée était pour lui un rappel inconscient. Il avait utilisé les épices et les huiles de sa mère. La faim qu'il avait ressentie un instant plus tôt disparut. Maintenant, il comprenait pourquoi ses amis en deuil maigrissaient.

En revanche, Viv mangeait avec appétit et vida son bol en cinq minutes. Elle se leva et alla au frigo pour en inspecter le contenu.

— Ce n'est pas ce que j'avais à l'esprit, dit-elle en sortant une bouteille d'eau de source, mais je m'en contenterai.

Il l'observa tandis qu'elle posait une main sur le dossier d'une chaise pour boire au goulot.

Son pyjama la recouvrait entièrement, mais il mettait en valeur chacune de ses courbes. Des courbes auxquelles il n'avait jamais vraiment prêté attention auparavant, il se demandait bien pourquoi.

Les lignes entre Viv et lui avaient été claires dès le début. Ils étaient amis - meilleurs amis. Ils s'étaient soutenus dans les moments difficiles. Tout de suite, ils s'étaient sentis à l'aise ensemble. Au fil des années, ils avaient eu d'innombrables conversations sur les désastreuses relations amoureuses qu'elle collectionnait. Elle était intelligente, superbe, vive – et dotée d'un goût épouvantable pour ce qui est des hommes : tous les glandeurs, les bons à rien et les pleurnichards semblaient croiser sa route, chacun lui brisant le cœur un peu plus que le précédent.

Elle avait aussi jaugé ses partenaires à lui. Elle en avait approuvé certaines avec réticence, en avait balayé d'autres de la main en quelques mots bien sentis : « croqueuse de diamants », « arriviste », « mollassonne », « narcissique ».

Il avait dû reconnaître de plus ou moins bon gré que la plupart de ces verdicts s'étaient avérés étrangement exacts. Il avait commencé à l'appeler sa voyante et l'avait taquinée pour qu'elle choisisse leurs billets de loterie.

Mais elle n'avait pas vu arriver ce drame.

La porte grinça derrière eux, et Lien, l'un des médecins de l'hôpital, surgit dans la pièce.

— Ah, tu es là ! s'exclama-t-elle. J'ai besoin de toi.

Ses yeux sombres allèrent rapidement à Viv, et elle eut un léger sursaut. Duc s'avança.

— Lien, voici Vivienne Kerr, ma meilleure amie, la sage-femme dont je t'ai parlé.

Lien fit un bref signe de tête.

— Voilà qui tombe à pic.

Sans demander ce que Viv faisait en pyjama dans la maison, elle se tourna vers la porte.

— Changez-vous en vitesse, on a besoin de vous.

Tout se passa en un clin d'œil. Une minute, Viv envisageait de rester assise avec son ami et de voir comment elle pouvait l'aider. La minute suivante, elle quittait précipitamment son pyjama confortable et enfilait la tenue médicale grenat qu'elle gardait dans son sac à dos. Elle attrapa les chaussons assortis et suivit les autres vers l'hôpital.

Bien que ce soit le milieu de la nuit, les couloirs étaient brillamment éclairés. Lien parlait vite en vietnamien, et Duc hochait la tête.

Viv essaya de se concentrer. Elle avait travaillé ici quelques fois et appris certains termes en vietnamien. Pour une sage-femme, c'était surtout « poussez », « arrêtez », « respirez », mais son cerveau bataillait pour les retrouver en cet instant. Entre ça, le décalage horaire et son intense sensation de fatigue, elle ne fonctionnait pas à plein régime. Dieu merci, elle avait eu le temps de manger.

Elle attrapa ses cheveux à deux mains, les noua sur sa nuque et les fixa en les retournant sur eux-mêmes. Lien croisa son regard et lui décocha un petit sourire crispé.

— Super-méthode.

Elle haussa les épaules.

— J'ai l'habitude, on me vole sans arrêt mes élastiques.

L'anxiété qui perçait dans le sourire de Lien lui contracta l'estomac. La dernière fois qu'elle avait été là, elle avait été frappée par le caractère détendu des accouchements. Hoa était convaincue qu'il faut laisser la parturiente diriger son travail, et elle partageait cette philosophie. Mais lorsqu'il y avait une urgence, c'était la tâche des professionnels de conduire la mère et l'enfant à la meilleure conclusion possible. Et à voir la mine de Lien, ce serait à elle, Viv, de prendre les rênes.

Duc tira son T-shirt par-dessus sa tête pour le remplacer par une tunique bleu clair.

Elle s'efforça de ne pas le fixer, mais cela faisait longtemps qu'elle ne l'avait pas vu à moitié dévêtu. Elle ne put que remarquer ses abdominaux bien dessinés. Elle n'était pas aveugle. Elle en écarta les yeux quand Lien s'approcha.

— Voulez-vous venir rencontrer notre patiente, Viv ?

— Bien sûr.

Lien lui adressa un petit sourire en poussant une porte.

— Je vais vous présenter.

Elle désigna la femme couchée dans le lit. Un homme aux cheveux châtain clair était à son chevet.

— Voici Resta. Elle est à trente-neuf semaines environ. Elle est arrivée le travail commencé, avec ce qui semble être une dystocie de l'épaule. Nous n'avons pas d'informations prénatales.

Viv hocha la tête. Ici, il n'était pas inhabituel qu'une femme ne fasse pas suivre sa grossesse.

Lien désigna l'homme.

— Et voici mon mari, le Dr Joe Lennox.

Joe était en position au bout du lit, une main posée sur une partie de la tête du bébé. Il leva brièvement les yeux.

— J'espère que vous êtes l'équipe de secours, dit-il à voix basse, en gardant un visage neutre, parce que je ne suis pas obstétricien et je suis à court de solutions.

Viv inspira.

Une dystocie de l'épaule. Le cauchemar de toute sage-femme et de tout accoucheur. L'épaule coincée du bébé l'empêchait de naître normalement.

— Vous voulez que je regarde ?

— Je vous en prie, répondit Joe avec gratitude.

Elle enfila rapidement des gants tandis que Lien parlait à la femme en vietnamien.

Celle-ci paraissait épuisée et terrifiée. Pas étonnant. Une dystocie de l'épaule peut rarement être prévue. Une fois qu'une parturiente voit arriver la tête du bébé, elle pense que tout sera terminé en quelques minutes.

En son for intérieur, Viv avait envie de hurler pour cette pauvre femme. Elle pouvait voir la tête de l'enfant pressée contre le périnée. Ce n'était pas la première fois qu'elle était face à ce cas. Mais d'habitude, dès qu'il était diagnostiqué, on appuyait sur le bouton « urgence », et deux autres sages-femmes, un anesthésiste et un accoucheur accouraient. Là, elle ne pouvait compter que sur elle-même. Hoa n'étant plus là et l'autre obstétricienne étant en congé maladie de longue durée, elle était la seule à pouvoir faire quelque chose.

Le pire scénario serait la manœuvre de Zavanelli, où ils devraient faire remonter la tête du bébé dans le vagin et pratiquer une césarienne d'urgence. Duc était le seul chirurgien présent. Elle savait qu'il était bon. Elle doutait qu'il ait déjà pratiqué une césarienne mais, si besoin était, elle le persuaderait de le faire. La situation était stressante pour tout le monde dans la pièce, mais Lien et Joe restaient calmes, se mouvant avec aisance et fluidité. Chacun semblait prévoir ce que l'autre allait faire. C'était intéressant de les regarder travailler ensemble.

Elle nota l'heure à la pendule et se mit automatiquement en mode sage-femme, rassurant la patiente et laissant Lien ou Duc traduire ce qu'elle disait.

Après avoir ausculté sa patiente, elle lui dit de ne pas pousser et fixa un moniteur sur le bébé pour détecter tout signe de détresse.

— Bon, les enfants, dit-elle calmement, nous allons essayer un changement de position pour tenter de débloquer l'épaule. Cela s'appelle la manœuvre McRoberts. Il s'agit de faire de la place dans le pelvis, et pour cela il faut bouger la mère et parfois le bébé. Là, nous allons la mettre sur le dos, les jambes remontées sur sa poitrine. Si c'est l'épaule antérieure qui est coincée, ça peut marcher.

Duc plongea ses yeux sombres dans les siens ; il était passé derrière la parturiente, l'aidant à se mettre en position.

— Et si c'est autre chose ?

Elle garda un visage neutre.

— Si ce sont les deux épaules, ça ne fonctionnera pas. Mais nous allons commencer par là. Par chance, le bébé ne montre aucun signe de détresse.

Duc parla à la mère à voix basse, une main gentiment posée sur son bras. Elle semblait lui faire confiance.

Viv mesura soudain qu'elle était dans une salle d'accouchement avec trois médecins, tous d'accord pour la laisser diriger l'opération. Il n'y avait pas de luttes de pouvoir. Tout le monde souhaitait que ce bébé sorte sain et sauf.

Elle commença les manipulations. Au bout d'un moment, elle annonça qu'elle allait tenter une autre manœuvre, celle de Rubin. Elle glissa les doigts de chaque côté de la tête du bébé, essayant différentes techniques pour dégager l'épaule.

En vain.

Le cœur de l'enfant commençait à ralentir. Il était fatigué.

D'ici quelques minutes, il faudrait qu'elle lui dégage un bras ou qu'elle fasse signe à Duc qu'il était temps de se rendre en salle d'opération. Elle était à court de solutions.

Elle restait calme et méthodique en apparence, mais la panique s'emparait d'elle.

— Bien, dit-elle. Tâchons de mettre la mère à quatre pattes. Voyons si un autre changement de position peut déclencher quelque chose.

Lien expliqua de façon rassurante à Resta ce qu'elle devait faire. Joe et Duc l'aidèrent à se mettre en position, et le bébé grogna. Presque aussitôt, Viv nota une différence.

— Je pense que l'épaule a été délogée, indiqua-t-elle aux autres. Dites à Resta de pousser à la prochaine contraction.

Une minute plus tard, le petit paquet lui glissait dans les mains. Puis, après quelques secondes d'un silence anxieux, le bébé se mit à crier.

Elle fit quelques rapides vérifications. Tout allait bien.

Tandis que Duc et elle coupaient et nouaient le cordon puis aidaient la mère à se retourner pour expulser le placenta, Joe s'occupa du nouveau-né. Celui-ci devrait être placé en observation, mais pour l'instant il le donna à sa mère afin qu'elle le prenne contre elle.

— *Dô là môt cô gài*, dit-il avec un grand sourire.

Viv reconnut le mot : « une fille ».

La maman semblait transportée de joie. Le soulagement dans la pièce était palpable. Duc décocha un sourire à Viv et hocha la tête avec gratitude. Il la rejoignit.

— Une chance que tu aies été là, murmura-t-il.

Elle se mit à nettoyer et à ranger.

— Je suis sûre que vous y seriez arrivés.

Son estomac commençait juste à se dénouer. Lien s'approcha et lui frotta le bras.

— Merci, merci beaucoup. Joe et moi pouvons prendre la suite. Vous devez être épuisée.

Viv acquiesça.

— Oui, mais laissez-moi terminer mes notes et faire un examen final de la maman.

Une aide-soignante apporta du thé au jasmin, et elle ausculta encore le bébé. Quand elle fut sûre que la mère et l'enfant allaient bien, Duc lui passa un bras sur ses épaules.

— On dirait que tu n'as pas dormi depuis une semaine. Allons-y. Ton pyjama t'attend.

Ils sortirent dans la nuit un peu plus fraîche.

Elle s'arrêta un instant, les mains sur les hanches, pour arquer son dos douloureux.

— Ça va ?

Il était tout près d'elle, la chaleur de son corps traversant le minuscule espace entre eux. Elle scruta ses yeux sombres.

— Tu ne plaisantais pas, n'est-ce pas, quand tu disais que vous n'aviez personne pour les accouchements ?

Le regard de Duc s'assombrit.

— Non, personne depuis que ma mère n'est plus là. Je ne sais pas quand notre autre obstétricienne reviendra – si elle revient. Ces derniers jours... Je suppose que nous avons eu de la chance.

— Tu ne peux pas compter sur la chance, Duc, dit-elle vivement. Ce n'est pas correct pour le personnel ni pour les patients.

Il soupira, et elle vit littéralement l'énergie le quitter. Elle se tourna face à lui, leurs corps se touchant presque.

— Que se serait-il passé si tu avais dû faire une césarienne ?

— J'aurais fait une césarienne.

Il baissa les yeux sur elle.

— Je suis certain que tu aurais su me guider.

La peau de Viv la picota désagréablement. Elle secoua la tête.

— Mais ça te met une horrible pression, et à moi aussi ! Cela ne peut pas se reproduire.

Il se passa les mains dans les cheveux puis lui tourna le dos et s'éloigna de quelques pas, comme s'il était en colère.

— Tu crois que je ne le sais pas ? Tu crois que je veux quoi que ce soit de tout cela, Viv ?

Sa voix se brisa.

Elle s'avança pour lui prendre les mains. Elles tremblaient. Elle réalisa à quel point il avait eu peur.

— Je n'ai pas envie d'être ici, chuchota-t-il. Je ne veux rien de tout ça. Mais qu'est-ce que je peux faire d'autre ? Le pire de tout, c'est que je ne peux pas être moi-même. Il faut que je sois le fils de Khiem et de Hoa.

Il avait une expression paniquée dans les yeux.

— Celui qui va faire tourner les hôpitaux et s'assurer que les patients sont bien soignés. Que tout continue exactement comme avant, que les mêmes services soient fournis aux malades, alors que nous avons deux médecins en moins. Il suffit peut-être que j'agite ma baguette magique pour les remplacer ? J'ai essayé hier de mettre une annonce et de commencer le recrutement, mais apparemment je dois d'abord voir le notaire. Comment un hôpital peut-il fonctionner sans assez de médecins ?

Il mit ses mains sur ses hanches et prit quelques grandes inspirations, tête baissée.

Maintenant, elle comprenait quelle pression pesait sur lui. Auparavant, elle avait simplement pensé à son chagrin d'avoir perdu ses parents. Elle aurait dû prêter plus d'attention à son appel paniqué.

Il releva la tête et croisa son regard, une main sur la poitrine.

— Je ne peux pas être simplement Duc Nguyen, le chirurgien à Philadelphie à qui on offrait un poste de professeur et qui allait signer pour une maison. On m'avait même dit de songer à recruter ma propre équipe...

Elle posa une main sur son bras, doucement.

Elle n'était pas au courant pour la maison, ni pour la possibilité qu'il devienne un membre permanent de l'équipe de l'hôpital universitaire de Philadelphie. C'était énorme ! Elle comprenait combien être à Hanoï devait lui coûter. Une part d'elle avait toujours envié la vie de famille de Duc. Mais elle mesurait à présent la souffrance que cela lui causait. Son propre style de vie détaché était plus facile en réalité.

Il ferma les yeux et parla d'une voix calme.

— La lecture du testament doit avoir lieu dans quelques jours, et alors je saurai quels étaient les plans de mes parents pour cet endroit.

Son visage se contracta.

— Ils disaient toujours qu'ils souhaitaient que je prenne leur suite, et je leur répondais chaque fois que j'avais un cœur de chirurgien.

Mais nous n'avons jamais eu de conversation vraiment sérieuse avec des plans et des hommes de loi. Nos discussions avaient lieu à table ou entre deux patients quand je revenais les aider pendant les vacances. Maintenant, je mesure tout ce que j'ignore. Nous n'avons jamais imaginé que quelque chose de ce genre pourrait arriver... Et c'est arrivé.

Il leva les mains, s'approcha d'elle et les posa sur ses épaules. Il inclina la tête et appuya son front contre le sien. Ils restèrent ainsi un moment au clair de lune.

— Je suis content que tu sois ici, Viv. Je ne pourrais pas faire face sans toi.

Elle aurait eu beaucoup de choses à dire en cet instant... à propos de l'hôpital, des responsabilités, des problèmes qui devaient être réglés sur-le-champ. Mais ce n'était pas le moment. Ce dont il avait besoin, pour l'heure, c'était d'une amie.

Elle pressa sa main.

— Et tu n'auras pas à le faire.

Ils se tinrent ainsi quelques minutes encore, puis Duc passa un bras sur ses épaules pour la ramener au bungalow.

Tandis qu'il poussait la porte, il lui décocha un demi-sourire.

— Hé, Viv ?

— Quoi ? fit-elle en lui lançant un coup d'œil.

Il eut un sourire fatigué.

— Bienvenue à Hanoï.

4

Viv longeait les couloirs au milieu d'une journée affairée.

Au troisième jour, elle constatait une fois de plus qu'elle éprouvait quelque chose de spécial pour cet endroit. Le May Mân Hospital était différent des autres. Elle n'y était venue que pour de courtes périodes, mais elle y ressentait une ambiance particulière, une espèce de stimulation qu'elle ne pouvait expliquer. Auparavant, elle s'était dit que c'était dû aux parents de Duc qui étaient le cœur et l'âme du lieu.

En marchant dans ce couloir, elle pouvait presque sentir l'écho de leur présence. Elle s'attendait à moitié à rencontrer l'un d'eux en tournant à un coin.

Le problème, c'était que le personnel s'était tellement appuyé sur eux, pour tout !

Lien semblait avoir la tête sur les épaules et assurait le fonctionnement quotidien de l'hôpital. Pour les patients en général, elle était le médecin à consulter. Mais elle ne connaissait rien aux rotations, aux commandes de fournitures ou à l'entretien du bâtiment. Son mari, Joe, aidait pour les consultations prénatales et pouvait soigner les futures mères, il remplissait également des tâches hospitalières ordinaires. Mais il paraissait surtout avoir un don pour travailler avec les enfants, même s'il butait encore sur la barrière de la langue, comme elle. Le fait qu'il ait un fils en bas âge l'aidait probablement.

Observer ses collègues permettait à Viv de jauger leurs compétences. Seulement, elle ne voyait personne qui ait celles d'un obstétricien. En plus de Lien et Joe, il n'y avait qu'un chirurgien plastique qui venait une ou deux fois par mois, Duc, et tout un tas d'infirmières à temps partiel.

En l'absence de Hoa et de l'autre accoucheuse, il n'y avait plus personne pour s'occuper du flot continu de femmes enceintes qui venaient à l'hôpital. Visiblement, à Hanoï, les futures mères ne se présentaient pas assez tôt dans leur grossesse pour avoir des échographies. Par chance, elle avait travaillé sur une île écossaise et avait appris à faire cet examen. Ce qui signifiait qu'elle en réalisait quotidiennement sur des femmes à différents stades de la gestation, afin de débusquer une foule de problèmes potentiels. Mais, en vérité, elle ne pouvait pas faire ça toute seule. Elle était sage-femme, pas consultante.

Elle avait travaillé dans de multiples endroits. Elle restait en général entre six mois et un an quelque part. Elle liait des amitiés superficielles dans chaque nouveau poste. Elle était bonne dans son métier et avait un bon feeling avec les gens. Elle savait naturellement qui éviter et à qui se fier. Son instinct était sûr… Sauf, évidemment, en ce qui concernait les hommes de sa vie. Elle avait un don pour trouver le pire individu dans une pièce – toujours. Sa vie amoureuse était une suite de désastres.

Le seul à avoir été assez bien était Archie, un électricien qu'elle avait rencontré à Bristol. Archie était correct, gentil. Même Duc l'avait apprécié. Mais il s'était montré envahissant. Quand elle avait recherché sa mère biologique et avait découvert que celle-ci était morte, sa sympathie lui avait paru étouffante. Ses questions sur ce qu'elle éprouvait avaient suscité des émotions qu'elle n'était pas prête à assumer. C'était presque comme s'il avait cherché à la « réparer », et elle n'avait besoin d'être réparée par personne. Alors, elle avait fait ce qu'elle faisait le mieux : elle s'était vite désengagée.

En fait, choisir des hommes qui étaient de vrais désastres et n'étaient pas disponibles pour elle, ça rendait la vie plus simple. Avec eux, c'était plus facile de protéger la coquille qu'elle avait secrétée autour d'elle. Duc était le seul homme qu'elle ait autorisé à taper à la surface – le seul auquel elle se soit vraiment fiée.

Raison pour laquelle elle était là, à essayer de comprendre son rôle au sein de cet hôpital.

Duc était assis au bureau de son père, la tête appuyée sur une main.

— Toc, toc, fit-elle en entrant.

Il leva les yeux.

Il avait des cernes. Elle savait qu'il se couchait, le soir, mais il était clair qu'il ne dormait pas.

Lorsqu'il voulut se lever, elle secoua la tête et s'installa dans le fauteuil en face de lui.

— Ne bouge pas. Il n'y a pas d'urgence. Mais il faut que nous parlions.

Il plissa le front et sourit faiblement.

— Ne me dis pas que tu t'en vas ?

— Pas encore. Mais tu me connais, je n'accroche jamais mon manteau quelque part pour longtemps.

— Alors, qu'y a-t-il ?

Ils allaient parler affaires. Il le fallait. Elle voyait des failles qui la mettaient mal à l'aise dans son travail.

— Il faut que les choses soient plus claires. Dans tout autre hôpital où j'ai travaillé, nous avions des protocoles. Un strict éventail de règles que tout le monde suit pour certains événements, dans certaines conditions.

Elle sourit à son tour, avec une certaine gêne.

— Ici, les protocoles étaient incarnés par ta mère. Elle savait tout, et tout le monde suivait ce qu'elle disait. Mais à présent qu'elle n'est plus là... Le personnel a besoin de consignes pour travailler. De consignes écrites. Peut-être même de consignes affichées aux murs. Jusqu'ici, ta mère et Tan étaient leur filet de sécurité. Toutes les infirmières ne sont pas sages-femmes, ici. Certaines ne connaissent rien aux soins prénataux. Dans de nombreux cas, ce n'est pas difficile. Elles ont juste besoin de directives : que faire, que chercher, quand sonner l'alarme.

Elle s'arrêta un instant, laissant ses paroles pénétrer dans le cerveau de Duc.

Une part d'elle était stupéfaite par ce qu'elle faisait là. D'habitude, elle ne restait jamais assez longtemps quelque part pour s'intéresser aux procédures et aux protocoles.

— Cela pourrait être relativement simple. Il y a des protocoles et des directives pour la plupart des choses dans les hôpitaux du monde entier. Nous pouvons choisir ceux qui conviennent ici, et tu peux demander à quelqu'un de m'aider à les traduire. Le personnel peut avoir de courtes sessions de formation, et nous pouvons placarder les règles les plus importantes dans des endroits bien visibles.

Duc se mit la tête dans les mains.

— Je ne peux pas croire que quelque chose d'aussi basique ne soit pas en place. Comment se fait-il qu'on ne l'ait pas fait avant ?

Elle pinça les lèvres.

Ce n'était pas à elle d'en juger. Ici, elle était quelqu'un d'extérieur. Tout ce qu'elle savait, c'était que certains membres du personnel perdaient pied et s'occupaient de cas qui dépassaient leurs compétences. Ils n'étaient étayés par rien.

— Nous avons besoin de sauvegardes. *J'ai* besoin de sauvegardes. As-tu pensé à engager un autre obstétricien, ou au moins une autre sage-femme ?

Il soupira.

— Bien sûr. Mais j'ai les mains liées par des obligations légales que je ne comprends pas. Je suis tellement dépassé que je ne sais pas de quel côté me tourner.

Il s'adossa à son fauteuil et regarda autour de lui.

— Cet hôpital, pour moi, c'était simplement un endroit où venir donner un coup de main, faire quelques rondes, prescrire des antibiotiques, aider aux consultations. Assurer une garde pour que mes parents puissent passer une soirée ensemble. Ce que je sais de l'obstétrique pourrait tenir sur un timbre-poste. Pris de panique, j'ai passé les deux derniers jours à me documenter sur les césariennes d'urgence dans l'hypothèse où un cas se présenterait prochainement.

Il secoua la tête.

— As-tu une idée du temps qu'il faut pour publier une annonce, vérifier les compétences des candidats, puis attendre qu'ils donnent leur préavis dans leur poste précédent ?

Elle se pencha vers Duc par-dessus le bureau, posa sa main sur la sienne et haussa les sourcils, attendant qu'il prenne conscience de ce qu'il venait de dire.

Il ne lui fallut que quelques secondes.

— Ah oui, désolé de t'avoir fait venir si vite. Ai-je gâché tes chances de retrouver un autre poste dans cet organisme de santé ?

Elle retira sa main et haussa les épaules.

Elle avait bien aimé ce travail. Peut-être vieillissait-elle ? C'était la première fois qu'elle avait envisagé de durer quelque part. Le personnel était assez agréable, et elle avait réussi à louer un appartement dans un bon quartier. Un appartement qui était vide, à présent.

— Tu me connais, répondit-elle avec désinvolture. Un an ou deux, et puis je m'en vais.

— Continue comme ça, et tu finiras par ne plus rien trouver, dit Duc qui l'observait avec attention.

— C'est pourquoi je jette de temps à autre un pays différent dans le creuset... Je pensais à l'Irlande, pour la prochaine fois. Probablement Dublin. De toute manière, là, j'ai dit à mon patron qu'il s'agissait d'une urgence familiale. Je les ai peut-être laissés un peu dans le pétrin, mais je venais de terminer deux semaines de garde d'affilée, ce qui n'est pas légal.

Les yeux de Duc s'embuèrent.

— Une urgence familiale, répéta-t-il d'une voix douce.

— La famille, c'est ce que nous sommes l'un pour l'autre, dit-elle simplement. Du moins, c'est ce que je pense.

Elle était sérieuse. Entrer à l'école de sages-femmes à dix-sept ans avait été une bénédiction pour elle. Un an plus tard, ses parents adoptifs étaient décédés. La recherche de ses parents biologiques n'avait pas été très positive : sa mère était morte d'un cancer des années auparavant, et son père avait passé sa vie à sortir de prison et à y retourner. Elle ignorait où il était maintenant. Depuis qu'elle avait eu son diplôme, à vingt ans, elle avait saisi les opportunités qui se présentaient. Son salaire lui suffisait pour louer quelque chose de raisonnable dans toute ville où elle prenait un travail, certains hôpitaux avaient même des logements de fonction à prix réduits. Duc avait été le seul ami qu'elle s'était fait en route. Sa base. La personne à qui elle parlait le plus. La personne avec qui elle était toujours en connexion.

C'était curieux. Bien qu'ils soient déjà venus ensemble à Hanoï, elle le voyait maintenant sous un tout autre éclairage. Il était clair qu'il ne s'était jamais considéré comme partie intégrante du May Mân Hospital. Pour sa carrière, ses aspirations étaient ailleurs. Il avait toujours eu pour objectif de devenir chirurgien. Mais à présent ? Ses parents décédés, elle se demandait s'il pourrait changer d'idée.

Il lui sourit tristement.

— La famille. Oui. C'est juste toi et moi, désormais. Tu devrais peut-être réfléchir, je ne sais pas si j'ai autant de chance, maintenant.

Il se leva, repoussa son fauteuil et gagna la porte. Là, il se retourna pour la regarder.

— Après la lecture du testament demain, dit-il lentement, je me mettrai à ce que tu m'as demandé. Je le ferai, je le promets.

Des larmes montèrent aux yeux de Viv. Elle hocha la tête avec raideur.

Les cernes sous ses yeux étaient si sombres. Il souffrait, évidemment. On aurait dit qu'il avait le poids du monde sur ses épaules. Elle était censée être là pour prendre une partie du fardeau. Au lieu de ça, elle venait de l'enfouir sous un tas de problèmes. Quel genre d'amie était-elle pour lui ? Il venait de perdre ses deux parents. Au nom du ciel, comment pouvait-elle s'attendre à ce qu'il ait les idées en place ? Si elle voulait vraiment être une amie, elle allait devoir faire des progrès.

5

Duc ne connaissait pas l'étude du notaire. Il fit trois tentatives avant de trouver la bonne rue. Le temps qu'il arrive, sa chemise lui collait au dos.

Viv avait proposé de l'accompagner. Elle portait un fin chemisier vert pâle à manches longues, une jupe droite sombre et des talons, ce qui était bien loin de sa tenue habituelle.

Lorsqu'elle sortit de la voiture, ses longues boucles rousses se balançant, il vit des têtes se tourner vers eux.

La démarche d'une femme est différente quand elle porte des talons. Viv ne marchait pas, elle dansait. Chaque pas accentuait la finesse de sa taille, le balancement de ses hanches, les courbes de sa poitrine…

Il chassa ces pensées de sa tête. C'était la nervosité. Rien d'autre. Il ne pensait pas à Viv de cette façon.

Elle se plaça à son côté, posant les doigts sur son bras, son parfum à la fleur d'oranger montant vers lui.

— Tu es prêt pour ça ? demanda-t-elle d'un ton soucieux.

Il inspira.

— Il le faut bien. Quel autre choix ai-je ? C'est juste que… Nous n'avons jamais eu l'occasion de discuter de ces choses-là, mes parents et moi.

Ses pieds étaient soudés au trottoir. L'air autour de lui l'oppressait.

Viv bougea sa main et entrelaça leurs petits doigts. Elle lui adressa un doux sourire.

— « Amis pour la vie », chuchota-t-elle.

Il hocha la tête, un peu rassuré.

— « Amis pour la vie », répéta-t-il, avant de prendre l'escalier qui menait à l'étude.

Le notaire les attendait.

— Enchanté de vous rencontrer, docteur Nguyen. Je suis Henry Quang. Je regrette seulement que ce soit dans d'aussi tristes circonstances. Je connaissais vos parents depuis des années.

Il avait un léger accent américain.

— Avez-vous toujours exercé ici, à Hanoï ? demanda Duc.

L'homme fit signe que non.

— J'ai des bureaux à Washington, New York et Hanoï.

Duc hocha la tête. Il comprenait maintenant pourquoi le notaire avait occidentalisé son nom, mettant son prénom avant son nom de famille.

Ce dernier leur désigna les sièges face à son bureau.

— Je vous en prie, asseyez-vous.

L'estomac de Duc se contracta désagréablement.

Tout cela avait un air si définitif.

Il avait passé la majeure partie de la dernière semaine dans une espèce de bulle, s'attendant sans arrêt à voir reparaître ses parents. Maintenant qu'il était assis dans le bureau de leur notaire, il savait que les choses tiraient à leur fin. Il devait cesser de se jouer la comédie.

— Je dois vous informer que mon père, ma mère et moi n'avons jamais eu vraiment l'occasion de parler de leurs... plans.

Quang hocha la tête d'un air solennel.

— Croyez-moi ou non, monsieur Nguyen, ce n'est pas rare. Et en un sens, vous avez de la chance...

Il leva une main pour s'excuser.

— Pardonnez-moi, ce n'est pas ce que je voulais dire. Mais vos parents ont au moins prévu la suite. Comme ils avaient la responsabilité de trois hôpitaux, ils ont mis des choses en place.

Duc se sentit en partie soulagé. Peut-être avait-il eu tort de s'inquiéter.

— Très bien.

Viv lui décocha un sourire forcé. Apparemment, il n'était pas le seul à être nerveux.

Le notaire étala des documents sur son bureau et les tourna vers lui.

— Il y a un certain nombre de propriétés. Les trois bungalows sur le terrain du May Mân Hospital, l'hôpital lui-même, celui de Trà Bông et celui d'Uông Bí. Plus un appartement proche du May Mân Hospital, une petite maison dans le sud de la France et un appartement à Londres.

Duc hocha la tête. Il savait tout ça.

— Naturellement, la propriété de tous ces biens vous revient, Duc.

Il tiqua.

— De tout ?

— Oui. En tant que fils et héritier de Khiem et Hoa Nguyen, vous êtes la seule personne mentionnée dans leur testament.

Il déglutit.

— Mais qu'en est-il du fonctionnement des hôpitaux ? Quels sont les arrangements ? Ils ont dû prévoir une clause…

Me Quang hocha la tête. Les lèvres pincées, il sortit un dossier de sous son bureau.

— Oui, ils ont laissé un certain nombre d'instructions. Concernant surtout des choses pratiques : les fournitures, les livraisons, les comptes bancaires. Le règlement des salaires et les coordonnées de leur comptable.

Il eut un sourire empreint de sympathie.

— Tout cela est assez compliqué.

Duc se pencha en avant, essayant d'ignorer le grondement qui résonnait dans ses oreilles.

— Mais pour les hôpitaux… Je supposais qu'ils avaient un plan à long terme. La création d'un conseil d'administration quelconque, ou d'un comité de surveillance.

Le notaire fit signe que non.

— Peut-être espéraient-ils que vous changeriez d'avis ? Ou bien ils n'avaient pas prévu qu'un tel drame se produise et pensaient qu'ils avaient le temps de mettre ce genre d'arrangement en place. Comme je vous l'ai dit, il est déjà bien qu'ils aient rédigé un testament. Beaucoup de gens ne le font pas.

Il leva le dossier.

— Vous avez là les informations essentielles dont vous avez

besoin pour la bonne gestion des hôpitaux. Dans la plupart des cas, il faut des mois pour réunir ces documents.

Il s'adossa à son fauteuil, les mains croisées sur son bureau.

— Les procédures légales, le transfert des droits et autres démarches prendront inévitablement un certain temps. Probablement six mois au moins. Vous ne pourrez pas procéder à des changements majeurs ou à des ventes jusqu'à ce moment-là.

Duc sentit un frisson le parcourir.

Tout cela n'était pas en train d'arriver ! Ce n'était pas possible !

— Mais pour l'embauche de personnel ? Je n'ai pas d'obstétricien. Si les droits ne me sont pas transmis immédiatement, dois-je en conclure que je ne peux pas embaucher ? Et en ce qui concerne le règlement des salaires et les comptes bancaires, les gens sont-ils censés travailler sans être payés ?

Le notaire sourit, secoua la tête et remua quelques papiers.

— Non, bien sûr que non. Il existe des provisions légales pour ce genre de situation. Dans le cas d'un établissement médical, il y a une certaine flexibilité pour permettre aux services de continuer. D'autant plus que vos parents avaient un accord avec le gouvernement pour desservir des zones défavorisées. Vous tombez sous le coup des « services d'urgence ». Vous pouvez recruter du personnel dans ce cadre-là.

Duc s'efforça de respirer, même si un étau lui serrait la poitrine. Il secoua la tête, incrédule.

— Et attendre six mois que la paperasse soit réglée ?

Il savait que sa voix montait, mais il ne pouvait l'empêcher. Il céda à la panique.

— Je ne peux pas rester ici ! J'ai un travail, des responsabilités. J'ai laissé un hôpital universitaire de Philadelphie sans chirurgien résident. Je fais partie d'un programme. J'ai travaillé très dur pour y être intégré. M'en retirer maintenant va me rayer des listes pour tous les autres programmes.

Le notaire resta impassible.

— Si vous leur expliquez ce qu'il s'est passé, je pense qu'ils se montreront compréhensifs.

— Vous parlez comme un notaire qui ne connaît pas les

professions médicales et la compétition qui y règne ! lança Duc d'un ton coupant.

Quang fit comme s'il n'avait pas entendu. Il fit glisser vers lui quelques documents.

— J'ai besoin de votre signature ici, là et là.

Duc se raidit, empli d'hostilité. Une main pressa son genou. Il jeta un coup d'œil de côté. Viv était visiblement tendue et faisait de son mieux pour garder le silence.

— Et si je refusais ?

Les sourcils du notaire se haussèrent légèrement.

— Votre personnel ne sera pas payé. Les livraisons de fournitures cesseront, et il n'y aura pas de budget pour couvrir les analyses que vous enverrez aux laboratoires.

Cet homme le tenait.

Duc lui arracha le stylo de la main et griffonna sa signature sur les trois documents.

Dans la pièce, l'air était étouffant. Il fallait qu'il sorte.

Il quitta le bureau sans un mot de plus et dévala l'escalier. Il entendit Viv se hâter derrière lui.

Lorsqu'il émergea dans le soleil brûlant, elle l'attrapa par le bras.

— Au nom du ciel, que vient-il de se passer ?

— Je viens de jeter ma carrière par la fenêtre, répondit-il. Viens.

Il la prit par la main et l'entraîna vers un café. L'air conditionné les frappa au visage dès qu'ils entrèrent. Ils commandèrent du café, des gâteaux et s'assirent.

Il put sentir la sueur se refroidir sur sa peau. Il défit son col, desserra sa cravate.

Viv déboutonna un peu son chemisier. Une fine chaîne en or ornait son cou.

Impulsivement, il saisit le bijou, remonta un peu la chaîne, faisant apparaître un papillon en or avec des tourmalines bleu pâle sur les ailes.

— Tu portes encore ça ?

— Bien sûr, que je le porte encore, répliqua-t-elle.

Il lui avait acheté ce pendentif quelques années plus tôt pour son anniversaire dans une luxueuse galerie marchande de Chicago. Elle avait plaisanté quelque temps auparavant sur le fait qu'aucun homme ne lui avait jamais offert de bijou. Les pierres lui avaient rappelé le bleu de ses yeux. Il le lui avait envoyé le jour même. Il l'avait oublié jusqu'à cet instant.

Il lâcha le collier qui retourna se nicher entre ses seins dans l'échancrure du chemisier et lui lança un sourire contraint.

Il savait qu'il évitait la question monumentale qui les préoccupait tous les deux.

Viv goûta son cappuccino, lécha promptement la moustache de crème fouettée qui ornait sa lèvre supérieure et aborda le sujet brûlant.

— Je suppose que tu ne t'attendais pas exactement à ça.

— Non.

Il bouillait encore de colère. Il avait beaucoup aimé ses parents, mais, bon sang, pourquoi n'avaient-ils rien prévu pour lui éviter de reprendre leurs hôpitaux ? Ils avaient toujours su que ça ne l'intéressait pas et qu'il voulait être chirurgien.

Il serra les poings.

— C'est une catastrophe. Une catastrophe totale ! Je ne devrais pas être ici pour faire ça, dit-il entre ses dents.

Le silence plana.

Viv n'était pas du genre à se taire. Si elle se montrait toujours correcte avec ses patientes, elle n'hésitait pas à remettre les autres à leur place s'il le fallait. Le fait qu'elle reste muette n'était pas bon signe.

— Dis ce que tu as sur le cœur, Viv. J'ai déjà l'impression d'être suspendu dans le vide. Crache le morceau.

Elle abaissa ses épaules et haussa le menton. Avec sa tenue de femme d'affaires qui l'impressionnait toujours autant, elle semblait prête à lui passer un savon.

Elle noua ses mains sur la table et le regarda droit dans les yeux.

— Je t'aime énormément, Duc, mais il est temps que tu prennes les choses en mains.

Ses paroles lui firent l'effet d'un direct à l'estomac. Il ouvrit la bouche pour objecter, mais elle ne le laissa pas parler.

— Ce qu'il est arrivé à tes parents est horrible. Absolument horrible. Mais ils ont laissé derrière eux quelque chose qui compte, Duc. Qui compte *vraiment*, et si tu ne fais rien, tu vas tout gâcher.

Il le savait, évidemment. Toutefois, cela ne changeait pas ce qu'il ressentait au fond de lui.

Il lâcha un gros soupir.

— C'était leur rêve, Viv. Pas le mien.

Elle lui lança un regard impatient.

— Ce n'était pas seulement leur rêve. C'est *leur héritage,* Duc. Ils ont fait tant de bien dans leurs trois hôpitaux. Pense à tous les patients qui n'auraient pas eu accès aux soins sans eux. Peux-tu imaginer ce qu'il serait arrivé à tous ces gens si ton père et ta mère n'avaient pas vu aussi grand ?

Ses paroles le firent se sentir égoïste. Mais était-ce égoïste de souffrir de voir tous ses efforts balayés par un drame et un tas de procédures légales après s'être donné à fond pendant dix ans pour devenir chirurgien ?

Viv inspira et secoua légèrement la tête.

— Tu n'as pas la même motivation et la même passion qu'eux pour ces hôpitaux. Celles que montre Lien. Tout simplement parce que tu n'as jamais envisagé ça dans tes plans ou ton avenir. Mais les plans, ça se modifie. Les gens doivent ajuster les leurs tout le temps, et maintenant tu dois ajuster les tiens.

Elle avait sa voix qui n'admet pas de discussion. Il avait déjà entendu cette voix.

— Le May Màn Hospital est un rouage essentiel de la communauté. Dès demain, les choses vont changer. Cet après-midi, nous allons rédiger des offres d'emploi pour une autre sage-femme, un obstétricien et une assistante administrative. Il te faut quelqu'un qui s'occupe des paperasses pour toi.

Elle posa une main sur sa poitrine.

— Moi, j'ai besoin d'être assurée que le personnel travaillera en toute sécurité. Je vais adapter les protocoles du dernier hôpital où j'ai exercé.

Elle le fixa dans les yeux.

— Avec toi. C'est ton héritage, Duc. Ta responsabilité.

Puis elle prit un gâteau et mordit dedans.

Elle avait raison. Il le savait. Il se mit à parler doucement.

— Mes parents m'inspirent, Viv. Comme ils inspirent tous ceux qui travaillent avec eux.

Il grimaça, se rendant compte qu'il parlait toujours de ses parents au présent.

— Ils ont mis la barre très haut. Mais si je ne suis pas aussi bon qu'eux ? Si ce n'est vraiment pas un travail pour moi ? J'ai toujours pensé que si je revenais ici, ce serait en tant que chirurgien accompli, en ayant rempli mes ambitions de carrière. Avec beaucoup plus d'expérience que je n'en ai actuellement. Vois la foule de champs qu'ils couvraient à eux deux : problèmes médicaux, maladies infectieuses, chirurgie, obstétrique, pédiatrie... Ce sont des domaines de spécialistes.

Il inspira à fond.

— Les gens qui viennent travailler ici ont entendu parler de leur réputation. Ils s'attendent à être inspirés par les Nguyen. S'ils ne reçoivent pas cela de moi ?

Elle regarda par la fenêtre. Lorsqu'elle parla, sa voix était un peu mélancolique, teintée d'une légère envie.

— Tu ne comprends pas. Tu as quelque chose de spécial, vraiment. Quelque chose qui peut faire une différence. Tu l'as hérité d'eux. Sais-tu ce que j'ai hérité de mes parents ? Probablement les gènes du cancer de l'une et d'une personnalité à risques de l'autre.

Un autre direct à l'estomac.

Il comprenait. Il avait eu une famille. Il avait reçu de ses parents des années d'amour et de soutien. Viv n'avait pas eu ça. Pas étonnant qu'elle le mette au défi de prendre la suite de son père et de sa mère.

Il courba la tête, contemplant sa carrière de chirurgien lui dire adieu.

La voix de Viv s'infiltra de nouveau dans ses pensées. Elle lui toucha la main.

— Et pourquoi les gens ne seraient-ils pas inspirés par toi, Duc ? Je le suis. Je l'ai toujours été.

Elle laissa passer quelques secondes et reprit :

— Et tu n'as pas le droit de te sentir misérable.

— Quoi ? fit-il en fronçant les sourcils.

Elle pointa un doigt sur lui.

— Tu ne peux pas faire comme si cet endroit était le dernier où tu souhaites être. Tu dois être positif. Tu dois faire en sorte que le personnel accepte les changements. Si tu te promènes partout avec une tête de dix pieds de long, soit Lien finira par te rouer de coups de poing, soit ce sera moi. Cela ne peut marcher que si tu y mets du tien. Le personnel a besoin de toi en ce moment, pas seulement les patients. Il a subi une perte, lui aussi. Tes parents étaient fiables et loyaux envers leurs employés. Ils savaient tout d'eux. Il faut que tu combles ce manque.

Elle lui mettait la pression. Mais en un sens il en avait besoin. Elle seule savait quand il lui fallait un bon coup de pied dans les fesses et n'hésitait pas à le lui donner. Et ce n'était pas uniquement ça. Il était sensible à la flamme et à la détermination qui brillaient dans ses yeux tandis qu'elle parlait. Ce qui envoyait des endorphines dans son système, de la façon la plus étrange. Était-elle ainsi au lit ?

Il se secoua. Il se choquait lui-même. D'où lui venait cette pensée ?

Il détacha son regard du pendentif qui reposait sur le haut de ses seins et essaya de s'éclaircir les idées.

Se comporter comme un gamin et crier « C'est pas juste ! » tout en pleurant ses parents ne faisait aucun bien. Mais quand des pensées bizarres au sujet de Viv s'y mêlaient, c'était encore plus perturbant. Il devait se remettre la tête au travail.

Il allait demander une suspension temporaire dans le programme chirurgical de Philadelphie. Il organiserait une réunion avec tout le personnel de l'hôpital pour leur dire qu'ils devaient essayer de travailler ensemble afin de fonctionner comme avant. Il s'occuperait des offres d'emploi. Il laisserait Viv se charger des protocoles. Son cerveau établissait déjà une liste des tâches administratives à remplir par la nouvelle assistante, la moindre n'étant pas de trouver un logiciel pour gérer les rotations dans trois hôpitaux distincts. Il était prêt à prendre un nouvel élan.

Les yeux bleus de Viv rencontrèrent les siens, et elle parut le sentir. Elle poussa vers lui le beignet qui restait.

— Mange, dit-elle avec un sourire. Quelque chose me dit que tu vas en avoir besoin.

6

Quand Viv revoyait l'expression choquée de Duc chez le notaire et après, elle se demandait si elle n'avait pas été trop dure. Une part d'elle comprenait sa réaction : il voyait ses rêves de carrière lui glisser entre les doigts comme du sable. Il n'avait pas exagéré lorsqu'il avait dit au notaire à quel point la compétition pour les postes était féroce. Il avait demandé une suspension temporaire, mais qui pouvait dire comment le conseil d'administration de l'hôpital prendrait sa requête ?

Elle avait chargé tout un tas de protocoles pour la maternité et pour Mai Ahn. L'interprète l'avait aidée à les traduire en vietnamien. Elle avait maintenant des dossiers dans les deux langues avec les règles les plus importantes surlignées et affichées.

Les annonces pour les postes à pourvoir avaient été rédigées et postées. L'emploi du temps avait été réparti entre les médecins présents. Les consultations prénatales étaient nombreuses. Comme quelques patientes les inquiétaient, Lien et elle, elle avait organisé des conférences téléphoniques avec un obstétricien du principal hôpital de la ville pour avoir un avis professionnel et planifier la suite.

Elle avait vite appris que, au May Mân Hospital, il fallait savoir s'adapter. Les consultations prénatales avaient lieu deux jours par semaine. Le reste du temps, si elle n'avait pas une parturiente sur le point d'accoucher, elle était assez disponible. Certes, elle aurait pu essayer d'améliorer certaines choses et faire l'inventaire de tout l'équipement, par exemple, mais elle se rendait compte que le personnel ne s'était pas encore remis complètement de la disparition de Khiem et Hoa. Il ne serait pas bon d'entreprendre trop de changements à la fois. Il fallait d'abord qu'elle voie ce qui était le mieux pour ses collègues et pour les patients.

Donc, elle avait appris à être une paire de mains toujours prête à aider. Elle pansait des blessures, s'occupait de certains patients âgés et se rendait même utile en salle d'op quand Reuben, le chirurgien plastique un peu imbu de lui-même, venait opérer. Dès qu'il avait entendu son accent, il lui avait demandé si elle était une parente de Joe. Elle avait répondu, amusée : « L'Écosse est grande. Il n'y a pas qu'une seule famille. » Après, il l'avait laissée tranquille.

Elle aimait se rendre utile. Même si sa première passion était son métier de sage-femme, elle appréciait de se servir de ses compétences d'infirmière quand il le fallait, ce qui lui permettait de mieux connaître l'ensemble du personnel. Elle avait encore du mal avec la langue, mais elle faisait des efforts, et les gens semblaient l'apprécier.

Cette ville avait quelque chose de particulier. En règle générale, elle s'adaptait bien aux nouveaux environnements, mais Hanoï lui semblait différente. Une communauté plus vibrante, une cité plus internationale. Elle découvrait vite les magasins où faire des achats, les marchés où aller. Elle allait même chercher le fils de Joe et Lien à l'école maternelle, quelquefois, quand ils étaient occupés. Regan était un mignon petit garçon. Dès qu'elle était avec lui, leur accent écossais se faisait de plus en plus fort. Lorsqu'ils arrivaient à l'hôpital, seul Joe pouvait les comprendre.

Elle était contente. Le personnel l'avait bien accueillie et la faisait participer à des fêtes. Elle avait été invitée à un mariage secret, à un trentième anniversaire et à un buffet chez quelqu'un. C'était bon de se sentir intégrée. À l'exception des moments qu'elle passait avec Duc, cela faisait longtemps qu'elle n'avait pas eu ce sentiment.

Ce soir-là, elle tourna au coin d'un couloir et, comme souvent, vit Duc assis au bureau de son père.

Elle s'arrêta sur le seuil de la pièce et croisa les bras.

— Salut, dit-elle doucement.

Il leva des yeux fatigués.

— Salut à toi.

Il repoussa l'ordinateur posé devant lui.

— Combien de bébés as-tu fait naître, aujourd'hui ?

Elle sourit.

— Juste une. Et elle a été parfaite sur tous les points.

Elle traversa le bureau et vint se placer près de lui.

— Quand as-tu mangé pour la dernière fois ?

Au cours des dernières semaines, ils avaient été comme des navires qui se croisent dans la nuit, tous deux si occupés qu'ils n'avaient pas le temps de s'asseoir ensemble et encore moins de partager un repas.

Comme il évitait son regard, elle sourit.

— Je ne sais pas... Tu attires une fille ici, tu la fais travailler, assurer tous les services, et tu ne peux même pas l'inviter à dîner ?

Cette fois, il la regarda. Il savait qu'elle le taquinait.

Elle lui fit un clin d'œil.

— Allez, monsieur le bourreau de travail ! Lien et Joe sont de garde ce soir. Joe a suggéré que nous sortions un peu d'ici.

— Ah oui ?

Elle opina du chef.

— Je pense qu'ils s'inquiètent. Il doit bien y avoir dans le coin un bon restaurant où tu pourrais m'emmener ? Je ne me rappelle pas la dernière fois où j'ai fait un repas correct.

Une fraction de seconde, Duc parut chercher une excuse. Puis il se leva et prit sa veste sur le dossier de son fauteuil.

— Dis-moi ce que tu as envie de manger.

Elle ferma les yeux un instant, imaginant son dîner de rêve.

— Du poisson de mer. Du bar, s'il y en a par ici.

Il regarda sa tenue bordeaux.

— Je sais où aller, mais tu ferais mieux de te changer.

Elle plissa le nez et allongea une jambe.

— Quoi, tu n'aimes pas la couleur ?

Duc secoua la tête et consulta sa montre.

— Arrête. Je vais appeler pour réserver. Peux-tu être prête dans une demi-heure ?

— Je fonce !

La lueur malicieuse qui brillait dans ses yeux bleus lui donna envie de sourire.

Autrefois, lorsqu'ils travaillaient ensemble, ils plaisantaient sur le fait qu'il ne fallait pas se trouver sur le chemin de Viv lorsqu'elle se ruait à la cantine. Apparemment, rien n'avait changé.

La familiarité qu'ils partageaient l'emplissait d'une chaleur agréable. Elle était la dernière personne avec qui il se sentait connecté – d'une façon qui comptait.

Tandis qu'il se tournait pour refermer la porte du bureau, les papiers posés sur la table accrochèrent son regard, et une pensée jaillit dans sa tête, surgie de nulle part, et sa peau le picota désagréablement.

La routine des admissions à l'hôpital voulait que le patient indique un proche à informer en priorité. Il n'était pas souvent allé à l'hôpital pour se faire soigner, mais si cela devait arriver, qui indiquerait-il, maintenant ?

Viv. Son nom s'imposa à lui. Désormais, sa personne la plus proche, c'était elle. Personne d'autre.

Et elle, qui indiquerait-elle ? Depuis qu'il la connaissait, elle n'avait jamais eu de proches parents...

Viv sortit de la chambre après avoir remonté ses cheveux sur les côtés avec une jolie pince que Lien lui avait prêtée.

Duc émit un son étranglé juste sur sa gauche.

Elle pirouetta sur ses escarpins et baissa les yeux sur sa robe.

— Quoi ? Qu'est-ce qu'il y a ?

Elle avait sorti l'une des plus jolies pièces de sa garde-robe, qu'elle n'avait portée qu'une fois. Un fourreau rouge qui moulait sa silhouette et laissait ses épaules dégagées. Il se terminait aux genoux par une épaisse dentelle écarlate cousue sur une doublure parfaitement assortie.

Elle porta les doigts à son cou.

Son seul bijou était le papillon en or. Elle savait qu'il n'allait pas très bien avec sa robe, mais elle n'aimait pas le quitter.

Duc la fixait toujours, une expression étrange sur le visage. Il s'était changé, portant un costume sombre et une chemise blanche.

— Qu'est-ce que c'est que cette tenue ? plaisanta-t-elle. Le look James Bond ?

Comme il ouvrait toujours de grands yeux, elle se tordit d'un côté et de l'autre, regardant de nouveau sa jupe, inquiète, essayant de voir si une couture n'avait pas craqué.

— Enfin, qu'est-ce qui ne va pas ?

Duc battit des cils et secoua la tête, un sourire dansant au coin de ses lèvres.

— Je ne t'avais jamais vraiment vue en toilette habillée. Ça te va bien. Tu devrais t'habiller ainsi plus souvent. Comme ta tenue de femme d'affaires, l'autre jour… j'en ai été soufflé.

Elle haussa les sourcils.

— Ma tenue de femme d'affaires ? Duc, c'est ce que je mets pour mes entretiens d'embauche ! Je dois dire que ces vêtements m'ont plutôt porté chance : avec eux, j'ai eu tous les postes que je convoitais.

Il rit.

— Tu aurais n'importe quel poste dans cette robe rouge, aussi. D'où la sors-tu ?

Elle passa les mains sur son ventre, lissant le tissu.

— Je l'ai vue dans une vitrine, je suis entrée et je l'ai achetée. Je ne l'ai même pas essayée, j'ai eu de la veine qu'elle m'aille.

Elle soupira.

— Je l'ai achetée par dépit, en fait.

— Par dépit ? répéta-t-il, intrigué. C'est-à-dire ?

Elle porta une main à ses cheveux.

— Je suis rousse, comme tu l'as peut-être remarqué, et on m'a répété pendant toute mon enfance que je ne pouvais pas porter le rouge – même si j'adorais cette couleur – parce que ça jurait avec mes cheveux. Mais quand j'ai vu cette robe, j'ai décidé de la prendre quand même.

Il lui sourit avec douceur.

— Eh bien, de mon point de vue, ça a été une bonne décision. Une super bonne décision.

Il leva une main et saisit une mèche entre ses doigts.

— Tes cheveux sont roux foncé, l'effet est fantastique.

Elle regarda ses yeux sombres.

Duc ne lui faisait pas de compliments, d'habitude, ils étaient plutôt du genre à s'asticoter sans arrêt. Mais là, c'était différent… Pour la première fois, elle ne savait pas très bien que dire.

— On y va ?

Elle lui offrit un sourire éclatant.

— Avec grand plaisir.

Comme ils atteignaient la porte, il s'arrêta.

— Tu as mis ton répulsif à moustiques ?

Elle leva les yeux au ciel.

— Évidemment.

— Il vaut mieux te couvrir, quand même. Ta robe est superbe, mais elle montre un peu trop de peau.

Elle soupira, enfila sa veste et la boutonna jusqu'au cou.

— Je vais être trempée de sueur quand on arrivera au restaurant

— Ne t'inquiète pas, ce n'est pas loin.

Ils traversèrent le terrain, l'hôpital et sortirent dans la rue.

C'était agréable de s'éloigner de leur lieu de travail. Ils le quittaient rarement.

Duc lui indiqua quelques endroits.

— Ça fait cinq ans que tu n'es pas venue ici. C'est là que le vendeu de nourriture se gare pendant la journée. Il a les meilleures soupe aux vermicelles que je connaisse. *Hù tiêu,* à base de porc, *bùn riêu* aux tomates et au crabe, *bánh mì,* avec de la baguette fraîche qu vous fond dans la bouche. Mais rappelle-toi que les vendeur ambulants changent leur menu chaque jour. Fais un essai quan il aura des *chà giò,* ces rouleaux de printemps croustillants.

Elle essaya d'emmagasiner tous ces termes dans son cerveau

— Tu sais, je me suis quand même promenée un peu dans l coin et j'ai même mes propres endroits favoris.

— Ah oui ? fit-il, l'air surpris.

— Bien sûr ! répondit-elle en riant. Je suis une grande fille. J'a vécu dans dix villes différentes. J'ai appris à trouver la meilleur nourriture où que ce soit. Tu sais que manger est ma priorité. C'es presque comme si j'avais des antennes pour ça.

Duc lui lança un regard appréciateur, comme s'il était admirati de son talent.

Il lui désigna un bâtiment aux volets bleus de l'autre côté de la rue

— Et là, c'est la boutique où ils vendent ces confiseries que t aimes tant.

Elle ralentit le pas.

— Tu te souviens de ça ?

Il leva les yeux au ciel.

— Comment aurais-je pu l'oublier ? Je demandais sans arrêt à ma mère de m'en envoyer pour toi.

Une ombre de tristesse passa dans ses yeux à ce souvenir, et elle se serra un peu plus contre lui, sans rien dire. Ce n'était pas la peine.

Elle regarda autour d'elle et soupira.

— Moi, j'avais oublié à quel point j'adore cette ville.

Il parut surpris.

— Ah oui ?

Elle hocha la tête tandis qu'ils cheminaient dans la rue brillamment éclairée.

— Regarde ces façades colorées, ces auvents, ces teintes vives !

Les logements semblaient empilés les uns sur les autres dans un joyeux désordre, au milieu des plantes vertes qui dégringolaient d'un balcon à l'autre.

Elle sourit et serra le bras de Duc.

— Cette ville a du caractère. J'aime.

Elle inspira profondément.

— Et où peut-on sentir ailleurs d'aussi fabuleuses odeurs de nourriture ?

Les yeux de Duc brillaient.

— Ce restaurant a intérêt à ne pas être loin, où je vais te faire une crise d'hypoglycémie ! ajouta-t-elle en plaisantant.

Il rit et la conduisit jusqu'à une porte noire dans une rue latérale. Elle appartenait à un restaurant élégant à la façade vitrée.

Elle fronça les sourcils.

— Cet endroit est-il secret ? Il ne semble pas à sa place.

— C'est un secret farouchement gardé. La nourriture y est excellente. Tu voulais du bar ? Tu n'en trouveras pas de meilleur.

Quand il poussa la porte, ils furent accueillis par un maître d'hôtel qui prit sa veste avant de les guider jusqu'à une table impeccable recouverte d'une nappe blanche. Il prit leurs commandes de boissons et les laissa avec la carte des menus.

Elle se pencha vers Duc.

— Quand je vois une nappe comme celle-ci, je me demande combien de temps il va me falloir pour la tacher.

Il secoua la tête.

— Tu as l'air distingué, essaies de te comporter d'une façon distinguée.

Elle ouvrit de grands yeux, feignant l'horreur.

— Comment oses-tu ?

Il haussa les épaules.

— Je te rends la pareille. Il y a quelques semaines, tu m'as di de me conduire en homme.

Elle sourit, se sentant aussitôt plus détendue.

Ça, c'était eux. Ils avaient toujours été ainsi.

Les dernières semaines avaient été… bizarres. Elle savait qu Duc subissait une pression énorme, mais il y avait aussi quelqu chose d'étrange dans l'air, entre eux. Quelque chose sur quoi elle n parvenait pas à mettre le doigt. Des moments comme celui-ci lu faisait mesurer combien leur amitié était solide, et cela l'emplissai de soulagement.

Le serveur arriva avec leurs boissons et prit leur commande.

Elle jeta un coup d'œil autour d'elle.

Il y avait du monde, mais le restaurant n'était pas bruyan L'ambiance était calme, les gens parlaient et riaient doucement, c qui donnait à l'endroit un côté intime. Il était clair que la clientèl était riche. Hanoï était un vrai méli-mélo de richesse et de pauvret Et elle, quelle était sa vraie place ici ?

Elle leva son verre de vin.

— Portons un toast.

Duc hocha la tête et leva également son verre.

— À quoi buvons-nous ?

Elle eut un grand sourire.

— Eh bien, la dernière fois, nous étions dans un bar de plag avec la pire bière que nous ayons jamais goûtée. Je crois que nou avions bu aux nouveaux débuts, alors.

À ce moment-là, Duc devait commencer à l'hôpital de Philadelphi et elle venait d'obtenir un nouveau poste à Londres. Ils s'étaier retrouvés pour une folle semaine à Ibiza.

Elle soupira.

— Je crois que j'ai passé la majeure partie de la semaine dan mon short en jean.

Il fit rouler ses yeux.

— Ou ce bikini noir. Est-il mort d'usure ?

Elle rit.

— Il est mort comme tous mes vêtements, dans le sèche-linge !

Il imita son accent écossais.

— Tout ce qui ne peut pas aller dans le sèche-linge ne vaut pas a peine d'être acheté.

Elle tenait toujours son verre en l'air.

— Cette devise va être notre toast ?

Il secoua la tête, redevenant sérieux.

— Non. Je suppose que nous devrions nous en tenir à l'original : es nouveaux débuts. Ça paraît convenir, dans un contexte tout à ait différent.

Elle déglutit et acquiesça.

Duc était sérieux pour la première fois depuis qu'ils étaient ntrés. Elle souhaita pouvoir chasser le nuage noir qui semblait 'être abattu sur ses épaules. Elle avait envie de retrouver un moment 'ancien Duc, celui qui la faisait rire à en avoir mal aux côtes. Qui liscutait avec elle jusqu'à 3 heures du matin des dernières séries le science-fiction et de leurs passages ratés. Retrouverait-elle amais cela ?

Elle souffrit à cette pensée.

Le deuil change les gens, elle savait. Elle n'avait plus été la nême fille après la mort de ses parents adoptifs. Mais voir son neilleur ami dépassé à ce point, c'était dur. Pour le moment, elle 'apercevait que des traces du vrai Duc. Elle savait cependant qu'il tait toujours là. Il fallait simplement qu'elle essaie de le ramener.

Elle fit tinter son verre contre le sien.

— Aux nouveaux débuts. Pour nous deux.

Le sourire de Duc n'atteignit pas ses yeux sombres lorsqu'il orta son verre à ses lèvres.

Le serveur apparut et posa leur assiette devant eux.

Du bar grillé au gingembre, au chili et aux oignons sur un lit e nouilles pour elle, une bavette de flanchet marinée à la vietamienne pour Duc.

Duc ferma les yeux à la première bouchée et poussa un gémisement de plaisir.

— Hum… J'avais oublié à quel point ce restaurant était bon.

Le bar était délicieux également, aussi succulent que l'arôme qu'il exhalait.

— Tu viens souvent ?

Il fit signe que oui.

— Chaque fois que je reviens.

— Tu venais avec tes parents ?

Il hocha lentement la tête, et il était visible que les souvenirs emplissaient son esprit. Puis il se secoua et reprit son verre.

— Et aussi avec des amis. Parfois des médecins de passage pour les inciter à rester.

Elle regarda autour d'elle en souriant.

— Ah, alors c'est la machine à charmer ?

— La quoi ? fit-il, l'air amusé.

Elle leva les mains.

— L'endroit où tu soignes tes relations, où tu cherches à séduire. Ne devrais-je pas me montrer offensée que tu m'emmènes ici pour la première fois ?

Il fit une grimace, comme s'il était dans le pétrin.

— Je n'ai jamais eu besoin de te faire du charme. Parce que… Parce que tu es Viv.

Elle prit une autre bouchée de poisson.

— Je me demande si je dois me sentir blessée ou flattée. En tout cas, je me sens flouée. D'autres se sont vu offrir du bon vin, un bon repas. Moi, tu m'as payé une bière de temps à autre.

— Oh oh… Tu veux renégocier ton contrat ?

— Il faudrait d'abord que tu m'en fasses un. Et ce poisson doit en faire partie. Un dîner au restaurant par semaine, ce sera une de mes clauses.

Elle haussa un sourcil en le regardant dans les yeux.

— Si tu veux que je reste, bien sûr.

Elle ne savait pas très bien d'où cela sortait. Ni pourquoi elle l'avait dit à ce moment-là. Mais elle avait tout laissé tomber pour être ici avec Duc. Et, en vérité, elle n'avait pas de vraie sécurité de l'emploi. Aucune garantie. Elle avait appris tôt dans la vie ne compter que sur elle-même, et pour cela elle avait besoin de mettre les points sur les *i*. De tout verrouiller. Ce qu'elle n'avait pas fait avec Duc.

Mais autre chose la perturbait depuis qu'elle était arrivée. Ils avaient toujours été si à l'aise l'un avec l'autre, si bien ensemble. Mais maintenant quelque chose avait changé. Au début, elle avait mis cette impression sur le compte du deuil de Duc. Mais plus elle était avec lui, plus elle sentait que cela venait d'elle aussi. Les choses semblaient différentes entre eux. Et cela la terrifiait. S'enfuir était ce qu'elle faisait le mieux dans un tel cas – mais elle n'avait jamais fui Duc auparavant.

Il se figea.

— Bien sûr, que je veux que tu restes ! Pourquoi dis-tu une chose pareille ?

Elle baissa les yeux et taquina son poisson de sa fourchette.

— Je ne sais pas. Tu as vu le notaire, maintenant. Tu sais ce qui t'attend. Tu penses peut-être que tu peux prendre les choses en main tout seul ?

Il posa ses couverts et se pencha vers elle.

— Tu es folle ? Pourquoi diable penses-tu que je n'ai plus besoin de toi ? J'ai besoin de toi plus que jamais.

Elle hocha lentement la tête.

Elle se sentait un peu rassurée, mais son cœur restait serré. Tout paraissait tellement instable.

Duc plissa les paupières, et quand il parla, ce fut d'un ton anxieux.

— Tu n'es ici que depuis quelques semaines. Tu ne peux pas être prête à repartir, déjà ? Tu viens de me dire que tu adores cette ville.

Elle se mordit la lèvre.

— C'est vrai. Mais tu me connais, je ne reste jamais longtemps quelque part.

— Tu restes au moins six mois, la plupart du temps. L'endroit où tu travaillais... Ils s'attendent à ce que tu reviennes ?

Son inquiétude était évidente.

Elle faillit s'étrangler sur son poisson.

— Tu plaisantes ? J'ai coupé les ponts derrière moi, je pense. Partir sans préavis...

Il posa les mains sur la table.

— Alors, pourquoi es-tu si pressée de t'en aller d'ici, de me quitter ?

Elle ne pouvait pas vraiment expliquer pourquoi elle avait dit ça. Parfois, elle avait simplement la sensation toute-puissante qu'il était temps d'aller ailleurs. D'accord, il lui fallait plus de quelques semaines en général, mais en cet instant il lui semblait que ses sens étaient désaccordés, elle ignorait pourquoi.

Elle relâcha longuement son souffle.

— Tu sais bien que j'oscille tout le temps.

— C'est à cause de moi ?

Duc la fixait de ses yeux sombres, l'aspirant dans son regard au point de l'embarrasser. Il se passa les mains dans les cheveux.

— Bon sang ! Je ne suis pas moi-même, en ce moment. Je le sais.

Peut-être devenait-elle folle. Peut-être n'était-ce que dans sa tête. Mais, lorsqu'elle ne pouvait expliquer ses sentiments, sa réaction automatique était de partir en courant dans l'autre direction. C'était *de là* que sa question était venue : parce que l'idée de rester plus longtemps ici avec Duc lui faisait un effet bizarre.

— Reste. Donne-moi les six mois que tu donnes ailleurs d'habitude. D'ici là, les plans devraient être en place. Il devrait y avoir du nouveau personnel permanent. Je ne peux pas y arriver sans toi, Viv. Tu le sais.

Il lui prit la main à travers la table et mêla ses doigts aux siens. Une flèche de chaleur lui monta soudain dans le bras.

C'était peut-être le vin. Elle en était à son deuxième verre. Mais pour une raison quelconque, elle n'avait pas envie de lâcher Duc.

— Six mois, dit-elle doucement. Six mois, et puis chacun de nous reprend sa place ?

Elle avait l'estomac noué, car elle n'était pas sûre d'y arriver. Et elle ne voulait pas faire de promesse qu'elle ne pourrait tenir. En particulier à Duc.

Mais le sourire de celui-ci s'élargit, et il hocha la tête.

— Six mois. Nous aurons tout réglé d'ici là, je te le promets.

Elle leva son verre en hésitant et trinqua avec lui pendant que son estomac se retournait.

Parce que pour la première fois une autre pensée lui venait à l'esprit : est-ce que six mois suffiraient ? Peut-être n'était-elle pas la seule à faire des promesses qu'elle ne pourrait pas tenir ?

7

Duc sentait qu'il commençait à s'en sortir. Sen, la nouvelle assistante administrative, était fabuleuse. Elle avait travaillé comme secrétaire de direction dans une grande entreprise et avait décidé de prendre une retraite anticipée. Travailler pour un organisme tel que le May Mân Hospital était exactement ce qu'elle souhaitait. Pendant son entretien d'embauche, au bout de cinq minutes, elle avait soupiré et lui avait établi une liste de tout ce qu'il devait mettre en ordre. Il l'avait invitée à prendre un café et un gâteau de l'autre côté de la rue, et tout de suite après elle avait intégré son poste.

Pour la première fois depuis son retour à Hanoï, il avait l'impression que son fardeau s'allégeait. Sen posait régulièrement sur son bureau une pile de papiers à signer, puis elle le congédiait avec sa phrase favorite : « Allez faire le docteur ! »

Ce jour-là, il était de service en partie pour les consultations et en partie dans les chambres. L'une des infirmières l'appela pour examiner un homme âgé qui avait un ulcère à la jambe. Il consulta son dossier.

Cet ulcère durait depuis plus de huit mois. Avec un traitement correct, il aurait dû guérir en trois ou quatre mois.

Il défit le bandage avec précaution et se rendit compte qu'il y avait une infection purulente. Il alla chercher de nouveaux produits dans les placards.

Viv apparut à son côté.

— Qu'est-ce que tu traites ?

— Un ulcère à la jambe.

Elle plissa le nez.
— Je vois que tu étends ton champ d'action.
Il lui sourit.
— Les sages-femmes ne s'occupent pas des ulcères ?
— Pas encore, mais dans l'avenir, qui sait ?
Il prit une compresse et un sac stérile.
— C'est chose commune parmi les patients qui viennent consulter. Tu ferais bien de t'y habituer. Ici, il y a une infection. Je vais prescrire des antibiotiques, tout en continuant le gel à l'alginate qui est efficace.
Elle sourit.
— Une double attaque.
— Triple : un bandage de compression pour finir, afin de réduire l'enflure.
Viv intervint automatiquement pour l'aider à nouer le bandage, après s'être présentée au patient en vietnamien.
Il fut impressionné. Elle s'améliorait.
Soudain, Lien apparut à la porte.
— Ah, vous êtes tous les deux là ! C'est bien. J'aurai besoin de vous quand vous aurez fini.
Duc donna quelques instructions et un nouveau rendez-vous au patient. Puis il suivit Viv dans la salle voisine, où Lien se tenait les bras croisés.
— Que se passe-t-il ? Tu parais soucieuse.
Lien hocha la tête.
— Je le suis. Tu sais que Joe a certaines idées dans la tête.
Viv plissa le front, et Duc lui expliqua la situation en posant une main sur son épaule.
— Joe tient à faire des visites à domicile. Il voudrait installer davantage de lieux de consultation gratuits.
— Et alors ? C'est plutôt bien, non ?
Lien lui lança un regard sévère.
— J'ai déjà assez de mal à garder mon mari dans les clous. Ne l'encouragez pas.
— Quel est le problème ? demanda Viv, qui avait croisé les bras aussi.
Les deux femmes semblaient s'affronter.

Lien s'adressa à Duc.

— Nous avons quelques patients avec des symptômes inhabituels, et Joe a décidé de creuser la chose.

Elle jeta un coup d'œil en biais à Viv.

— Deux des femmes sont enceintes.

Celle-ci se redressa aussitôt.

— Où sont-elles ?

Lien pinça les lèvres.

— Tout le monde dans la famille est malade. Ils vivent dans un immeuble à quelques rues d'ici. Ils sont au moins huit : deux parents âgés, un fils et une fille qui sont tous les deux mariés et qui ont chacun un enfant.

— Ils ne peuvent pas venir en consultation ? demanda Duc.

Lien secoua la tête.

— Ils ont tous de la fièvre et des douleurs articulaires, si sévères qu'ils peuvent à peine quitter leur lit. Ajoute à ça des nausées, des vomissements et autres symptômes glycémiques.

Duc expira longuement.

— Ça pourrait être n'importe quoi, d'un norovirus à la dengue, le Zika ou le chikungunya. Même une intoxication alimentaire, ou une forme particulière de malaria.

Il hocha lentement la tête.

— Très bien, Lien. Tu sais que je suis chirurgien, mais je n'ai pas oublié les connaissances de base.

Il se tourna vers Viv.

— Il va falloir que je te donne quelques explications, ces maladies ne doivent pas t'être familières.

Il regarda de nouveau Lien.

— Appelle Joe et dis-lui que nous le rejoindrons là-bas dans environ une heure. Ça ira pour l'hôpital ?

Elle fit signe que oui.

— Peux-tu faire préparer des médicaments et des fournitures que nous pourrons emporter avec nous ?

Les épaules crispées de Lien se détendirent. Elle était visiblement soulagée que Joe ne reste pas seul dans cette situation.

Duc s'engagea rapidement dans le couloir, Viv derrière lui.

— Je vais te donner quelques topos.

— Quoi ?

Il sourit et prit un dossier sur le bureau de son père.

— Sen a trouvé un tas de choses classées en désordre par mon père. Parmi elles, des topos pour les médecins internationaux sur les maladies répandues au Vietnam mais mal connues à l'étranger. Elle les a photocopiés et mis dans des dossiers.

Viv regarda autour d'elle et sourit.

— Ce bureau paraît beaucoup mieux rangé.

— Il l'est. Mes parents aimaient trop être médecins pour se soucier de la paperasse. Sen est une bénédiction. Elle a tout réorganisé avec une précision militaire, jeté tout ce qui était dépassé et scanné certains documents pour vider les armoires. Maintenant, je n'ai plus de boîtes sous mon bureau.

Il lui donna les feuillets.

— Et prends garde. Elle a l'œil sur la façon dont nous remplissons les dossiers des patients. Elle veut nous faire faire des ordonnances électroniques.

Viv hocha la tête en fixant les documents. Pour une fois, elle paraissait un peu dépassée.

Il posa une main sur son épaule.

— Ne t'inquiète pas. Je suis là.

Elle fit une grimace.

— Le virus Zika. J'en ai entendu parler, mais comme je n'ai jamais eu de cas, je ne me suis pas documentée dessus. Maintenant, je me sens idiote.

Il lui pressa l'épaule.

— Tu n'es *jamais* idiote ! Cet endroit est complètement nouveau pour toi. Regarde ce que tu as fait quelques heures après être arrivée. Tu ne peux pas savoir combien j'ai été soulagé que tu sois là.

Il lui laissa quelques secondes pour dominer sa nervosité.

— Maintenant, je vais parler à Sen pour organiser notre visite. Assieds-toi et commence à lire les informations de base. Je t'appellerai quand nous pourrons partir.

Il retourna dans le couloir et appela Joe.

— Salut, loustic écossais n° 1. Dis-moi ce que tu as au juste.

C'était la première fois, depuis que Viv était à Hanoï, qu'elle doutait de ses capacités. Elle avait toujours su qu'il y avait des maladies endémiques au Vietnam. Si elle avait postulé pour ce poste, elle se serait documentée à fond. Mais là, elle n'avait pas eu le temps.

Au premier coup d'œil, toutes ces affections pouvaient être prises l'une pour l'autre, mais elles avaient toutes des conséquences différentes sur une grossesse. D'où l'importance de poser un diagnostic correct.

Il faisait une chaleur terrible, aujourd'hui. Une goutte de sueur glissa dans son dos, et elle remua, mal à l'aise.

Comment pouvait-elle exercer en tant que sage-femme et infirmière compétente si elle ignorait les données de base sur la population ? Elle faillirait envers les patients et envers l'hôpital.

Elle s'efforça de mémoriser tout ce qu'il y avait dans les topos, puis elle sortit son smartphone pour rechercher les effets spécifiques des maladies sur les femmes enceintes.

Lien apparut à la porte.

— Vous êtes prête ?

Viv hocha la tête et se leva. Lien lui désigna la table.

— Remettez du répulsif à moustiques avant de partir. Et enfilez cette veste pour plus de sûreté, ajouta-t-elle en lui tendant une veste légère à manches longues.

Le trajet ne prit que dix minutes. Duc, Viv et Mai Ahn, l'interprète, étaient serrés dans un quatre-quatre avec tout un équipement.

Viv regarda par la vitre tandis qu'ils tournaient dans une rue de la banlieue de Hanoï.

La rue était encombrée de vélos, de mobylettes et de poubelles. Des cordes à linge étaient tendues entre les immeubles tassés les uns contre les autres.

Elle sortit de la voiture et vit Joe ouvrir une porte. Il leur fit signe d'entrer.

— Huit personnes, annonça-t-il. La plupart déshydratées et ayant besoin d'une perfusion. Un homme âgé, deux femmes enceintes et deux enfants.

— Nous allons commencer par eux, dit Duc. Comment vont les autres ?

— Ils ont de la fièvre, et certains font de l'hypotension.

Duc répartit les patients entre eux tous. Viv se retrouva avec les deux femmes enceintes. Mai Ahn resta à son côté.

Elle regarda autour d'elle.

La maison était en désordre, mais avec tout le monde malade, ce n'était pas surprenant. Sa première patiente, couchée, était trop pâle et avait le souffle creux.

Elle s'assit sur le bord du lit, se présenta, lui demanda son nom et la permission de l'examiner. Mai Ahn traduisit.

— Mai-Lyn, vingt-quatre ans, enceinte de seize semaines. Elle n'a pas compris qu'elle était malade, au début. Elle pensait que ses nausées étaient dues à sa grossesse. Elle allait bien jusque-là.

Il ne fallut que cinq minutes à Viv pour faire les premiers examens. Mai-Lyn était très déshydratée et avait sur le corps des marques qui ressemblaient à des piqûres de moustiques infectées. Sa tension était basse, son indice glycémique aussi et sa température élevée. Vivienne lui posa des questions sur sa grossesse. Elle avait eu des crampes sévères au niveau du ventre, mais pas de saignement.

Viv fit une échographie avec son appareil portable et soupira, soulagée, lorsqu'elle entendit des battements de cœur rapides. Duc vint la rejoindre.

— Qu'est-ce que tu as trouvé ?

— Allons-nous emmener ces gens à l'hôpital, ou les soigner ici ?

Il soupira.

— Ils seraient mieux hospitalisés, mais il y a un risque que ce soit contagieux. Pour l'instant, nous allons les soigner ici.

Elle hocha la tête et se leva.

— Dans ce cas, j'ai besoin d'installer une perfusion contenant du dextrose. Je veux aussi lui donner un antipyrétique pour sa fièvre. Je pense qu'elle a des piqûres de moustique infectées. Qu'est-ce que les moustiques ont pu lui transmettre ? Ce pourrait être n'importe laquelle des trois maladies dont tu m'as parlé.

Duc approuva d'un signe de tête.

— Traitons d'abord les symptômes, puis nous assemblerons les éléments une fois que tous les patients seront stabilisés.

Il lui tendit des éprouvettes.

— Fais des prises de sang en installant les perfusions.

Elle se mit aussitôt au travail, avant de passer à l'autre femme enceinte. Ses symptômes étaient presque identiques, mais ses piqûres de moustique étaient plus anciennes.

Sa patiente traitée, elle alla rejoindre Duc qui s'entretenait avec Joe.

— Je m'inquiète des douleurs articulaires de ces femmes. Elles ont dû rester couchées ces derniers jours. L'une présente également une éruption sévère. Peut-on leur donner quelque chose pour les piqûres de moustique ? Une crème, en plus des antibiotiques ? Elles se grattent trop.

Joe prit sa sacoche et en sortit une crème aux stéroïdes.

— Ceci devrait arrêter les démangeaisons et l'inflammation.

Il lui lança un regard complice.

— Si nous étions chez nous, je préconiserais un bain aux flocons d'avoine.

Elle sourit.

— Le remède bien connu pour la varicelle. Je m'en souviens. Mais je vais m'en tenir à la crème, merci.

Elle regarda dans la pièce. Presque tous les malades avaient des perfusions. Elle n'avait jamais vu autant de patients déshydratés.

— Cette maladie a frappé vite et fort, dit-elle. Qu'est-ce qui la provoque ?

— Nous sommes en train d'en décider, répondit Duc. Il est crucial de ne pas se tromper. En particulier pour le virus Zika, qui pourrait avoir des conséquences sur tes patientes.

Elle croisa les doigts dans la poche de sa tunique.

Ils devaient encore engager un obstétricien. Et si c'était le Zika, ils en auraient besoin rapidement.

Joe intervint.

— Je penche pour le chikungunya. Tous les symptômes concordent. Mais ce sont surtout les douleurs articulaires aiguës et étendues qui me font dire ça.

— Il y a un remède ? Un traitement ? demanda Viv avec espoir.

Duc fit signe que non.

— Pas de remède. Pas de vaccin. Juste le traitement des symptômes. Les personnes fragiles, âgées ou très jeunes, ont le plus de risque de développer des complications.

— Mais si nous soignons cette famille durant les prochains jours, dit Joe, ils pourraient tous être en voie de guérison d'ici une semaine.

Il sortit des papiers.

— Mettons les choses à jour pour chaque patient et assurons-nous que tout est bien prescrit. Puis il va falloir discuter de la situation à gérer pour les jours à venir.

Elle leva la main.

— Je veux bien rester de garde quelques nuits, à partir du moment où l'on n'aura pas besoin de moi à l'hôpital.

— Combien avez-vous de patientes sur le point d'accoucher ?

— Eh bien, grâce à notre merveilleuse assistante, je vais pouvoir vous le dire.

Elle sortit le smartphone que Sen lui avait donné ce matin-là, le consulta et eut un grand sourire.

— Personne n'est prévu pour cette semaine !

Joe rit.

— Vous savez bien que ça ne veut rien dire. Espérons que vous ne vous êtes pas porté la poisse en affirmant ça à haute voix.

Elle rit à son tour.

Elle aimait la façon dont ils travaillaient ensemble. Le travail en équipe, c'était essentiel à l'hôpital.

Elle retourna voir ses patientes, augmentant la vitesse d'une perfusion.

Duc s'approcha et passa un bras sur ses épaules.

— Qu'est-ce que tu dirais que nous assurions tous les deux les nuits, afin que Joe puisse rester avec son fils ?

Elle hocha la tête.

— C'est bon pour moi.

Il lui tendit un flacon de crème.

— Première mission : vérifier que tout le monde – y compris nous – est couvert de répulsif des pieds à la tête. Il pourrait encore y avoir des moustiques infectieux dans le coin. Pas question que nous soyons les prochaines victimes.

Elle frémit.

— C'est agréable ! Pourrais-je avoir un autre dîner, en échange ?

Les yeux sombres de Duc pétillèrent.

— Je pense que je peux arranger ça.

Ils travaillèrent tranquillement ensemble et s'installèrent sur le canapé du salon lorsqu'ils se furent occupés de tous les malades.

Joe était parti, Mai Ahn était revenue avec des poches de perfusion et de quoi manger pour eux deux. Il faisait sombre dehors, maintenant. Dans la maison, ils entendaient le bruit de respirations profondes. Leurs patients dormaient.

Elle posa la tête sur l'épaule de Duc.

— Je crois que je suis trop fatiguée pour manger tout de suite, murmura-t-elle.

— Tu t'es bien débrouillée, dit-il.

Elle lui toucha le bras.

— Toi aussi. Joe aussi. Prions pour que ce soit le bon diagnostic.

Il y eut un long silence.

Elle regarda par la fenêtre le ciel noir constellé d'étoiles.

— J'avais oublié ce que c'était, reprit Duc d'une voix un peu bizarre.

— Quoi ?

— D'être médecin et pas seulement chirurgien.

Il désigna la pièce autour d'eux.

— Je n'aurais jamais fait ça de toute ma carrière. En tant que chirurgien, je passe ma vie à l'hôpital.

— Ah, un novice pour les visites à domicile ! Eh bien, bienvenue dans ce monde. Chaque maison t'ouvre un nouvel univers. Tu ne sais jamais à quoi t'attendre. Moi, j'ai tout vu, dans ma carrière : des demeures les plus luxueuses et les plus excentriques aux intérieurs les plus modestes. Sans parler du chien de la famille qui me gronde après avec l'air de vouloir me dévorer, et des gens qui crient : « N'ayez pas peur, ma petite, il ne vous touchera pas ! »

Duc sourit, la regardant avec affection.

— Soigner les gens dans leur propre environnement est un privilège, Duc, reprit-elle. Je ne l'oublie jamais. Et ça rend meilleur dans le métier. On n'a pas une équipe derrière soi pour se dépanner. On est seul. Tu dois improviser et agir au mieux. Ça fait de toi un praticien plus expérimenté et plus résilient.

Il hocha lentement la tête.

— Tu adores ton travail, hein ?

Elle acquiesça, et il serra les lèvres.

— Et je t'ai enlevée à tout ça.

Elle lui pressa le bras.

— Il y a maintes façons de s'occuper d'une communauté, Duc. Tu l'as parfaitement fait, aujourd'hui.

Il s'adossa au canapé, et elle discerna quelque chose de nouveau dans son expression : de la curiosité.

Elle décida de renchérir.

— Tout métier est fait de défis. Parfois, le défi, c'est ce qui donne l'enthousiasme nécessaire pour continuer.

Elle avait envie d'en dire plus, elle voulait que Duc regarde autour de lui et réalise combien le travail ici était important. Il avait relevé le défi, ce jour-là, même si ses plans à long terme n'incluaient pas de travailler au May Màn Hospital.

Elle sentit son estomac se crisper.

Quels étaient ses plans à long terme, à elle ?

Elle n'en avait jamais eu auparavant. Elle passait simplement d'un contrat de six mois à un autre. Mais Hanoï était une ville merveilleuse. Intéressante, exubérante, pleine de gens spéciaux. Elle pouvait entrevoir un rôle fantastique à jouer, ici. Un rôle qu'elle n'aurait que le temps d'effleurer en six mois.

Elle humecta ses lèvres, la bouche sèche, soudain.

Cette pensée l'avait déjà traversée. Mais à quoi cela rimerait-il de songer à rester ici plus longtemps si Duc retournait aux États-Unis ?

Elle réfléchirait à tout ça plus tard.

Elle appuya de nouveau la tête sur son épaule.

— Bon, je dors la première. Réveille-moi dans une heure.

Elle s'installa tandis qu'il passait un bras sur ses épaules et la laissait se blottir contre lui.

8

Les semaines passaient vite. Viv commençait à se familiariser avec les affections particulières qui pouvaient toucher les femmes enceintes dans la région de Hanoï. Plusieurs de ses patientes étaient séropositives et tuberculeuses. Ils n'avaient toujours pas d'obstétricien, mais Joe s'intéressait à la tuberculose, et il l'aidait à établir les prescriptions compliquées pour ses malades.

Elle remplissait des papiers pour une nouvelle patiente, quand Lien entra dans la salle de soins.

— Salut.

Elle sourit en se mettant à garnir un chariot d'instruments.

— Salut. Qui a besoin d'un drainage pectoral ?

— Le touriste japonais, M. Hom. Nous venons de lui faire une radio du thorax.

— Tu veux un coup de main ?

C'était plus fort qu'elle : elle offrait toujours d'aider.

Lien fit signe que non puis s'adossa au mur.

— Ça va, merci. Comment vont les choses ? Comment trouves-tu le métier ?

— C'est super. J'adore. Bien sûr, ce sera mieux quand il y aura un obstétricien attaché à l'hôpital. La période de recrutement est terminée, et Duc a dit qu'il examinerait les candidatures ce soir.

Lien continuait à sourire, les yeux rivés sur elle.

— Ah oui, Duc… Depuis combien de temps êtes-vous amis, exactement ?

À la façon dont elle dit « exactement », Viv se redressa.

— Depuis ses études de médecine. Ça ne fait pas aussi longtemps que vous deux, mais j'ai rencontré Duc lors de sa dernière année, alors qu'il faisait un stage en Angleterre.

— Avez-vous toujours été aussi tactiles ?

La question la prit de court.

— Que veux-tu dire ?

— Duc et toi, vous vous tenez par le bras, vous vous étreignez, vous nouez vos petits doigts... Cela semble si naturel entre vous.

Elle fronça les sourcils.

— Ça l'est. Ça l'a toujours été.

Lien hocha prudemment la tête et se mordilla la lèvre.

— Vous n'avez jamais pensé à devenir quelque chose de plus ?

Viv recula.

On l'avait déjà questionnée sur leur proximité auparavant. Elle avait toujours esquivé la question en riant, avec un geste de la main. Mais là, dans cette salle de soins, ça lui faisait un drôle d'effet.

— Il est mon meilleur ami, marmonna-t-elle.

Lien venait de se marier avec Joe. Ils allaient parfaitement ensemble. Peut-être faisait-elle partie de ces gens qui veulent toujours accoupler les autres ? Mais non, ça ne ressemblait pas à Lien.

Celle-ci insista.

— Ne t'arrive-t-il pas de penser que vous êtes destinés à partager davantage ?

Elle la fixait de ses yeux sombres. Apparemment, ne pas répondre n'était pas une option.

Viv savait que sa collègue n'était pas jalouse : elle avait sa propre famille. Mais elle avait fait ses études avec Duc et travaillé avec ses parents. Il était naturel qu'elle se montre protectrice envers lui. Peut-être s'inquiétait-elle parce que Duc était vulnérable, en ce moment. Et peut-être que Viv ferait la même chose à sa place.

Elle sentit son estomac se contracter. Une goutte de sueur se forma entre ses omoplates et descendit le long de son dos.

Imaginer Lien et Duc ensemble la mettait mal à l'aise, même si c'était tout à fait impossible. Que lui arrivait-il, sapristi ?

— Une fois que tu franchis le pas, dit-elle d'une voix qui tremblait un peu, tu ne peux plus revenir en arrière.

Lien hocha la tête. Viv avait l'impression que son regard était une sorte de rayon laser qui pénétrait dans son cerveau, mettant à nu ses pensées et ses sentiments confus des dernières semaines.

— Non, confirma-t-elle. Tu ne peux pas.

Son ton était sec. Elle lui adressa un signe de tête, prit le chariot et s'en alla.

Duc feuilleta les lettres de candidature. Sen les avait toutes annotées, elle avait vérifié les CV et les références.

Il soupira et s'adossa à son fauteuil.

Il ne pouvait s'empêcher de se demander qui sa mère aurait choisi. Elle semblait avoir un sixième sens pour décider qui conviendrait à l'hôpital, et lui ne le possédait pas. Il ne voulait pas commettre d'erreur. Il s'agissait d'un poste crucial. Il était essentiel qu'il fasse le bon choix. Il avait besoin de l'opinion d'une autre personne. D'une personne qualifiée qui puisse déceler la vérité entre les lignes.

Il sourit.

En fait, il connaissait cette personne !

Viv ne travaillait pas, ce jour-là. Elle était allée faire des emplettes au marché pour leur dîner.

Il se leva, regagna le bungalow et se changea, enfilant un T-shirt à manches longues et un jean.

Il erra parmi les étals, la cherchant dans la foule.

Là-bas ! Des cheveux roux.

Elle portait un jean moulant et une tunique blanche à manches longues. Ses cheveux lâchés sur ses épaules rappelaient à Duc une image de la reine Guenièvre dans un de ses livres d'enfant. Elle marchandait avec le poissonnier. Le vieil homme l'écoutait, amusé, parler vietnamien avec un fort accent écossais. Visiblement, il était captivé par elle, comme les quelques personnes qui les entouraient.

Finalement, elle sortit de l'argent de sa poche et serra la main de l'homme avec un grand sourire.

— Je suppose que tu as fait usage de ton charme écossais ?

Elle sursauta au son de sa voix.

— D'où sors-tu ?

Sans lui laisser le temps de répondre, elle haussa les sourcils et mit une main sur sa hanche.

— Eh non, je ne me suis pas servie de mon charme écossais. J'ai juste décidé de jouer le loustic écossais n° 2… c'est bien ainsi que tu m'appelles ?

Il fit une grimace.

— Chopé.

Elle secoua la tête et mit le poisson emballé dans son sac à provisions.

Il se pencha pour regarder dedans : des légumes frais, des épices.

— Super. Qu'y a-t-il pour le dîner ?

— Haha, fit-elle en souriant. C'est une recette secrète.

Ils se mirent à marcher dans la rue encombrée.

— Tu as des recettes secrètes, toi ? lança-t-il, étonné.

Elle haussa les épaules.

— Figure-toi que c'est un mystère pour moi aussi. Je vais tout mettre dans le wok, et nous verrons bien.

— On prend du vin ou de la bière ?

— Ça m'est égal.

Il la fit entrer dans un magasin voisin, prit une bouteille de vin et quelques bouteilles de bière. Alors qu'il payait, il vit que Viv le regardait en se mordillant la lèvre.

— Quelque chose ne va pas ?

Elle sursauta comme si elle était prise en faute.

— Quoi ? Non.

Il chassa cette impression bizarre et la rejoignit dans la rue.

— Je voulais te demander une faveur, dit-il.

Elle grogna.

— Tu veux que j'assure de nouveau la garde de nuit ?

Il secoua la tête.

— Non. Et merci pour toutes celles que tu as assurées. Ce que je me demandais, c'est si tu voulais faire les entretiens d'embauche avec moi pour le nouvel obstétricien.

Elle ralentit le pas et le dévisagea.

— Moi ?

Il acquiesça.

— Qui d'autre sait exactement ce qu'il nous faut ? J'ai deux candidats potentiels que nous pouvons évaluer par visioconférence. Veux-tu m'aider ?

Elle marqua une pause, se mordillant l'intérieur de la joue.

— Que va penser un obstétricien d'être interrogé par une sage-femme ?

Duc haussa les épaules.

— Qui s'en soucie ? Il ou elle doit savoir que nous formons une équipe. La hiérarchie normale ne s'applique pas.

Elle lui décocha un sourire stupéfait puis hocha la tête, l'air appréciateur.

— En fait, j'adorerais ça. Est-ce que je peux préparer quelques questions ?

— Tu peux préparer *toutes* les questions.

Elle acquiesça.

— Bon, eh bien trouvons un obstétricien pour le May Mân.

Viv s'était changée pour mettre son short en jean et avait jeté tous les ingrédients dans le wok où ils grésillaient. Rien n'avait brûlé jusqu'à présent. Apparemment, le dîner pourrait bien être un succès.

Duc l'observait sans cacher son amusement. Il portait un T-shirt noir et un jean. Ses vêtements moulaient sa silhouette, faisant ressortir ses larges épaules et les aplats de son torse. Elle ne put s'empêcher de remarquer ses cuisses musclées, et ses joues s'enflammèrent tandis qu'elle prenait conscience de ses pensées.

Elle tira sur le bas de son short.

Peut-être était-il trop court ? Elle était si habituée à être à l'aise et décontractée avec Duc qu'elle n'avait pas vraiment réfléchi à ce qu'elle mettait.

— C'est le premier plat que tu arrives à cuisiner sans le faire brûler ? demanda-t-il pour la taquiner.

Elle lui lança un regard indigné.

— Je peux le faire brûler n'importe quand. Il suffit d'un mot.

Elle agita une main.

— Rends-toi plutôt utile et donne-moi une bière.

Il ouvrit les bières et continua à l'observer pendant qu'elle mettait la nourriture dans deux bols et les portait sur la table.

C'était étrange. Elle était tellement consciente de ses yeux sur elle ! Il l'avait certes déjà regardée auparavant, mais quelque chose d'indéfinissable avait changé entre eux. Comme si quelqu'un avait tourné leur cadran de quelques crans.

Elle s'assit, repliant un genou sous elle, et prit sa bière.

Les mots de Lien résonnaient dans sa tête.

Elle avait toujours écarté en riant les commentaires que l'on faisait sur Duc et elle. Mais cette fois elle n'avait pas envie de rire, ces remarques lui donnaient le tournis.

Elle poussa une feuille de papier devant lui.

— Tiens, quelques échantillons de questions. Je les ai rédigées pendant que tu prenais ta douche.

Il les parcourut des yeux, les coudes appuyés sur la table, une bière dans une main et une fourchette dans l'autre. Il goûta le plat, se leva sans rien dire, alla jusqu'au placard où il prit des épices et de la sauce au soja. Il en mit dans leurs deux bols, remua et se rassit. Cette fois, quand il porta sa fourchette à sa bouche, il sourit.

— Quoi ?

— C'est bon, mais ça manquait un peu d'assaisonnement.

Elle se pencha sur son bol. L'odeur était plus appétissante maintenant. Elle prit une bouchée et retint la riposte qu'elle avait préparée : c'était délicieux.

— J'ai également prévu d'appeler Ron Jung, notre obstétricien conseil. Cela te donnera l'occasion de passer de nouveau en revue tes patientes à problèmes avec lui. Il a été formidable, mais nous ne pouvons pas continuer à nous reposer sur lui en permanence. Il faut que nous engagions quelqu'un bientôt.

— Oui.

Elle appuya sa tête sur une main et tortilla une mèche de ses cheveux.

— Que penses-tu de lui ? demanda-t-elle.

Duc releva les yeux, surpris.

— Ron ? Il est très bien. Il a travaillé avec ma mère. Elle le tenait en haute estime.

— Tu n'as jamais songé à le débaucher ?

— Quoi ?

— À le débaucher. Lui faire quitter son poste pour venir ici. Cela se produit tout le temps.

Duc posa sa fourchette.

— Tu voudrais débaucher Ron ? Quelle idée ! Il travaille à l'hôpital national depuis des années, il est responsable d'un département et a un salaire en conséquence. En outre, il n'a jamais exprimé d'intérêt pour un hôpital plus petit. Et puis, qu'est-ce qui ne va pas avec les deux candidats que j'ai retenus ? Ils me paraissent très convenables !

Elle se renversa en arrière en levant les bras. Dans ce mouvement, son petit haut court remonta. Elle s'en rendit compte au regard appuyé de Duc et rabaissa vivement les bras.

— Eh bien... Le premier ne restera jamais. Rien qu'à sa lettre de motivation, on voit qu'il a postulé sur un coup de tête. Et il change sans arrêt de travail.

Duc haussa les sourcils.

— Ça me rappelle quelqu'un que je connais.

Elle lui jeta un coup d'œil mais l'ignora.

— Ce n'est pas ce qu'il faut au May Mân en ce moment. Le personnel et les patientes ont besoin d'un obstétricien qui soit là à long terme.

— Et l'autre ?

— Il ne connaît pas spécialement les problèmes inhérents au Vietnam. Un peu comme moi. Nous ne pouvons pas compter sans arrêt sur Lien ou sur toi pour nous dire ce qu'il en est. Il nous faut quelqu'un qui connaisse parfaitement la malaria, la tuberculose, la dengue, le virus Zika et le chikungunya.

Duc la regarda droit dans les yeux.

— Quelqu'un comme Ron ?

Elle but une gorgée de bière.

— Quelqu'un comme Ron.

— Mais qu'est-ce qui te fait penser qu'il serait intéressé ?

Elle sourit.

— Mon intuition. Diriger un grand département n'est pas de tout repos. Il a une énorme équipe. Douze médecins... douze ego à gérer. Il prend de l'âge. Il vient d'avoir son premier petit-enfant. Il m'a déjà dit qu'il souhaitait pouvoir passer plus de temps chez lui.

Du bout de sa fourchette, Duc jouait avec sa nourriture. Visiblement, il réfléchissait à ce qu'elle disait.

Elle s'accouda à la table et se pencha en avant.

— Pourquoi veut-on devenir médecin ? Pour aider les gens. Pour faire une différence. Si nous, nous pouvions offrir à Ron une chance de terminer sa carrière avec davantage de temps pour lui et l'occasion de soigner ceux qui en ont le plus besoin ?

Duc secoua la tête.

— Mais ce serait une énorme perte de salaire.

— Tu penses qu'il n'a pas déjà préparé sa retraite ?

Il grimaça un sourire.

— Le connaissant, il a dû la préparer depuis l'âge de vingt ans.

— J'ai une certaine impression, quand je lui parle. Il travaille gratuitement pour nous, mais il est vraiment intéressé par le travail que nous faisons ici. Il s'est montré enthousiaste pour certains cas. Enfin – elle sortit son atout – sa mère a grandi dans la même rue que les parents de Lien.

Les yeux de Duc s'élargirent.

— Vraiment ?

— Vraiment. Je pense que ce quartier pauvre représente quelque chose pour lui. Si nous le sondions tous les deux, demain ?

Il ne dit rien, et au bout d'un moment elle s'aperçut à quel point elle s'était penchée. Il avait une vue plongeante sur son décolleté.

Elle aurait dû se redresser, mais quelque chose la retint.

Sa peau la picota. Dans des circonstances normales, ils auraient bougé tous les deux et n'y auraient plus pensé. Mais Duc n'avait pas détourné les yeux. Son regard était fermement fixé sur la vallée entre ses seins.

Un élan fou la traversa. Elle battit des cils.

— Alors, je suis toujours le loustic écossais n° 2 ?

Duc sursauta et renversa sa bière sur elle.

Elle sauta sur ses pieds, mais le liquide ambré trempait déjà son haut et son short. Son haut lui collait à la peau.

— Désolé ! dit-il vivement en la suivant tandis qu'elle courait à l'évier et attrapait un torchon pour éponger le plus gros.

Il prit le rouleau d'essuie-tout et se mit à la tamponner avec le papier absorbant, commençant par sa taille et son ventre, puis remontant vers ses seins. Il semblait être en pilotage automatique, ne pensant qu'à réparer les dégâts qu'il avait causés sans songer à ce qu'il faisait.

Lorsque ses doigts lui effleurèrent la poitrine, elle cessa de respirer.

Ses mains se figèrent soudain. Il n'était qu'à quelques centimètres d'elle, ses yeux sombres s'étaient élargis.

Le silence emplissait l'air entre eux, mais l'air lui-même crépitait, débordait de tension sexuelle.

— Un chirurgien n'est pas censé être maladroit, murmura-t-elle, le regard fixé sur la main qui venait de la toucher.

— Tu n'es pas au courant ? Je ne suis plus chirurgien.

La voix de Duc était plus sourde et plus rauque qu'elle ne l'avait jamais entendue.

Elle passa la langue sur ses lèvres qui étaient devenues sèches.

Ce geste parut attirer Duc comme un aimant. Il s'avança assez près pour qu'elle sente la chaleur de sa peau.

Une vraie torture.

Cette fois, ce fut elle qui bougea. Elle leva les mains et les fit remonter sur ses bras nus. Quand il laissa échapper un petit grognement au contact de ses paumes, elle fut perdue. Elle se rapprocha de lui et pressa son corps humide contre le sien.

Duc réagit aussitôt, passant une main autour de sa taille et l'attirant encore plus à lui.

Elle n'avait pas à se demander ce qu'il allait se passer ensuite. Cela ne faisait aucun doute. Malgré toutes les pensées qui fusaient dans son esprit, il y en avait une qui dominait toutes les autres. *Maintenant.*

Duc glissa son autre main dans ses cheveux, immobilisant sa tête, et il s'empara avidement de ses lèvres.

Elle eut l'impression qu'un million de petites explosions se produisaient à la fois dans son corps.

Elle ne s'était jamais demandé quel genre d'amant Duc pourrait être. Mais tout à coup, en quelques gestes, elle le sut : il était déterminé. Magistral.

Ses jambes tremblaient tandis qu'elle répondait à chacun de ses mouvements, s'accordant constamment à lui.

Elle glissa les mains sous son T-shirt et fut parcourue d'un frisson de désir en sentant les durs méplats de ses muscles et la fine toison qui recouvrait son torse. En même temps, il enfila une main sous son haut et passa les doigts sur son épine dorsale. Ce geste enflamma chacun de ses nerfs à fleur de peau, et son souffle se coinça dans sa gorge.

Il la poussa contre l'évier, et elle leva les jambes pour les nouer autour de sa taille.

Elle ne savait plus où elle en était, partagée entre le désir et la frustration. Elle n'aurait su dire ce qui avait provoqué ce changement en eux mais, dès l'instant où elle avait posé les yeux sur lui à l'aéroport, elle avait senti que quelque chose était différent. Pendant quelque temps, elle s'était dit que c'était dû à la tristesse et au chagrin qui submergeaient Duc, mais elle n'avait pas tardé à se rendre compte que quelque chose de nouveau sous-tendait leur relation, même s'ils s'efforçaient tous deux de l'ignorer.

Cette connexion intense, elle ne voulait plus l'ignorer, elle n'avait plus envie de prétendre qu'elle n'existait pas.

Elle saisit ses cheveux drus tandis qu'il promenait ses lèvres le long de son cou. Elle voyait le pouls à la base de sa gorge s'emballer autant que le sien.

Elle renversa la tête en arrière et émit un petit grognement, submergée par les sensations. Chaque portion de son corps réclamait d'être touchée par lui.

C'est alors que Duc se figea.

Elle le sentit d'emblée. Ses muscles se tendaient, ses lèvres abandonnaient sa peau.

Elle ouvrit les yeux qu'elle venait de fermer.

— Qu'y... Qu'y a-t-il ? demanda-t-elle dans un souffle.

Elle ne voulait pas que cela s'arrête.

Duc était toujours figé, les lèvres à quelques pouces de son cou, les mains sur sa peau. Il releva la tête, joignant ses yeux sombres aux siens.

— Viv, qu'étions-nous en train de faire ?

Sa voix était toujours un peu rauque, mais à présent elle y sentait autre chose – de la panique, du retrait.

Ce fut comme un courant d'air froid qui la fit frissonner.

Il aurait si facile de continuer. Si facile de laisser l'intensité du moment les emporter, les entraîner vers l'étape suivante ! Pour l'instant, c'était exactement ce qu'elle désirait.

Mais ses paroles se perdirent quelque part dans sa gorge. Elle ne savait pas comment répondre à cette question.

Duc s'écarta, il ôta ses mains d'elle. Ses yeux bruns étaient emplis d'inquiétude et de confusion.

— Je suis désolé, dit-il sans la regarder. Je ne sais pas ce qu'il m'a pris. Tu es la meilleure amie que j'aie jamais eue. La dernière chose que je souhaite, c'est que quelque chose abîme notre amitié.

Il se passa la main dans les cheveux – ces cheveux où elle avait emmêlé ses doigts quelques instants plus tôt.

Il fit un autre pas en arrière, la voix empreinte d'émotion.

— Tu es tout ce qu'il me reste, Viv. Je ne peux pas gâcher ça. Tu es trop importante pour moi.

— Bien sûr...

Elle put à peine prononcer ces mots, tant le rejet qu'il lui faisait subir était cuisant. Elle ne se sentait pas du tout importante. Elle avait l'impression d'être aussi indésirable qu'un éléphant dans un magasin de porcelaine.

Elle sauta du bord de l'évier et retourna à la table.

— Disons que c'était un moment de folie.

Le soupir de soulagement de Duc lui poignit le cœur. Des larmes lui montèrent aux yeux. Elle se détourna.

— Il faut que je me sèche, dit-elle.

Il tendit une main vers elle, mais elle s'écarta, les nerfs en feu. Elle agita une main en se dirigeant vers sa chambre.

— Oublie ça. Demain sera un autre jour.

Elle referma la porte derrière elle sans lui laisser le loisir de répondre. Une fois seule, elle laissa ses genoux fléchir et glissa le long de la porte, s'enveloppant de ses bras. Ses jambes remontées contre elle, elle y appuya sa tête et laissa couler ses larmes.

Une partie de ce qu'avait dit Duc était vraie. Il était pour elle aussi ce qu'elle avait de plus proche d'une famille. La seule différence, c'était qu'elle ne lui avait jamais vraiment dit à quel point il était important pour elle. Il avait encore son père et sa mère à l'époque. Elle s'était toujours imaginé qu'elle n'occupait pas la même place dans sa vie que lui dans la sienne. Avoir un meilleur ami, c'était confortable. Gérable. Du moins l'avait-elle pensé. Mais soudain tout avait changé. Comment pourrait-elle oublier un baiser comme celui-là ? Comment pourrait-elle prétendre qu'il n'était jamais arrivé ?

Elle essuya ses larmes et s'aperçut que ses mains tremblaient. Non, tout son corps tremblait. Elle se mit debout sur ses jambes flageolantes et se glissa sous la moustiquaire pour s'envelopper dans ses draps. L'air autour d'elle était moite, mais elle ne pouvait garder aucune chaleur en elle.

C'était elle qui avait commencé. Qui avait provoqué ça. C'était elle qui s'était avancée et avait fait remonter ses mains sur les bras de Duc. Elle aurait pu ignorer ses gestes embarrassés. À la place, elle avait bougé. Agi. Elle avait tendu les mains pour saisir la connexion qui s'était établie entre eux. Une connexion qu'elle laissait rarement s'épanouir. Cela lui était-il même déjà arrivé ?

Elle était habituée à être seule. Habituée à s'occuper d'elle-même. Depuis l'âge de dix-sept ans, elle n'avait plus compté sur personne. Mener ce genre de vie isolait. Cela signifiait aussi qu'on dressait un bouclier devant soi pour ne pas être blessée. C'était si facile d'aller d'un endroit à l'autre. De ne rester jamais assez longtemps quelque part pour s'attacher aux gens ou aux lieux.

Duc Nguyen était la seule personne qu'elle avait laissée entamer ce bouclier – juste un peu. Et maintenant elle le regrettait.

Elle ne pouvait pas lui dire ce qu'elle ressentait vraiment. Ni que lorsqu'elle avait posé les yeux sur lui à l'aéroport et l'avait étreint, elle avait eu l'impression de rentrer chez elle. « Chez elle », c'était quelque chose qu'elle n'avait jamais vraiment connu. Des mots pour lesquels elle n'avait jamais vraiment trouvé de place. Elle adorait le May Mân Hospital. Rien que marcher dans les couloirs... Et elle découvrait que c'était dû pour une énorme partie à la présence de Duc.

Mais à présent elle se sentait vide. Elle ne s'était pas sentie aussi seule de sa vie. Et cela la rendait plus triste qu'elle ne l'avait jamais été.

9

Duc marchait sur des œufs. Tout était de sa faute. Il avait foiré. l avait foiré dans les grandes largeurs.

Les deux dernières semaines, Joe s'était mis à lui jeter des egards bizarres, et Lien lui battait froid. Viv affichait un sourire onstant qui semblait peint sur son visage. Elle avait été fidèle à sa arole. L'entretien avec Ron s'était bien passé, même si tous deux taient mal à l'aise l'un par rapport à l'autre. L'obstétricien leur vait demandé quelques semaines de réflexion tout en consentant continuer à intervenir dans les cas difficiles.

Viv l'avait bien deviné. Lui, il n'aurait jamais imaginé demander Ron d'envisager un poste au May Màn. Mais leur collègue avait ouri, hoché la tête et n'avait pas paru surpris du tout. Alors que uc avait été terrifié à l'idée qu'il puisse se sentir insulté en se oyant demander de renoncer à son poste pour quelque chose de ien moins prestigieux.

Ron avait révélé qu'il se sentait prêt à opérer des changements ans sa vie, et que la possibilité de travailler au May Màn lui plaisait. avait posé quelques questions pour vérifier si Duc et lui étaient ur la même longueur d'onde.

Viv s'était montrée enthousiaste, parlant de projets qu'elle avait xpérimentés ailleurs, de leur succès et du fait qu'ils pouvaient tre appliqués à Hanoï.

Cela dit, Duc détestait l'atmosphère qui régnait entre eux à la naison et il craignait plus que tout qu'elle revienne sur sa promesse e rester six mois complets.

Cette semaine, ils avaient organisé des entretiens avec une autre sage-femme, mais personne ne pourrait remplacer la passion que Viv mettait dans son métier et montrait pour ses patientes.

Il fallait qu'il essaie d'arranger les choses.

Elle terminait une consultation quand il alla la trouver.

— As-tu une minute ?

Elle leva les yeux de ses notes.

— Oui. Qu'y a-t-il ?

— Aurais-tu envie d'aller quelque part cet après-midi ?

Le silence lui parut insupportable. Il eut l'impression de demander à une camarade de lycée de sortir avec lui et de voir défiler dans ses yeux toutes les raisons pour lesquelles elle allait dire non.

— Je pense que nous devrions essayer de revenir à la normale, dit-il vivement.

Elle tiqua à ces mots, mais il était trop tard pour les retirer. Il n'allait pas lui dire qu'il n'avait pas pu dormir ces deux dernières semaines, à cause de tous les scénarios qui lui passaient par la tête : « Et si... ? »

C'était comme dans ces livres d'enfants, ces jeux de rôle où on doit choisir ce qu'il va arriver... Seulement, aucun des choix ne lui paraissait bon, même dans son imagination.

— Laisse-moi t'emmener faire un tour de la ville. Ou une promenade en voiture à l'extérieur. Ce qu'il te plaira. Je n'ai pas été un bon hôte.

Il la regarda mordiller sa lèvre inférieure.

Elle allait dire non. C'était écrit sur son visage.

— Ou prenons du temps pour faire ce que nous faisons d'habitude. Aller voir un film, prendre un verre dans un bar...

Il était désespéré et se moquait qu'elle s'en aperçoive.

Elle battit des cils.

— Je préférerais qu'on aille simplement se promener en ville, aller jusqu'au parc, peut-être.

Le soulagement le submergea.

— Super. Je te retrouve devant l'hôpital dans une demi-heure environ.

Il tourna vite les talons avant qu'elle ne change d'avis.

Il termina avec quelques patients puis se rendit au bungalow pour enfiler un jean et une chemise légère.

Il fit les cent pas devant l'hôpital. Viv mit presque une heure à venir le retrouver.

Elle portait un jean serré et un haut blanc à manches longues. Un sac à l'épaule, elle avait glissé des lunettes de soleil dans ses cheveux.

— Tu es venue.

— Je suis venue, dit-elle en soupirant.

Elle n'avait pas précisément l'air d'en être heureuse.

Il n'avait pas l'habitude de la voir comme ça. Normalement, les choses étaient si simples entre eux. Ils étaient eux-mêmes, sans avoir besoin d'autre chose.

Il avait envie de la toucher, mais chaque molécule de son cerveau lui disait de ne pas le faire. Le prévenait que toucher Viv pourrait provoquer des réactions catastrophiques auxquelles il voudrait répondre.

— Allons par là, dit-il vivement. Nous traverserons le district de Hoàn Kiêm et arriverons au lac.

Elle se mit à marcher. Ses longues enjambées lui firent se demander qui guidait qui en vérité.

Le trajet à pied de l'hôpital au lac prenait environ une heure. Il lui montra l'école primaire où il était allé avec Lien et parla, parla, en partie parce qu'il ne supportait pas le silence entre eux. Il était facile de faire des commentaires, car les quartiers qu'ils traversaient étaient pleins de commerces. Aux coins des rues, il y avait des vendeurs de fruits frais. Ils s'arrêtèrent pour en acheter.

La circulation était chaotique, les rues encombrées de voitures et de mobylettes, et traverser certaines artères prenait des siècles. À un moment donné, ils virent des mariés qui se faisaient photographier sur les marches d'un grand hôtel.

Duc sourit.

— C'est l'un des hôtels les plus luxueux de Hanoï.

— Il a vraiment l'air prestigieux, murmura Viv en s'arrêtant pour contempler les mariés qui posaient.

Comme il ne voulait pas la presser, il attendit pendant que le photographe donnait des instructions au jeune couple, qui paraissait très amoureux.

Viv fixait ses pieds, maintenant.

Un picotement désagréable lui parcourut l'échine. Des image lui sautèrent à l'esprit. Il se rappelait exactement l'expression d ses yeux bleus le soir du baiser, ainsi que les battements forcené de son cœur à lui. Et il se rappelait aussi combien il avait eu envi que les choses aillent plus loin.

Non, quel idiot ! Elle était tout simplement la meilleure personn qu'il connaissait. C'était impossible d'avoir une histoire avec ell et de conserver la proximité de leur amitié. Il l'avait probablemer déjà entamée. Maintenant, il n'avait plus qu'à essayer de restaure leur ancienne relation.

Il lui prit le coude.

— Tournons au coin de la rue, là. Il y a une magnifique arch tecture à voir : l'opéra de Hanoï.

Ils allèrent jusqu'à l'Opéra, et il remarqua que Viv tirait sur so haut humide. Ses cheveux collaient à son cou. La températur devenait plus élevée.

— Arrêtons-nous pour boire quelque chose, proposa-t-il.

Ils entrèrent dans un hôtel climatisé où un ascenseur les éleva d quatre étages au-dessus des rues. Il la guida jusqu'à une table ave vue sur le lac dans un salon de thé qui surplombait le quartier. Il lu tendit la carte, qu'elle lui rendit aussitôt en haussant les sourcil

Il s'aperçut qu'elle était rédigée en vietnamien.

— Pardon. Qu'est-ce que tu aimerais ?

— Un smoothie à la mangue, répondit-elle sans hésiter.

Il en commanda deux au serveur.

Il désigna le carrefour animé au-dessous d'eux.

— C'est l'équivalent de Time Square à New York. Je pourra regarder les gens pendant des heures, ici.

Viv s'adossa à sa chaise. Elle plissait un peu les paupières.

— Alors, allons-nous parler de la situation, ou faire comme elle n'existait pas ?

Il sursauta. Il ne s'était pas attendu à ce qu'elle soit aussi direct mais il aurait dû s'en douter.

Il rougit et secoua la tête.

— Je suis désolé. J'ai l'impression d'avoir profité de toi. Tu venue ici, tu as tout laissé tomber pour accourir à mon aide, et Il est arrivé ça.

Il se passa les doigts dans les cheveux.

— J'étais sérieux quand je t'ai dit que, pour moi, tu es ma famille. 'ai franchi une ligne. Je ne sais pas à quoi j'ai pensé.

Elle haussa un sourcil.

— Je sais à quoi tu as pensé.

Il leva les yeux au ciel.

— Oui. Ça... Mais pourquoi ? Pourquoi maintenant ? Combien de ois nous sommes-nous enivrés ensemble et avons même partagé ın lit sans que quoi que ce soit ne se produise ?

Elle eut une sorte de sourire triste.

— Qui sait ? Les circonstances ? Les hormones ?

Il tendit le bras à travers la table pour lui prendre la main.

— Je suis désolé. Voilà ce que je déteste : j'ai peur de te toucher, présent. J'ai peur que quelque chose qui était si simple entre ıous ne soit devenu...

Il ne termina pas sa phrase. Inconsciemment, il dessinait de on pouce de petits ronds sur sa paume.

— Ces deux dernières semaines ont été dures, dit-elle simplenent, et il sentit qu'elle s'efforçait de garder une voix ferme. J'ai u envie de rentrer chez moi.

Il releva vivement la tête.

— Non !

Une larme roulait sur la joue de Viv.

— Mais je me suis rendu compte que je ne sais pas où c'est, chez moi ». Je n'ai pas vraiment d'endroit à moi.

Il n'hésita pas. Il se leva et contourna la table pour la prendre ans ses bras.

— Chez toi, c'est avec moi, Viv. Nous formons une famille.

Elle tremblait, maintenant, et il se détestait lui infliger ça.

— Je suis tellement désolé. J'ignorais que tu en étais là.

Elle eut un rire nerveux et le repoussa un peu.

— Comment ai-je pu faire ça ? C'est moi qui t'ai embrassé la remière.

Il sentit son souffle se coincer dans sa poitrine.

C'était vrai ! Elle l'avait embrassé la première. Elle avait répondu tous ses gestes. Chaque instant de ce soir-là était imprimé dans son esprit. Mais il avait voulu en prendre la responsabilité, se blâmant de ce qu'il s'était passé.

— Nous avons réagi à… À quelque chose dans l'air, dit-il en faisant claquer ses doigts, et en souriant.

Il reposa les mains sur ses épaules.

— Mais nous ne pouvons pas laisser cela se mettre entre nous Viv. Nous ne le pouvons pas.

Elle leva la main et lui toucha la joue. Ce fut très léger, mais durant une seconde il fut ramené à ce soir-là et au contact de ses doigts sur sa peau. Leurs regards se fondirent.

— Non, nous ne pouvons pas, murmura-t-elle.

Un instant, il crut lire dans ses yeux une intense solitude.

Son cœur se serra pour elle. Il voulait arranger les choses. I voulait qu'elle soit heureuse.

Il sentit les hormones jaillir en lui. Il avait envie de la prendr dans ses bras et de lui dire que tout irait bien, qu'ils pouvaien être « chez eux » ensemble. Mais comment le faire, alors qu'i n'avait pas encore décidé de l'endroit où il voulait rester, ni de c qu'il voulait devenir ?

Il alla se rasseoir et posa les mains sur la boisson glacée. Cel lui rafraîchirait peut-être un peu le sang ?

L'ambiance avait changé. La tension commençait peu à pe à disparaître entre eux. Tout n'était pas encore naturel, mais i sentait qu'ils désiraient tous les deux faire un effort pour arrange les choses. Ils terminèrent leur smoothie et regagnèrent la ru animée, esquivant les mobylettes et entrant finalement dans le parc

Il se tourna vers Viv.

— Le lac Hoàn Kiêm est le centre de tout, ici. Avec le temple, c'es probablement l'endroit le plus connu de Hanoï. Les gens y vienner pour se reposer, profiter de la vue et observer le reste du monde

— Et échapper à la circulation, ajouta-t-elle avec un sourire.

Le parc était fréquenté, mais il y avait de la place pour tout l monde.

— C'est agréable d'être loin du bruit, acquiesça-t-il. Et de voi un peu de verdure. Ici, on a tendance à oublier qu'on est au centr de la ville.

Ils marchèrent au milieu de gens qui promenaient leur chie

ou étaient assis sur les bancs, de familles qui pique-niquaient sur des couvertures et de touristes qui prenaient des photos.

— Voici l'île de Jade, dit-il en indiquant le milieu du lac, où se dressait un temple en forme de pagode. Le pont rouge qui y mène est appelé le pont du Soleil levant. Tu veux y aller ?

Viv secoua la tête.

— Il y a trop de monde. Trop de touristes. Traversons juste le parc pour sortir de l'autre côté.

Il hésita une seconde puis passa un bras sur ses épaules en retenant son souffle. Allait-elle le repousser ?

Mais elle s'appuya à lui et lui enlaça la taille.

Ils ne parlèrent pas pendant leur promenade à travers le parc, mais chaque pas donnait un peu plus confiance à Duc.

Il fallait espérer que la tension s'allégerait à la maison. Il souhaitait plus que tout que les choses redeviennent normales entre eux... Du moins, c'est ce qu'il aurait dû souhaiter. Mais il y avait cette petite voix qui susurrait dans sa tête.

Et si... ?

Ces dernières années, il avait été si focalisé sur sa carrière de chirurgien qu'il n'avait pas laissé de place à grand-chose d'autre dans sa vie. Certes, il avait eu des petites amies. Mais seulement pour quelques semaines chaque fois. Il avait un million d'autres choses à l'esprit.

Et ces dernières semaines où il avait été avec Viv ? Chaque fois qu'il pensait à l'hôpital, il pensait à elle. Il n'y avait de place pour rien d'autre. Elle avait capté toute son attention. Toutes les cellules de son corps réagissaient à ses gestes. Il ne se souvenait pas avoir jamais éprouvé avec quelqu'un un tel jaillissement d'émotions, une connexion pareille. Il serait d'accord pour écarter tout cela, remettre l'ensemble dans la boîte dont c'était sorti et ne plus y penser, mais pourrait-il vraiment y arriver ?

Il entendit de nouveau dans sa tête les mots qu'elle avait prononcés. « Mais je me suis rendu compte que je ne sais pas où c'est, chez moi. Je n'ai pas vraiment d'endroit à moi. »

Ses entrailles se contractèrent à cette pensée.

Lui, il avait eu tellement de chance ! Il avait eu ce qu'elle n'avait pas connu, une vie de famille heureuse avec des parents aimants qui s'intéressaient à lui.

Il se redressa tout en marchant.

Peu importe l'état de confusion dans lequel il se trouvait. Peu importe si chaque fois qu'il la frôlait, ses cellules explosaient. Peu importe que, depuis ce baiser, il ait eu envie de recommencer encore et encore. Il y avait tant d'incertitude dans sa vie à l'heure actuelle, tant de choses à éclaircir. Voulait-il revenir à la chirurgie ? Devrait-il essayer de se consacrer au May Màn ? Pouvait-il offrir à Viv autre chose que quelques semaines d'amusement qui risquaient de détruire leur amitié ?

Il ne pouvait pas lui faire ça. Il devait mettre au premier plan ce dont elle avait besoin : une famille, un ami. C'était le rôle qu'il avait à remplir.

Lorsqu'ils sortirent du parc, il lui proposa d'aller voir la cathédrale Saint-Joseph, à quelques pâtés de maisons de là.

Elle fronça le nez.

— Quelles sont mes autres options ?

Il regarda autour de lui, se creusant la cervelle.

C'était bizarre. Il avait passé une bonne partie de sa vie ici et il n'avait pas d'idée. Peut-être à cause de la façon dont Viv avait penché la tête de côté et le scrutait.

Il agita une main.

— Il y a d'autres endroits historiques et touristiques. La prison Hoa Lo, le musée des Femmes vietnamiennes, le théâtre de marionnettes Thang Long…

Elle croisa les bras sur sa poitrine.

— Tu veux m'emmener dans une prison ?

— Ce qu'il en reste a été transformé en musée.

Elle souffla sur une mèche de cheveux qui lui tombait dans les yeux.

— Allons plutôt boire quelque chose. Cette promenade dans le parc m'a épuisée.

Il lui jeta un coup d'œil de côté.

— Vin ou café ?

Alors qu'elle consultait sa montre, le portable de Duc sonna.

le sortit de sa poche et ne put cacher sa surprise. Il tourna l'écran vers Viv puis répondit.

— Ron, je suis content d'avoir de vos nouvelles.

Il mit le haut-parleur afin que Viv puisse entendre.

— Duc, dit lentement l'obstétricien, je vous remercie de votre proposition. Je vous appelle pour vous dire que j'accepte. J'en ai parlé avec ma famille ces derniers jours, et nous sommes tous d'accord sur la nécessité de trouver un équilibre entre vie et travail. Je désire aussi faire quelque chose qui me redonne un défi à relever et me permette de faire une différence parmi les gens que je soignerai. Le May Màn est l'idéal pour cela. Je peux vous proposer trois jours par semaine. Et vous avez intérêt à garder cette pétillante sage-femme écossaise. Elle me plaît. Elle a une vraie passion pour son travail et ses patientes. Si ces termes vous satisfont, je donnerai mon préavis aujourd'hui.

Duc en resta bouche bée. Il n'en croyait pas ses oreilles. Viv essaya d'étouffer son cri de joie et sauta sur place.

— Qu'est-ce que j'entends ? demanda Ron.

Duc sourit. C'était comme si on lui avait enlevé un énorme poids.

— Votre pétillante sage-femme écossaise !

Il sourit largement quand Viv se mit à faire la roue sur le trottoir, au grand amusement des passants.

— Ah, bien, dit Ron. Je me réjouis à l'idée de continuer à travailler avec vous deux. Envoyez-moi le contrat par mail.

Duc acquiesça, le remercia, raccrocha et attrapa Viv par la taille pour la faire tournoyer.

— Nous avons un obstétricien ! cria-t-il.

— Nous avons Ron ! renchérit-elle en riant.

Il secoua la tête.

— Je n'arrive pas à le croire ! Je n'arrive pas à croire qu'il renonce à son travail pour nous.

Les yeux de Viv pétillèrent.

— Je t'avais dit qu'il était mûr pour un changement.

— Comment diable l'as-tu deviné ?

— L'intuition féminine. On va le prendre, ce verre ?

— Attends.

Il reprit son téléphone pour demander à Sen de préparer le contrat, puis il repassa le bras sur les épaules de Viv.

— Quelle belle journée ! J'ai retrouvé ma meilleure amie et engagé un obstétricien de confiance.

Viv leva une main pour la poser sur la sienne. Il feignit d'ignorer le picotement qui lui parcourut la peau.

— C'est du vin qu'il nous faut pour célébrer ça ! dit-elle.

Quelque chose frémit en lui. Une idée germa dans son cerveau. Viv n'avait jamais eu de vrai chez-elle. Elle ne restait jamais assez longtemps quelque part pour que cela advienne. Elle lui avait dit qu'elle aimait Hanoï. Elle venait de persuader un super obstétricien de travailler pour le May Màn, et Ron voulait collaborer avec elle. Elle était écossaise, mais ne pouvait-il pas lui créer un chez-elle ici ?

Il lui pressa la main.

— D'accord pour du vin. Allons-y.

10

La tension s'était dissipée à la maison. Viv pouvait enfin se concentrer pleinement sur son travail. Elle apprenait tout ce qu'elle pouvait sur la santé de la population de Hanoï et s'adaptait aux conditions spécifiques qui pouvaient affecter les femmes enceintes.

Duc s'était remis à chantonner. Il était plus détendu.

Elle aurait dû être ravie. Elle aurait dû classer ce qu'il s'était passé entre eux comme une simple erreur.

Mais au fond d'elle-même, c'était tellement plus que ça ! Leur baiser avait suscité une foule de pensées interdites à propos de son meilleur ami – des pensées qu'elle s'efforçait d'enfermer dans une boîte à ne pas ouvrir.

De temps à autre, ils se frôlaient, ou bien elle se retrouvait en train de le regarder d'une manière différente. Ces instants-là lui provoquaient des tas de picotements incongrus. C'était comme si son corps s'allumait.

Auparavant, Duc était classé sans risque dans la catégorie « ami ». Pourrait-elle réellement en revenir là un jour ? Une part d'elle était blessée qu'il n'ait pas voulu que les choses progressent entre eux. Non, pas blessée. Dévastée.

C'était douloureux que ce soit lui qui ait arrêté. Qui l'ait rejetée. Cela faisait mal, plus que jamais.

Avec les autres hommes avec qui elle était sortie, elle n'avait pas eu de véritables attentes. Certes, elle avait cru avoir le cœur brisé deux ou trois fois, mais il n'y avait pas eu de promesses de bonheur éternel, les ruptures avaient été prévisibles. Chaque fois, en entamant la relation, elle avait su que le garçon n'était pas destiné à capturer son cœur.

Mais avec Duc ?

Avec Duc, c'était différent. Elle ressentait un bouillonnement d'émotions – et d'hormones – pour quelqu'un qu'elle aimait et respectait déjà. Quelqu'un avec qui elle riait, qu'elle n'hésitait pas à enlacer. Il ne s'agissait pas d'un individu lambda pris au hasard dans un club. C'était Duc, son unique relation masculine solide.

Et il l'avait embrassée puis s'était écarté.

Elle s'efforçait tellement de montrer bonne figure, de faire comme si son cœur n'avait pas été arraché de sa poitrine !

La majeure partie du temps, elle haussait le menton et souriait. Il le fallait. Elle avait des tâches à accomplir. Ses collègues étaient parmi les plus gentils avec qui elle ait travaillé. Elle surmontait lentement mais sûrement la barrière de la langue. Certains soirs, elle demandait à Duc de lui parler en vietnamien afin qu'elle puisse pratiquer.

Cela faisait trois mois qu'elle était là, maintenant. Elle s'était familiarisée avec le quartier, les restaurants, les magasins, les commerçants, les transports locaux. La ville était vibrante et colorée, et elle s'y sentait étrangement en sécurité pour une étrangère. En revanche, certaines choses ne changeaient pas : elle faisait toujours brûler ce qu'elle essayait de cuisiner. Duc se moquait régulièrement d'elle lorsqu'elle déclenchait le détecteur de fumée et qu'ils devaient ouvrir les portes et les fenêtres pour aérer.

Ron avait commencé au May Mân. Il s'était déclaré d'accord avec tous les protocoles qu'elle avait ébauchés et aidait à superviser la formation du personnel.

Ce jour-là, elle venait de rassembler des notes pour les consultations de l'après-midi quand Sen apparut, des lettres à la main, cherchant Duc.

— Il est allé voir un patient, lui dit Viv.

L'assistante hocha la tête.

— J'ai imprimé les mails qu'il m'a demandés. Je les laisse sur le bureau.

Elle s'éclipsa, et Viv jeta un coup d'œil à la pile de papiers. Quelque chose accrocha son regard, et elle eut un haut-le-corps.

Elle n'avait pas eu l'intention de lire un mail privé, mais il était posé là, et Sen l'avait déjà vu.

C'était un courrier formel remerciant Duc pour sa demande d'informations, avec une liste de dates et de démarches qu'il devrait entreprendre s'il choisissait de reprendre son poste de chirurgien.

Il avait envoyé ce mail quelques jours auparavant. Et il ne lui en avait rien dit ! Il projetait de retourner à la chirurgie !

Ce n'était guère une surprise : il avait toujours dit qu'il ne voulait pas rester au May Mân de façon permanente. Mais il ne lui en avait pas parlé.

Elle prit une grande inspiration. Elle avait du travail, il fallait qu'elle continue.

Elle venait de faire quelques pas, lorsqu'elle entendit un crissement aigu et le bruit d'un énorme choc au-dehors.

Elle n'hésita pas. Elle posa ses notes sur le bureau et courut dans le couloir.

Deux infirmières étaient déjà à l'entrée principale. Elle les rejoignit et contempla le désastre.

Un camion gisait sur le flanc. L'avant semblait avoir percuté le côté d'une voiture qui était ratatinée. La circulation était arrêtée, seules quelques mobylettes se faufilaient.

Elle se rua dehors avec Lien, les deux infirmières sur les talons. Elle s'agenouilla sur la route, se penchant pour regarder à travers la vitre cassée du chauffeur.

Il était inconscient, une jambe dans une vilaine position. Elle passa avec précaution une main à l'intérieur pour vérifier son pouls et sa respiration. Ils étaient bons.

Lien lui cria :

— J'ai une femme en fin de grossesse, ici ! On échange ?

Viv hocha la tête mais, alors qu'elle se tournait, quelque chose de rouge accrocha son regard. Son cœur tressauta quand elle comprit ce qu'elle voyait : une petite jambe sous la roue du camion.

— Lien ! hurla-t-elle. Il y a un enfant là-dessous !

Duc apparut derrière elle, suivi de près par Joe. Il se mit à genoux et disparut en partie sous le métal cabossé. Puis il se dégagea et murmura quelques mots à Joe.

Les infirmières, qui étaient allées chercher du matériel, revinrent avec un chariot et une chaise roulante.

— Viv, tu changes avec Lien, dit Joe, la mine grave. Appelle-moi si tu as besoin d'un coup de main. Duc et moi allons nous charger de ça.

Elle sut qu'ils voulaient la protéger et s'en sentit reconnaissante. Mais, alors qu'elle allait rejoindre la femme enceinte, l'image de la petite jambe de pantalon rouge resta imprimée dans son esprit. Elle dut faire un gros effort pour se concentrer.

La femme se nommait Tho, elle avait perdu les eaux, et le travail avait commencé.

Viv se présenta dans son meilleur vietnamien puis appela Mai Ahn à sa rescousse.

— Pouvez-vous lui demander si elle a mal quelque part ou si elle se sent engourdie, en dehors des contractions ?

L'interprète posa la question et traduisit la réponse.

— Elle n'a pas mal au dos et peut bouger ses bras et ses jambes sans problème.

— Merci, souffla Viv en prenant la tension de la patiente.

Elle était un peu élevée, mais c'était normal après un accident.

— Qu'est-il arrivé à l'enfant ? s'enquit Tho, des larmes coulant sur son visage. Il a débouché brusquement entre ma voiture et le camion.

Viv regarda en arrière et vit Duc et Joe penchés vers la roue. Elle s'adressa à Mai Ahn.

— Pouvez-vous lui dire que nos médecins s'occupent de lui et que je vais maintenant écouter le cœur de son bébé ?

Tho hocha la tête et remonta légèrement son haut. Il ne fallut que dix secondes à Viv pour percevoir un battement régulier. Elle sourit à la future mère pour la rassurer.

— Tout va bien. Mais nous allons vous hospitaliser et prévenir votre famille.

Mai Ahn traduisit, et Tho parut soulagée. Une infirmière s'approcha avec la chaise roulante, mais Viv voulait d'abord que Lien vérifie si la jeune femme n'était pas blessée au dos.

Soudain, le camion oscilla, et elles sursautèrent toutes les deux. Viv alla voir ce qu'il se passait.

Les pieds plantés sur le sol, Joe soulevait la roue de son dos afin que Duc puisse dégager l'enfant.

Elle retint son souffle, craignant le pire.

Le petit garçon était inconscient, mais son corps et son visage paraissaient indemnes. Joe laissa retomber le camion et se pencha à côté de Duc pour vérifier le pouls et la respiration de l'enfant.

— Nous allons prendre le chariot, dit Duc à Lien. Nous le renverrons pour ton blessé.

Lien acquiesça et se tourna vers Viv.

— Reste ici. Donne-moi deux minutes, et je vais ausculter ta patiente.

Viv hocha la tête, terrifiée. Les accidents de la circulation, ce n'était pas son truc. Elle se sentait dépassée.

Elle parla doucement au chauffeur blessé en gardant les doigts sur son pouls. Lien revint.

— Je lui ai mis une minerve. Elle semble assez stable pour qu'on puisse la bouger. Je te retrouverai à l'intérieur dès qu'on aura sorti mon blessé.

Dans le lointain, Viv entendit des sirènes. Probablement la police. Autour d'eux, les voitures klaxonnaient.

On assit Tho sur la chaise roulante, et Viv vérifia discrètement qu'il n'y avait pas de sang sur le siège de la voiture. Ce fut un soulagement de la pousser dans l'hôpital climatisé, car la chaleur était étouffante.

Sen vint la rejoindre à l'entrée, un téléphone à la main.

— Ron va arriver dans une heure environ.

Viv ne sut pas trop si elle était soulagée ou offensée.

L'assistante avait manifestement décidé d'appeler l'obstétricien pour le cas où l'on aurait besoin de lui. C'était une de ses journées de repos, mais il avait dit qu'on pouvait toujours l'appeler en cas d'urgence, de jour ou de nuit. Viv ne l'avait encore jamais fait.

Elle prit le téléphone et expliqua la situation à Ron.

— Je suis sûr que vous pouvez vous débrouiller, dit-il. Mais rappelez-moi si vous avez un souci.

Elle raccrocha en souriant.

C'était bon de savoir qu'elle avait quelqu'un pour la soutenir si nécessaire.

Elle se mit à ausculter Tho, dont le travail avait déjà commencé avant l'accident. Elle avait pris sa voiture pour se rendre dans un autre hôpital, mais elle connaissait le May Màn et était soulagée d'être prise en main.

Sen frappa à la porte et annonça que le mari de la parturiente avait été prévenu, mais qu'il était coincé dans les embouteillages.

Viv hocha la tête, forcée d'admirer l'efficacité imparable de l'assistante.

Tho voulut savoir comment allait le petit garçon.

— Je vous le dirai dès que possible, répondit Viv.

Elle fit encore quelques examens, mesura la dilatation, puis sortit dans le couloir pour aller se renseigner sur l'état de l'enfant. Elle tomba sur Lien.

— Comment va le petit ?

Lien voulut répondre, mais elle se mit précipitamment une main sur la bouche et se rua vers les toilettes les plus proches.

Oh non ! Y avait-il de mauvaises nouvelles ?

Viv passa la tête dans la pièce, saisie d'une soudaine intuition.

— Lien, aurais-tu quelque chose à me dire ?

Lien pivota, une serviette en papier pressée sur la bouche, les yeux élargis. Elle n'essaya même pas de nier son état.

— S'il te plaît, ne dis rien, Viv. Joe et moi désirons garder le secret pendant les premiers mois. Nous n'avons pas encore prévenu nos parents ni Regan.

Viv sourit et étreignit la jeune femme.

— Ne t'inquiète pas, je ne dirai rien. Félicitations, je suis si heureuse pour vous !

Quelque chose se contracta en elle.

Elle passait sa vie à féliciter des amies et des collègues enceintes. Elle était sage-femme. Elle adorait les bébés, mais elle n'avait jamais imaginé en avoir un elle-même. Certes, elle espérait avoir une famille dans l'avenir, mais cela lui avait toujours semblé très loin. Alors pourquoi, maintenant, ressentait-elle une émotion qui ressemblait à de l'envie ?

Lien hocha la tête avec gratitude.

— Désolée, je pense que ça a été le choc de l'accident et la chaleur, dehors.

— Puis-je faire quelque chose pour toi ?

— Non, je vais juste aller boire quelque chose à la cuisine.

Viv l'accompagna et lui servit un jus de pomme avec des glaçons.

— Tu verras, c'est excellent contre la nausée.

Lien but une gorgée et s'adossa à sa chaise. Elle soupira, puis sourit.

— Ça fait du bien de l'avoir enfin dit à quelqu'un.

Viv haussa un sourcil.

— Tu ne me l'as pas vraiment dit. J'ai deviné. As-tu déjà vu quelqu'un ? As-tu fait une échographie ?

Les joues de Lien rosirent.

— Pas officiellement. Mais Joe et moi avons essayé de jeter un coup d'œil, l'autre soir.

Viv rit.

— Eh bien, je me tiens à ta disposition pour faire les choses dans les formes. Mais c'est à toi de décider quand. Et tu sais que Ron te verra dès que tu seras prête.

Lien hocha la tête.

— Je sais. Laisse-nous juste un peu plus de temps.

Elle eut un sourire rêveur.

— C'est si bon de garder encore un peu notre petit secret.

Son expression disait tout : la connexion entre elle et Joe, l'amour qui les liait.

Viv déglutit. Tout à coup, son penchant pour l'indépendance ne lui paraissait plus aussi confortable. En fait, elle se sentait bel et bien seule.

Elle se secoua et regarda autour d'elle.

L'hôpital semblait étrangement calme.

— Où sont-ils tous passés ?

— Duc est en salle d'op.

Elle tressaillit.

— Avec l'enfant ?

— Non, avec mon blessé, le chauffeur du camion. Il a une fracture ouverte du tibia et du péroné.

— Et qu'en est-il du petit garçon ?

— Joe l'a emmené en ambulance dans un plus grand hôpital.

Il a besoin d'un scanner. Il n'a pas de blessures apparentes hormis quelques égratignures, mais il ne s'est toujours pas réveillé.

— Oh. Tho, ma parturiente, voulait savoir comment il allait. Elle est très inquiète.

Lien fronça les sourcils.

— À mon avis, aucun des véhicules ne l'a touché. Je pense qu'ils ont juste dérapé et se sont rentrés dedans pour l'éviter.

— Alors, pourquoi est-il inconscient ?

— Joe et moi supposons qu'il a eu peur, qu'il est tombé et s'est heurté la tête. Tu peux rassurer ta patiente.

Viv se leva, tira sur sa tunique humide de sueur et gratta machinalement son bras nu.

— Je vais aller me changer. Ces vêtements me collent. Et ensuite j'ai un bébé à mettre au monde. Dis à Duc de venir me voir quand il sortira de son opération, d'accord ?

Lien acquiesça, et Viv se rendit au vestiaire. Elle prit une douche rapide, mit une tenue propre et attacha ses cheveux.

Comme elle arrivait à la salle d'accouchement, le mari de Tho se précipita vers elle dans le couloir.

Elle leva une main.

— Du calme. Tout va bien.

L'expression anxieuse de l'homme fit place au soulagement. Viv sourit et lui tint la porte.

— Dans quelques heures, vous connaîtrez votre bébé.

Duc ôta sa coiffe.

La fracture ouverte avait endommagé quelques vaisseaux sanguins. Il n'était pas chirurgien orthopédiste, mais s'il n'avait pas opéré, le chauffeur aurait pu perdre sa jambe.

Il se dirigea vers la salle d'accouchement pour examiner la femme enceinte. Il arriva au moment où Viv tendait le nouveau-né à sa mère. Elle avait les yeux qui brillaient. Il était clair qu'elle adorait cette partie de son métier.

Il resta un moment à observer sa façon de faire avec les heureux parents, et une petite flamme s'alluma en lui. Il ne put s'empêcher de sourire.

Il pourrait la contempler toute la journée. Peut-être ne devrait-il pas avoir ce genre de pensée, mais c'était plus fort que lui. Il lui avait demandé de venir l'aider, et elle avait accouru. Maintenant, il envisageait de reprendre son ancien poste. L'engagement de Ron n'y était pas pour rien. Il savait qu'il pouvait lui faire confiance. La nouvelle sage-femme australienne commencerait dans quelques semaines également. À ce stade-là, il était temps semblait-il de recruter un médecin, et pour lui de retourner à son ancienne vie.

Mais, même s'il avait envoyé des mails dans ce sens et reçu une réponse à moitié positive, quelque chose le retenait. Et plus il se tenait là, plus il se disait que c'était Viv.

Soudain, il ne pensait plus au travail, mais à des détails plus personnels. La façon dont il la surprenait parfois à le regarder. La façon dont il la regardait aussi, quelquefois.

Elle était là derechef, cette attirance qu'il s'efforçait constamment d'ignorer.

À ce moment, Viv renversa la tête en arrière et rit tandis que le bébé émettait une suite de sons, presque comme s'il parlait. Quand son regard bleu rencontra le sien, il sentit son estomac se contracter.

Pendant une seconde, elle parut retenir son souffle, puis elle afficha un sourire et lui fit signe d'entrer.

— Viens faire la connaissance de notre dernière venue !

Elle s'adressa aux parents.

— Voici le Dr Nguyen, le directeur de l'hôpital. Et là – elle sourit en se penchant sur le bébé – c'est la magnifique petite fille de Tho et Jin. Je ne peux pas te dire comment elle s'appelle, car ils étaient convaincus qu'ils allaient avoir un garçon.

« Le directeur de l'hôpital. »

Cette déclaration rendit son pas hésitant. Il écarta cette pensée gênante et s'avança pour admirer le bébé. Il parla à voix basse à Viv.

— Tu as besoin que je fasse quelque chose pour toi ?

Elle secoua la tête.

— Lien a dit que nous ferions une radio de précaution après l'accouchement, mais tout va bien.

Elle baissa la voix à son tour.

— Tu as des nouvelles du petit garçon ?

Il hocha la tête et sourit.

— Il s’est réveillé il y a une heure environ. Il a des contusions et une bosse à la tête, mais il est conscient et il parle.

Un grand sourire illumina le visage et les yeux de Viv.

— Oh ! Dieu merci. C’est une bonne nouvelle.

— Tu es prise ce soir ?

Les mots lui avaient échappé avant qu’il ait pu les retenir.

— Euh… Non, fit-elle, le front plissé.

— Bien, dit-il. Dans ce cas, nous avons des plans.

Il lui sourit. Pour l’heure il n’avait aucune idée de ce que ces plans pourraient être, mais il trouverait quelque chose.

11

Duc attendait Viv près de la porte. Quand elle sortit de sa chambre, elle balaya sa silhouette du regard.

— Où allons-nous ?

— Danser.

— Quoi ?

Sa mine fut impayable.

— Mais tu ne danses pas !

— Si. Enfin, maintenant, si. Allons-y.

— Tu vas aller danser habillé comme ça ?

Il baissa les yeux sur son jean et sa chemise noire.

— Pourquoi ? Quelque chose ne va pas ? Nous sommes assortis !

Elle portait un jean et un chemisier noir noué à la taille.

Elle fit une grimace et retourna dans sa chambre. Une minute plus tard, elle en ressortit avec un haut d'un vert presque fluo émaillé de perles en strass et alla prendre sa veste près de la porte. Elle secoua la tête et passa son sac à son épaule.

— Un accident et trois, non, quatre patients qui s'en sortent bien. Je pense que notre hôpital a eu la chance avec lui, aujourd'hui.

Elle cligna de l'œil.

— Le nom de cet endroit est peut-être magique. Allez, monsieur Bonne Chance, il est temps d'emmener danser le loustic écossais n° 2.

Elle lui lança un regard en passant devant lui.

— Montre-moi ce que tu sais faire !

Et, tout en la suivant, il se dit que c'était peut-être la meilleure idée qu'il ait jamais eue.

Jusqu'ici, ils étaient allés dans un bar qui servait des burgers américains, puis dans deux bars où ils avaient pris un cocktail à chaque fois. Lorsqu'ils arrivèrent au club, Viv était prête à se mettre à l'eau.

La musique était assourdissante, on aurait dit que les murs réverbéraient chaque basse. Il y avait du monde, et la piste de danse était comble.

Elle regarda autour d'elle les corps qui sautaient sur place.

— Je me sens vieille, dit-elle.

Duc se pencha, ses lèvres lui frôlant l'oreille.

— Quoi ?

— Je me sens vieille ! lui cria-t-elle.

Il rit et lui prit la main pour l'entraîner vers le bar, où les gens attendaient sur trois rangs. Ils se faufilèrent à travers la foule. Quand on entendit les accords d'un tube des années 1990, le public poussa un cri de joie.

Grâce à ses larges épaules, Duc arriva devant le bar en la tirant derrière lui, puis il posa une main sur l'arrière de sa taille et se pencha.

— Qu'est-ce que tu veux ?

De nouveau, ses lèvres touchèrent son oreille. Elle eut la sensation que chaque cellule de son corps réagissait à ce contact.

— Juste de l'eau.

— Quoi ?

La musique était vraiment très forte. Cette fois, il l'attira à lui, et elle se retrouva pressée contre lui.

La foule ne lui laissait pas la place pour reculer. Alors qu'elle inspirait, ses sens furent assaillis par l'effluve qui montait de Duc. Son after-shave, le parfum de son shampoing, l'odeur de ses vêtements. Elle posa une main sur son épaule et se mit sur la pointe des pieds pour lui parler à l'oreille à son tour.

Les cocktails étaient encore dans son sang : le daïquiri à la fraise et le « Sexe sur la plage » l'avaient rendue intrépide et un peu espiègle. Cette fois, ce furent ses lèvres qui effleurèrent l'oreille de Duc.

Son corps allait-il réagir comme le sien ?

Elle le sentit se raidir une seconde. Cela la fit sourire.

— Juste de l'eau ! lui répéta-t-elle à l'oreille, s'attardant un peu plus que nécessaire.

Elle n'avait pas l'intention de mentionner le mail qui lui était tombé sous les yeux, mais une part d'elle était contrariée.

Il voulait partir. Il voulait redevenir chirurgien. Ne pouvait-il pas voir comme tout était bien, ici ? Ne pouvait-il pas voir les opportunités magnifiques qui s'offraient à lui ?

Elle en était irritée. Duc était un garçon intelligent, du moins elle l'avait toujours pensé. Il avait recueilli non seulement un héritage, mais quelque chose qu'il pouvait faire sien. Elle n'avait jamais eu une opportunité pareille. La seule chose qu'elle avait héritée de sa mère biologique, c'était sa couleur de cheveux, et elle ne savait même pas si son père était mort ou vivant.

Que se passerait-il si leurs situations étaient inversées. Essaierait-elle de fuir la propriété des trois hôpitaux avec les responsabilités que cela impliquait et le personnel à gérer ?

Peut-être.

Tandis que les yeux bruns de Duc plongeaient dans les siens, elle se dit qu'elle ne pouvait pas vraiment comprendre. Il n'y avait pas de conflit de carrière pour elle, ici. Elle faisait chaque jour le travail qu'elle aimait, avec l'occasion d'acquérir de nouvelles compétences. Il n'y avait aucun revers à sa situation.

Le visage de Duc était à quelques centimètres du sien, et elle se rendit compte qu'elle n'avait pas bougé.

La dernière fois qu'ils avaient été aussi proches…

Elle vit dans ses yeux qu'il s'en souvenait et elle s'empressa de se détourner.

La dernière fois, c'était lui qui s'était écarté. Elle ne lui fournirait pas l'occasion de recommencer.

Il pivota vers le bar, et elle se dégagea de la foule pour se tenir sur le côté.

Elle n'était là que depuis quelques secondes, quand un grand blond qui avait visiblement pris quelques verres s'approcha d'elle et lui demanda à l'oreille si elle voulait danser. Elle secoua la tête, mais il n'accepta pas son refus. Il lui tendait la main tandis qu'une vieille chanson commençait à passer.

Une chanson qu'elle aimait.

Après tout, pourquoi pas ? L'électricité qui régnait entre Duc et elle l'enflammait. Il fallait qu'elle dépense son énergie. Ce garçon était son genre. Gai, manifestement un touriste, et il n'attendait rien d'elle comme elle n'attendait rien de lui. Duc projetait de partir. Pourquoi n'aurait-elle pas le droit de s'amuser un peu ?

Elle prit la main qu'il lui tendait

Il y avait du monde sur la piste, mais on n'était pas écrasé ni bousculé. Son danseur était de Nouvelle-Zélande et il savait danser. Elle se sentait dans un bain d'énergie, elle était électrique. Elle suivait les mouvements du garçon, riant tandis qu'ils sautaient au rythme de la musique.

Il l'attrapa et la fit tourner dans un sens puis dans l'autre. C'était super. Elle ne pouvait se rappeler la dernière fois où elle s'était autant amusée sur une piste de danse.

Duc joua des coudes pour s'éloigner du bar et regarda autour de lui, essayant de repérer la chevelure rousse de Viv. Il sentait le sol trembler sous ses pieds. Il s'approcha de la piste de danse et la vit : elle dansait librement au milieu de la piste, avec un type blond aux larges épaules.

Il la contempla, captivé par le balancement de ses hanches, par la bande de peau qui apparaissait lorsqu'elle levait les bras. Elle riait, et les perles de strass de son haut reflétaient les lumières des spots, la faisant étinceler.

Cela faisait des années qu'il ne l'avait pas vue ainsi : libre, rieuse, profitant de la vie. C'était ainsi qu'il l'aimait le plus !

Cette pensée le frappa comme un javelot en plein cœur. C'était comme si toutes les pièces du puzzle se mettaient brusquement en place dans son cerveau.

Il faillit lâcher la bouteille d'eau qu'il tenait à la main mais se reprit et continua à la regarder.

Le type prit la main de Viv et la fit tournoyer. Elle rit et tourna dans l'autre sens tandis que son cavalier titubait.

Ce gars était visiblement ivre !

Duc sentit ses poils se hérisser. Il dut faire appel à tout son self-control pour ne pas se ruer sur la piste et lui arracher Viv.

Quel droit avait-il de le faire ? Aucun. Et elle le mangerait tout cru.

Il secoua la tête, atterré.

Il l'avait vue mille fois flirter et rire avec un type avant de lui tomber dans les bras, tout comme elle l'avait vu faire pareil avec d'autres filles. Pas une fois cela ne lui avait rongé l'estomac comme ce soir.

Viv tournoya de nouveau, les bras en l'air, puis elle se faufila dans la foule en direction du bar, s'éloignant du grand blond. Elle l'aperçut et cria en agitant la main.

Elle dansait toujours lorsqu'il l'atteignit.

Elle pressa ses deux mains sur son torse.

— Allez, viens, tu m'as promis de me faire danser !

Elle lui jeta un regard coquin.

— Tu ne m'as pas encore montré tes figures !

Il lui tendit la bouteille d'eau.

Il était en partie soulagé, mais toutes les cellules de son corps frémissaient.

Si elle avait passé les mains autour du cou de ce type et s'était mise à l'embrasser…

Maintenant, c'était de la musique pop des années 1980. Ce n'était peut-être pas la musique qu'il préférait, mais ça irait.

Il posa une main sur sa taille.

— Tu crois que tu pourras suivre ? lui demanda-t-il à l'oreille d'un ton de défi.

Ses yeux bleus pétillaient. Elle lui prit les mains, l'entraîna sur la piste et se mit à sauter sur place, appréciant visiblement le rythme. Sa peau douce frôla la sienne tandis qu'elle se tordait et tournait.

Une certaine tension quitta le corps de Duc – pour être remplacée par une autre. Il devait garder ses mains pour lui, même si ça le démangeait de la toucher.

Viv lui tourna le dos, leva de nouveau les bras et recula en suivant le rythme. Lorsque son corps mince entra en contact avec le sien, il glissa automatiquement une main sur le devant de sa taille. Tandis qu'elle continuait à danser, sa peau nue lui semblait en feu sous ses doigts.

Leurs corps bougeaient ensemble. Il savait qu'il devait se reculer.

Qu'il le devait absolument. Deux pensées résonnaient dans sa tête : ils avaient tous les deux un peu bu, et elle était sa meilleure amie...

Mais alors, Viv pivota et passa les mains autour de son cou, plaquée contre lui de toute sa longueur. Elle se mit sur la pointe des pieds pour lui parler à l'oreille.

— OK, tu peux tenir le coup. Mais ramène-moi à la maison, je suis fatiguée.

Lorsque ses lèvres s'écartèrent de son oreille, elles frôlèrent le côté de son visage.

Sa réaction fut automatique : il bougea, et leurs lèvres se joignirent. Il sentit son goût suave.

Ce baiser n'était pas aussi urgent que la dernière fois, C'était différent. Une sorte de petite bulle s'était formée autour d'eux dans le club surpeuplé, comme une boule en verre que l'on renverse pour faire tomber de la neige, et elle les maintenait dans une portion de temps et d'espace qui n'appartenait qu'à eux.

La dernière fois, c'était lui qui s'était écarté. Cette fois, ce fut Viv. Elle avait les yeux élargis mais paraissait calme. Elle serra les lèvres et désigna la porte d'un signe de tête.

Son cerveau s'emballa. Il la suivit, se demandant ce qui allait venir.

Dehors, la rue était tranquille, l'air du petit matin presque frais. Une charrette stationnait de l'autre côté de la rue.

— J'ai faim, dit Viv. Achetons quelque chose à manger.

Et elle traversa à vive allure.

Duc sentait son cœur tambouriner dans sa poitrine. Il n'y comprenait plus rien. Il traversa à son tour et paya ce que Viv avait commandé.

Elle se mit à marcher, bavardant tout en mangeant. Elle parlait de tout et de rien. Des magasins, des clubs, des gens avec qui ils travaillaient.

C'était presque comme si rien ne s'était passé entre eux.

Mais quelque chose s'était produit, il le savait ! Tout à l'heure, alors qu'il la regardait danser, une question s'était allumée dans sa tête comme un néon clignotant : pourquoi avaient-ils été de si bons amis durant toutes ces années sans qu'il y ait jamais eu davantage entre eux ?

À présent, toutes les cellules de son corps étaient en alerte et la réclamaient.

Le bourdonnement était là. L'attirance était là. Il n'avait jamais rien désiré aussi vivement.

Viv soliloquait toujours. Elle continuait d'emplir l'air entre eux de ses bavardages.

Il s'aperçut enfin que son manège était délibéré et eut envie de la faire taire d'un baiser.

Mais les réflexes d'homme des cavernes qu'il avait eus au club ne colleraient jamais avec un esprit libre tel que Viv. En vérité, il ne les avait jamais éprouvés auparavant – pour personne, et il avait du mal à se les expliquer. Tout ce qu'il savait, c'était qu'il devait lui parler. Au bout d'un moment, ils arrivèrent à l'hôpital. Viv jeta ses déchets dans une poubelle et devint silencieuse pendant qu'ils traversaient le bâtiment. Une infirmière leur jeta un coup d'œil et eut un sourire entendu.

Est-ce que tout le monde voyait ce qu'il se passait entre eux ?

Le silence résonnait autour d'eux quand ils rejoignirent le bungalow. Il poussa la porte et prit une longue inspiration.

— Viv...

Elle leva une main.

— Non.

Il sentit sa poitrine se contracter.

Lorsqu'il referma derrière lui, elle se tenait au milieu du salon.

— Ne dis rien, déclara-t-elle. Nous sommes amis. C'est tout. Ça a juste été un instant de folie.

Elle baissa les yeux.

— Un autre instant de folie.

Elle se tut puis tendit le menton, l'air déterminé.

— Ça s'arrête *maintenant* si nous voulons préserver notre amitié. Tu as une vie à mener, et moi une autre.

Sa voix trembla un peu sur les derniers mots, puis elle se tourna, entra dans sa chambre et ferma la porte.

Il s'efforça d'inspirer.

La dernière fois, c'était lui qui avait fait marche arrière, mais il l'avait fait sans mesurer à quel point ses sentiments pour Viv avaient changé. À présent, ils passaient avant tout. Cette porte fermée lui faisait plus mal qu'il ne l'aurait jamais imaginé. Il avait souhaité lui parler, lui dire comment les choses avaient évolué pour lui. Il ne s'était pas attendu à ce qu'elle l'arrête de façon aussi catégorique. Ce n'était pas ainsi qu'elle fonctionnait. Il avait envie d'ouvrir cette porte et d'exiger qu'ils éclaircissent la situation.

Mais il y avait eu quelque chose d'autre dans ses yeux. Il la connaissait depuis trop longtemps pour ne pas l'avoir vu. Elle avait paru blessée en s'écartant de lui. Pourquoi ? C'était ce qu'elle voulait, et il respecterait toujours sa décision. Il relâcha son souffle et alla prendre une bière dans le frigo.

En regardant autour de lui, il remarqua certains détails pour la première fois : les chaussures dans un coin de la pièce, la porte du placard qui laissait voir des vêtements, le bric-à-brac sur les meubles – autant de choses qui avaient appartenu à ses parents.

Pendant quelques secondes, il garda la tête basse, les mots de Viv à propos des vies qu'ils avaient à vivre résonnant dans sa tête.

Il ne s'était pas occupé de tout ça. Il n'avait pas pu faire face tout de suite, mais cela remontait à plusieurs mois, à présent. Maintenant, il serait temps de faire le ménage et d'aller de l'avant. L'heure était venue pour un tas de choses. Et pour prendre un nouveau départ.

12

Viv tenait les cheveux de Lien en arrière pendant que celle-ci vomissait dans l'évier.

Au bout d'une minute, celle-ci attrapa une serviette en papier et s'essuya la bouche, avant de se redresser en poussant un énorme soupir.

— Je suis désolée, dit-elle dans un souffle. C'est venu de nulle part.

Viv avait fermé la porte de la salle de soins afin qu'elles ne soient pas dérangées.

— Ça t'arrive souvent ?

Des larmes embuèrent les yeux de Lien.

— Tout le temps. Toute la journée et une partie de la nuit, aussi.

Viv fronça les sourcils.

— S'il te plaît, ne me dis pas que tu as été comme ça depuis la dernière fois où je t'ai vue malade ?

Lien hocha la tête d'un air contrit.

— Et tu ne l'as dit à personne ? Ça fait plus de quinze jours ! Qu'en dit Joe ?

Lien s'essuya les yeux.

— Il n'a aucune idée que c'est aussi fréquent. Je ne veux pas qu'il s'inquiète.

Viv leva les yeux au ciel.

— Oh ! Je peux te garantir qu'il va s'inquiéter ! Il y a un nom pour ça, Lien : *hyperemesis gravidarum*. Laisse-moi te faire une prise de sang et te mettre sous perfusion.

Avec un sourire de sympathie, elle passa un bras sur les épaules de son amie et lui fit un clin d'œil.

— Tu ne peux plus cacher ça. Laisse-moi prendre soin de toi.

Lien s'appuya au mur et soupira de nouveau.

— Nous l'avons dit à Regan et à nos parents, mais je ne l'ai pas encore dit aux autres médecins, ni aux infirmières. Je ne l'ai même pas dit à Duc. Il a besoin de tous ses médecins. Il nous en manque encore un.

Viv secoua la tête et lui prit la main.

— Bon, c'est le moment où tu cesses d'être toubib et où je commence à être ta sage-femme. Je vais téléphoner à Ron. Je vais lui demander de te faire un arrêt de travail, de te prescrire du repos et des perfusions. Tu es déshydratée, Lien. Il faut contrôler tout ça.

Elle ouvrit la porte de la salle de soins et la fit passer dans une petite chambre adjacente, attrapant un bassin au passage.

— Assieds-toi sur le lit, je vais organiser les choses. Je vais trouver Joe, et aussi dire à Duc qu'il doit venir te voir.

Lien hocha la tête. Visiblement, elle avait eu besoin que quelqu'un prenne la décision pour elle, sinon elle aurait continué à travailler jusqu'à ce qu'elle s'effondre. Elle paraissait déjà secrètement soulagée.

Elle leva les mains.

— Fais-moi d'abord ma prise de sang, sinon ils vont vouloir le faire. Je préfère que ce soit toi.

— Bien sûr.

Un quart d'heure plus tard, la prise de sang était faite, et elles avaient eu Ron au téléphone. Il avait insisté pour venir voir Lien le soir même et pour que la perfusion soit mise en place au plus vite.

Viv longea le couloir vers la salle d'op en se massant la tempe pour chasser sa migraine.

La nuit précédente avait été bizarre. Elle avait eu des frissons, de vrais frissons, et elle s'était réveillée baignée de sueur. Elle avait dû changer de pyjama. Elle avait pris sa température, qui était élevée. En vérité, elle ne s'était pas sentie très bien les derniers jours. Espérant qu'elle ne couvait pas quelque chose, elle avait pris du paracétamol. Elle en avait repris ce matin. Elle ne se sentait toujours pas au top, mais elle avait un travail à assurer. Elle n'avait pas le temps d'être malade.

Elle poussa la porte.

Duc et Joe venaient de finir, ils étaient en train de mettre une tenue propre.

— Hé, les gars ! lança-t-elle tandis que la porte claquait.

Tous deux levèrent les yeux, surpris.

Elle les avait déjà vus à moitié dévêtus, mais elle n'avait pas l'habitude d'arriver sans s'annoncer.

— Quelque chose ne va pas ? demanda aussitôt Joe.

Elle fit signe que oui.

— J'ai une patiente en chambre 7. *Hyperemesis gravidarum*. Onze semaines de grossesse. Déshydratée et sous perfusion.

Joe lâcha un juron et sortit aussitôt.

Duc nageait, visiblement en pleine confusion.

— Qu'est-ce que je ne capte pas ? Ron n'est pas disponible ? Ce n'est pas le genre de patiente pour qui tu me consultes, d'ordinaire ?

— C'est Lien, expliqua Viv. Je lui ai dit que j'allais vous chercher tous les deux. Joe a compris tout de suite.

Il finit d'enfiler une tunique propre. Elle ne pouvait pas ne pas voir ses larges épaules et ses abdos. Elle s'intima de se concentrer sur son visage, c'était plus sûr. Mais l'était-ce vraiment ?

Depuis leur second baiser, elle rêvait de Duc chaque nuit. Chaque matin, elle se réveillait furieuse contre son subconscient. Duc allait bientôt partir. Elle devait cesser de l'associer à cet hôpital qu'elle aimait tant.

Elle avait chassé de sa tête la pensée furtive qu'elle se sentait chez elle ici parce que Duc y était. Or, cela ne durerait pas. Elle avait été folle d'y songer ne serait-ce qu'une seconde. C'était un gaspillage de temps et d'énergie, et tant qu'elle se focalisait sur sa colère, elle oubliait sa blessure.

Elle était contente, finalement, de ne pas avoir à considérer l'hypothèse où Duc ne voudrait pas partir. Car où cela la conduirait-elle ? Elle devrait regarder en face le fait que ses sentiments envers lui avaient énormément changé, et ce que ça lui faisait éprouver. Au club, par exemple, le type qui l'avait invitée à danser était l'option « risque zéro ». Le genre d'homme qu'elle choisissait toujours parce qu'il n'y avait pas d'attachement, pas de possibilité de relation. Elle pouvait garder sa coquille en place. Mais avec Duc…

Elle faisait de gros efforts pour essayer de maintenir les choses en équilibre entre eux. Et décontractées. Même s'il s'y mêlait une certaine gêne, il devait en être ainsi.

Il ne lui avait toujours pas parlé de redevenir chirurgien, et elle le comprenait presque. Ils n'étaient plus à l'aise ensemble. Avant, elle se serait attendue à ce qu'il lui dise tout. Mais à présent ?

Serait-il la première personne à qui elle parlerait de ses projets de changer de vie ? Probablement pas.

Maintenant, il la dévisageait, les sourcils froncés.

— Pourquoi ne m'as-tu pas dit que Lien était enceinte ? Qu'elle était malade ?

Il s'élança dans le couloir à grandes enjambées, et elle dut courir derrière lui. Elle lui attrapa la main, le forçant à s'arrêter.

— Dois-je t'expliquer le secret médical, Duc ?

Elle vit passer un éclat de fureur dans ses yeux bruns.

Il prit une grande inspiration.

— Je pensais que nous partagions pratiquement le même cerveau, Viv. Tu me dis tout, je te dis tout, ça ne va pas plus loin.

Elle le fixa droit dans les yeux, saisie d'un élan de colère. Elle pouvait si facilement lui lancer qu'elle avait vu son mail ! Mais elle ne le fit pas. Elle se contenta de secouer la tête.

— Je le croyais aussi, dit-elle simplement, en passant devant lui pour entrer dans la chambre de Lien.

Joe était assis sur le lit, un bras sur les épaules de sa femme. Il regarda Viv.

— Ron t'a indiqué une heure ?

— Il sera là à 17 h 30.

Duc s'avança et se pencha pour embrasser Lien sur la joue.

— Félicitations, future maman. Que puis-je faire pour toi ?

Lien reposa sa tête fatiguée sur l'oreiller.

— La remplacer, répondit Viv à sa place. Lien a besoin de repos. Parfois ça passe, parfois ça dure tout une grossesse. Pour l'instant, nous ne pouvons rien dire.

Duc hocha la tête.

— Bien. J'ai eu une demande, l'autre jour. Un médecin qui a travaillé ici avec mes parents et aimerait revenir un certain temps.

Joe leva les yeux.

— Ce serait l'idéal ! Cela nous éviterait d'avoir à faire un recru-
ement.

— Sais-tu qui c'est ? s'enquit Lien. Je l'ai peut-être rencontré.

Duc consulta son téléphone.

— Le Dr François Dumesnil, un Français.

Lien sourit en fermant les yeux.

— Ah oui, je me souviens de lui. Un médecin formidable, très
yrique.

— Que veux-tu dire ?

— C'est un poète. Il maîtrise bien la langue et peut parler aux
patients pendant des heures. Il les captive.

Lien rouvrit les yeux et regarda Duc.

— Il sera très bien. J'espère qu'il pourra venir.

— Considère que c'est fait, déclara Duc, déterminé.

Joe caressait les cheveux de sa femme. Visiblement, tous deux
vaient besoin de rester seuls un moment.

— Hé, les futurs parents, voulez-vous que j'aille chercher Regan
l'école ? lança Viv.

Joe lui adressa un regard reconnaissant.

— Ce serait super. Je vais les prévenir. Merci beaucoup.

— Pas de problème.

Elle vérifia la perfusion de Lien et mit son dossier à jour avant
e quitter la chambre et d'informer l'infirmière de service.

Duc la suivit dehors.

— Viv.

Elle se retourna.

— Merci de t'être occupée de Lien. Désolé d'avoir été aussi sec
out à l'heure. Bien sûr que tu ne pouvais rien me dire. Et je sais
u'elle est en bonnes mains avec Ron et toi.

Elle soupira, soulagée.

— Ne t'inquiète pas, Duc. Si j'ai besoin de te consulter, je le ferai.

Il hocha la tête, rassuré, puis marqua une pause.

Elle attendit ce qui allait suivre, l'estomac contracté.

— Pourrais-tu me donner un coup de main pour quelque chose,
n peu plus tard ?

— Normalement, oui, répondit-elle prudemment, en se deman-
ant à quoi elle s'engageait.

Ce mal de tête durait toujours.

— Il faut que je fasse un tri pour les œuvres de bienfaisance J'aurais dû le faire plus tôt, mais je suppose que je n'étais pas prêt

Elle comprit tout de suite : les placards du bungalow étaien encore pleins des affaires de ses parents. Elle n'avait rien dit parc que ce n'était pas son rôle.

Elle hocha la tête.

— Je vais chercher Regan et je t'aiderai à mon retour.

Duc se sentait bizarre. Il supposa que c'était normal. Il avai rassemblé un tas de cartons et de sacs.

Viv apparut à la porte de la chambre, un peu pâle. Elle avait enfil un vieux jogging et un grand T-shirt, et s'était attaché les cheveux

— Soyons méthodiques, dit-elle.

Elle savait apparemment à quel travail s'attendre, ce qui l soulagea.

Elle alla prendre un marqueur noir dans un tiroir de la cuisin et se mit à écrire sur quelques cartons. « À donner » sur quelques uns, « À garder » sur d'autres, « Divers » sur les derniers.

— Voilà, murmura-t-elle. Nous allons commencer par trie les habits. Tout ce qui est en bon état sera à donner, tu mettra là-dedans ce que tu veux garder pour toi, et le reste, comme le sous-vêtements et autres, ira dans « Divers ».

Il comprit. Elle n'avait pas voulu marquer « À jeter ».

Il hocha la tête, reconnaissant.

Elle mit de la musique pour les distraire pendant le travail. De chansons qu'ils avaient écoutées au fil de leur amitié et dont beau coup leur rappelaient de bons souvenirs. Enfin, elle sortit un bo et l'emplit des chocolats qu'ils mangeaient toujours en Angleterr

— D'où les sors-tu ? demanda-t-il.

Elle sourit.

— J'en avais fait une provision. Il me semble que c'est le bo moment pour les partager.

Il se pencha et l'étreignit. En ami.

La tâche fut plus difficile qu'il ne l'avait pensé. Les vêtement le ses parents lui réveillaient des souvenirs. Plusieurs fois, il dut 'arrêter pour respirer.

Viv était méthodique, pliant les habits de sa mère pour les mettre lans le carton adéquat. Il hésita devant une chemise de son père qui ui était familière et finit par la mettre dans le carton « À DONNER ». Ensuite ils passèrent aux livres ; il en garda quelques-uns. Il mit es albums photo dans un placard. Puis Viv l'aida à emballer de ieux bibelots et à les répartir dans les cartons. Certains avaient ine valeur sentimentale, mais d'autres pouvaient être jetés.

Soudain, il la vit soupirer et s'immobiliser.

— La dernière fois que j'ai fait ça, dit-elle, c'était pour ma mère doptive. On pense qu'on est prêt, mais vider une maison est lifficile. Parfois, ça prend aux tripes.

Il lui jeta un coup d'œil et s'aperçut qu'elle retenait ses larmes. Il s'était dit que ce serait dur pour lui, mais il n'avait pas pensé que cela rappellerait des souvenirs douloureux à Viv.

Il tendit le bras et posa un instant sa main sur la sienne.

— Tu n'as pas besoin de m'aider, dit-il, la voix rauque.

Elle le regarda dans les yeux.

— Si, répondit-elle.

Elle se leva, alla dans la chambre et revint avec le coffret à bijoux de sa mère.

— Et ça ? demanda-t-elle d'un ton hésitant. Tu veux le mettre n sécurité ?

Il secoua la tête et tendit la main.

— Donne. Ma mère portait beaucoup de bijoux, mais la majorité est sans valeur. Il n'y a que quelques pièces qui sont spéciales.

Viv s'assit à côté de lui sur le canapé et posa le coffret en bois ur ses genoux. Il attendit un instant, remarquant que ses mains remblaient. Il se sermonna, se disant qu'il n'était pas le premier faire ça.

Il passa de nombreux bijoux fantaisie à Viv sans rien dire. Il 'arrêta sur un bracelet fait de trois ors différents et le remit dans le offret. C'était un cadeau d'anniversaire de son père. Puis il tomba ur un médaillon en or et sur une bague ornée d'une émeraude et e petits diamants.

Ses parents avaient été enterrés avec leur alliance. Il ne s'éta pas demandé où était la bague de fiançailles de sa mère.

Il émit un son étouffé.

Viv posa sa main près de la sienne et noua leurs petits doigt sans avoir besoin de dire les mots habituels. La chaude sensatio de leur amitié lui traversa la peau.

Il caressa l'émeraude.

— Bien sûr, elle ne la portait pas pour travailler, dit-il.

— C'est bien que tu puisses garder des choses qui ont comp pour tes parents. Je me souviens d'avoir vu ta mère porter cet bague. Elle l'adorait. Elle signifiait tant pour elle.

Sa voix avait une étrange intonation. Ses yeux bleus étaie emplis de chagrin.

Cela le toucha en plein cœur. De nouveau, il mesura tout ce qu possédait, comparé à elle. Et que tout le monde ne grandissait pa avec des souvenirs heureux et une vie sécurisée.

Il referma le coffret sur le bracelet, le médaillon et la bague pu regarda les cartons autour d'eux.

— Je pense que ça suffit pour aujourd'hui.

Viv hocha la tête et serra les lèvres.

— Parfois, je me demande si tu mesures ce que tu as ici.

Il leva vivement les yeux.

— Que veux-tu dire ?

Elle prit une grande inspiration.

— Je veux dire, j'aime cet endroit, cet hôpital. Il est dé merveilleux, et tu pourrais le rendre encore meilleur. Et enco je n'ai pas vu les deux autres.

Duc prit un air surpris.

— Viv, à t'entendre, on croirait que tu n'as pas envie de part

Elle se leva brusquement, ne voulant pas entamer ce genre conversation.

— Tu me connais. Je ne plante pas de racines.

Mais il y avait une boule dans sa gorge.

Trier les affaires des parents de Duc lui rappelait quelle exi tence isolée elle menait. Qui ferait cela pour elle, un jour ? El ne supportait pas d'y penser. Elle s'était si longtemps suffi à el même, sans donner la moindre partie d'elle à quelqu'un d'aut arce qu'elle ne se fiait à personne pour lui confier son cœur et a vie. Même pas à Duc. Elle avait repoussé la seule personne qui vait réussi à dépasser un peu ses barrières.

Elle battit des cils pour chasser les larmes qui montaient. Iaintenant, c'était elle qui avait les mains tremblantes.

Elle avait vu la relation entre Lien et Joe. Elle enviait tellement eur façon d'être ensemble ! Le côté « nous deux contre le monde ntier ». Elle savait que Joe avait perdu sa première femme. Cela ii avait-il été facile de nouer une autre relation ?

Elle inspira à travers ses dents, s'intimant de se calmer.

Des myriades de particules de Hanoï s'étaient infiltrées dans on cœur ces derniers mois. Elle adorait les gens, l'animation es rues, son travail. C'était la première fois qu'elle n'avait pas ommencé à chercher autre chose au bout de quelques mois. Mais uc représentait une énorme part de tout ça. Désirerait-elle rester il n'était plus là ?

Il parla d'une voix calme.

— Tu ne peux pas continuer ainsi éternellement. À un moment onné, tu trouveras un endroit que tu n'auras pas envie de quitter u bout de six mois. Penses-tu que ce pourrait être ici ?

Elle leva vers lui un regard effaré – c'était presque comme s'il lisait ans son esprit –, puis elle sentit la colère enfler dans sa poitrine.

— Comment cela pourrait-il l'être, Duc ? Je t'ai déjà dit de egarder autour de toi – de regarder ce que tu as à ta disposition. Iais tu n'en veux pas.

Elle secoua la tête. Elle tremblait tout entière, maintenant.

— Je ne comprends pas. Tout t'est offert sur un plateau, et tu eux t'en aller ! J'ai vu le mail, je sais que tu vas reprendre ce programme chirurgical. Tu ne m'en as même pas parlé ! Alors, à quoi on me demander si je souhaite rester, quand tu veux t'en aller ?

Elle aurait pu le questionner plus tôt, elle en avait eu envie. Iais sa fierté l'avait retenue : elle aurait tant voulu qu'il le lui dise i-même ! Et puis, elle avait peur des raisons pour lesquelles il oulait retourner aux États-Unis. Elle n'avait pas besoin d'entendre u'il ne suffisait pas qu'elle reste pour qu'il envisage de rester.

Duc s'assombrit.

— Tu penses que je fuis ? Et que tout ça m'a été offert sur u plateau ?

Il secoua la tête.

— Je l'ai reçu parce que mes parents sont morts, Viv ! Ce n'es pas un choix pour moi !

Il semblait furieux, mais elle ne battit pas en retraite, elle éta trop remontée. Elle se pencha vers lui.

— Eh bien, ça devrait l'être ! Tu devrais choisir de rester. T devrais le vouloir. Parce que je le veux, moi !

Ces mots avaient surgi de nulle part, ou plutôt du fin fon d'elle-même.

Tous deux cessèrent de parler et se dévisagèrent en silence. Pu Duc tendit la main et lui toucha l'épaule.

— Tu voudrais rester ?

La panique la saisit. Elle n'avait pas eu l'intention de dire ça voix haute, et Duc la regardait d'une façon étrange...

— Non, répliqua-t-elle vivement. Bien sûr que non.

Il secoua la tête.

— Si. Admets-le, tu aimes cet endroit. Tu as envie de rester.

Elle eut l'impression que sa gorge se nouait. Aucun mot n pouvait en sortir. Elle se sentait exposée, comme si Duc lisait e elle. Ça ne lui plaisait pas, elle n'y était pas prête.

Sa tête la lançait de nouveau.

Elle se leva et alla jusqu'au placard pour y prendre du paracétamo

Duc la suivit.

— Il faut que nous en parlions.

— Non, dit-elle avec lassitude. Ce n'est pas la peine. Quel différence cela fera-t-il, de toute façon ? Tu veux partir, je veu rester. Qu'y a-t-il à dire ?

Elle prit un cachet et de l'eau.

Les yeux de Duc allèrent au médicament.

— Qu'est-ce qui ne va pas ?

Elle secoua la tête. Elle n'avait pas envie d'en parler non plus

Il plissa le front.

— Qui a dit que j'allais retourner à la chirurgie ? Je me su peut-être renseigné, mais je n'ai rien décidé.

Elle commençait à voir des points noirs danser devant ses yeux. Une nausée l'envahit. Elle sut brusquement qu'elle devait s'allonger.

— Si tu ne dois pas retourner là-bas, pourquoi te renseigner ? dit-elle faiblement

Duc s'approcha d'elle, l'air soucieux. Il soupira.

— Je gardais mes options ouvertes. Mais plus je reste ici, plus je mesure ce que je peux faire. Tu as raison, il y a une foule d'opportunités...

Son image se brouilla. Elle allait vomir. Et soudain tout devint noir.

La dernière chose qu'elle sentit tandis que le monde s'évanouissait, ce fut les bras de Duc qui l'entouraient.

13

Duc portait Viv inanimée dans ses bras. Dans le couloir, il crois
Joe qui l'aida à la transférer sur un chariot.

— Au nom du ciel, que s'est-il passé ?

— Elle avait mal à la tête. Puis elle a eu la nausée et s'est évanouie

Joe, qui n'était pas aveuglé par les émotions comme lui, se mi
tout de suite en mode médecin.

— Laisse-moi l'examiner.

Il décocha à Duc un regard qui lui demandait de sortir.

L'ironie, c'était que la femme de Joe était dans une chambr
un peu plus loin et que celui-ci, officiellement, ne devait pas l
soigner. Maintenant, Viv était dans cette salle d'examen, et Du
savait que les mêmes règles s'appliquaient à lui.

Comme il ressortait dans le couloir, il croisa une infirmière qu
poussa en entrant un petit cri étranglé.

— Viv !

Cette réaction lui prouvait combien le personnel aimait celle-c
Joe lui cria :

— Retourne au bungalow et vois si tu peux trouver des indice
Des médicaments. Quoi que ce soit qui ait pu causer ça.

Duc frémit.

Joe pensait-il que c'était un acte délibéré ? Sûrement pas !

Il courut jusqu'au bungalow, entra en trombe dans la chambr
de Viv et regarda autour de lui.

Il n'y avait rien qui puisse l'inquiéter... Mais il trébucha su
un pyjama jeté par terre, se pencha pour le ramasser et se figea

Il était encore humide de sueur. Il devait être trempé quand Viv l'avait quitté.

Avait-elle eu de la fièvre la nuit dernière ? Des suées ? Pourquoi n'avait-elle rien dit ? Ce matin-là, elle s'était levée et était allée travailler directement.

Un déclic se fit dans son esprit.

La boîte de paracétamol était sortie, ce matin. C'était lui qui l'avait rangée en préparant le petit déjeuner. Soit elle avait eu de la fièvre, soit une migraine.

Il repartit en courant vers l'hôpital, s'arrêtant à la porte de la salle d'examen.

— Du paracétamol, dit-il rapidement à Joe. Elle en a pris cette nuit et en a repris ce matin, disant qu'elle avait mal à la tête, juste avant de s'évanouir. Je pense qu'elle a eu de la fièvre, car elle s'est changée dans la nuit.

Joe, qui se trouvait de l'autre côté du lit, leva les yeux, le visage grave. Avant qu'il puisse parler, une infirmière accourut de la chambre de Lien.

— Lien dit qu'il faut l'examiner à fond. D'après elle, le jour de l'accident, Viv est sortie en manches courtes pour aider. Elle a pu être piquée par un moustique. Lien se souvient de l'avoir vue se gratter.

Duc se sentit mal.

Il n'y avait pas pris garde ce jour-là et il n'avait rien remarqué depuis.

— Mais je lui rappelle toujours de mettre du répulsif. Elle le fait.

— Est-ce qu'elle a eu des tremblements ?

Duc se glaça.

— Elle tremblait, tout à l'heure.

La liste des symptômes prenait forme dans sa tête.

Joe grimaça.

— Elle a une piqûre de moustique à l'arrière du bras.

Il donna des instructions à l'infirmière.

— Préparez-moi des flacons pour prise de sang et une canule. J'ai besoin d'un antibiotique à large spectre et de glucose en goutte-à-goutte.

— Laisse-moi aider, implora Duc.

— Non.

— Si c'était Lien, te contenterais-tu d'un refus ?

Joe marqua une pause puis agita la main.

— Occupe-toi des drogues pendant que je fais les prises de sang.

Duc secoua la tête en préparant l'antibiotique, incapable de réprimer la frustration qui le faisait bouillir.

— Comment peut-il s'agir de la malaria ? Elle est censée être éradiquée des zones urbaines. Viv prenait son médicament. Je ne comprends pas.

— *Virtuellement* éradiquée, précisa Joe. Ça ne veut pas dire totalement. Et nous devons traiter ce que nous voyons.

Il inséra la canule et brancha le goutte-à-goutte.

— Ce que je vois, c'est une piqûre de moustique infectée. Peut-être a-t-elle oublié de prendre une dose. Peut-être fait-elle partie des dix pour cent de gens pour qui ce remède n'est pas complètement efficace.

Tandis que Viv avait quelques soubresauts, il garda une voix ferme et calme.

— Je pense que nous avons des signes d'œdème cérébral. Tu sais comment nous devons traiter ça. Il ne faut pas perdre de temps à discuter, le temps est trop précieux.

Duc sentit un frisson glacé le parcourir.

Il savait que Joe avait raison, mais il le détestait de dire les mots à voix haute. Il n'aurait su dire depuis quand il n'avait pas vu de cas fatal de malaria, mais il avait passé les dernières années à l'étranger.

C'était lui qui avait fait venir Viv ici. Elle n'aurait jamais mis les pieds à Hanoï si ce n'avait pas été pour lui. Tout ça était de sa faute. Si quoi que ce soit lui arrivait, il ne se le pardonnerait jamais.

— Quel est son taux de sucre dans le sang ?

Quand Joe lui montra la fiche, il eut un haut-le-corps.

Le taux était bas. La malaria causait de l'hypoglycémie. Le glucose devrait y remédier, mais si Viv restait inconsciente quand son indice glycémique serait rétabli, cela voudrait dire qu'il s'agissait d'une malaria cérébrale – qui pouvait être fatale.

Il tendit les autres médicaments à Joe. Si son ami vit que ses mains tremblaient, il n'en dit rien. Il commença lentement à administrer les médicaments.

Duc ne pouvait se résoudre à quitter le chevet de Viv. Mais peut-être devrait-il aller tenir compagnie à Lien pendant que Joe était ici ?

Joe croisa son regard, comme s'il avait lu dans son esprit.

— Lien dort pour le moment. Les vomissements l'ont épuisée. Elle a besoin de repos.

Duc hocha la tête et prit la main de Viv. Ses yeux se rivèrent sur le petit pendentif en or qu'elle portait au cou.

Celui qu'il lui avait acheté et qu'elle ne quittait jamais.

Sa main frémit dans la sienne, puis ce fut son bras, et soudain tout son corps fut pris de convulsions.

Il bondit et la mit sur le flanc avec l'aide de Joe.

À ce moment-là Ron apparut et mesura la situation d'un coup d'œil.

— De quoi avez-vous besoin ? demanda-t-il à Joe.

Ce dernier énuméra les médicaments, Ron sortit et revint tout de suite après.

— Laissez-moi aider, dit-il.

Joe s'efforçait de garder les voies respiratoires de Viv dégagées, et Duc tenait fermement son corps secoué de spasmes. Il avait jeté un coup d'œil à la pendule quand elle avait commencé à convulser et il priait que cela ne dure pas plus d'une minute. Il avait la tête près de ses cheveux, et le parfum d'oranger de son shampoing noyait ses sens. Il était paniqué. Il venait à peine de se rendre compte qu'il l'aimait et il n'avait pas eu l'occasion de lui dire qu'il n'avait pensé à rien d'autre depuis.

Il avait cru avoir le temps. Plein de temps. Il avait réfléchi à son métier. Il venait aussi de décider de refuser le poste qu'on lui avait offert. S'il travaillait ici, il pouvait rester chirurgien, mais il pouvait aussi être médecin. Quelqu'un qui œuvre chaque jour pour la population la plus défavorisée, cela même qui l'avait poussé à faire des études de médecine.

Il l'avait oublié un certain temps, pris par le côté brillant et la compétitivité propres à la chirurgie. Il lui avait fallu tout ça pour prendre conscience qu'il devrait faire une pause, remettre les choses en perspective.

Tout ce que lui avait dit Viv.

Viv, la femme qu'il tenait dans ses bras. La femme qu'il aimait.

Peut-être l'avait-il toujours aimée et avait simplement eu peur de le dire à haute voix. Ou peut-être que c'était dû aux changements de circonstances pour eux deux.

Peu importe. Ce qui comptait, c'était ici et maintenant.

Lorsqu'il leva les yeux vers Joe et vit l'inquiétude sur le visage de son collègue, son cœur sombra.

Il pouvait seulement prier d'avoir une chance de parler à Viv.

Ron fit le tour et tint fermement le bras de Viv pour injecter les médicaments dans la canule. Il avait le front soucieux.

— Quand est-elle tombée malade ? demanda-t-il.

— Cette nuit, répondit Duc d'une voix fêlée. Elle a dû avoir des suées au cours de la nuit, mais elle n'a rien dit. Elle s'est seulement plainte d'un mal de tête ce matin.

— Ça s'est déclaré brusquement, alors.

Ces mots frappèrent Joe et Duc, qui échangèrent un coup d'œil. Ils savaient combien cela pouvait être sérieux.

— Prenait-elle des pilules anti-malaria ?

— Scrupuleusement, affirma Duc.

— Il pourrait s'agir d'une souche résistante, ou d'une nouvelle souche, dit pensivement Ron.

Le corps de Viv commença à se calmer, les soubresauts devenant moins prononcés.

Ils poussèrent tous un soupir de soulagement.

— Vous avez fait des prises de sang ? s'enquit l'obstétricien.

Joe hocha la tête.

— Donnez-moi les éprouvettes. J'ai des relations au laboratoire de la ville. Je pourrai faire accélérer les choses.

En se dirigeant vers la porte, il posa une main sur l'épaule de Joe.

— Nous allons aider Lien à s'en sortir, aussi.

Une infirmière arriva avec un moniteur cardiaque et un tensiomètre. Duc mit Viv sur le dos et la laissa installer les appareils.

— Je vais rester avec elle, dit-elle.

Il secoua la tête.

— Non, moi, je vais rester.

Il s'assit au chevet de Viv, lui reprit la main et leva les yeux vers Joe.

— Merci.

Joe fit un signe de tête.

— Je serai juste un peu plus loin dans le couloir. Appelle-moi n'importe quand.

— Moi aussi, ajouta l'infirmière.

Ils sortirent tous les deux.

À présent, les seuls bruits dans la pièce provenaient du moniteur et de la respiration de Viv.

Duc se pencha et écarta une mèche de cheveux de son visage.

Il ne pouvait pas y croire. Il avait pensé que le pire jour de sa vie avait été celui où on lui avait annoncé la mort de ses parents. Mais maintenant ? Ce n'en était pas loin. Et ce qu'il se passait était sa faute. S'il n'avait pas demandé à Viv de venir, elle serait saine et sauve quelque part en Angleterre.

Sa peau était douce sous ses doigts. Elle continuait de respirer calmement.

Il mêla ses doigts aux siens.

— Réveille-toi, Viv, lui chuchota-t-il. S'il te plaît, réveille-toi. Je ne peux pas te perdre, c'est impossible. Réveille-toi, et je ferai tout ce que tu voudras. Je te donnerai tout ce que tu voudras.

Tout ce qu'il voulait, c'était retrouver sa Viv. Rien ne lui importait davantage, rien d'autre ne comptait. Ni l'attirance qu'il y avait eue entre eux, ni leurs baisers, ni leurs disputes.

Mais alors qu'il la regardait allongée sur le lit, aussi blanche que les draps, ses entrailles se nouèrent.

Peut-être ne la retrouverait-il pas ?

Il posa sa main près de la sienne pour entremêler leurs petits doigts.

— « Amis pour la vie », murmura-t-il.

14

Le troisième soir, tard, Duc était installé dans le fauteuil incliné qu'il avait fait apporter pour pouvoir dormir à côté de Viv.

Le taux de glycémie de celle-ci était revenu relativement vite à la normale, mais elle ne se réveillait toujours pas. Il était à son chevet depuis deux jours et deux nuits, terrifié à l'idée que quelque chose puisse se passer s'il partait. Le personnel était formidable. On lui apportait les documents à signer, du thé, des collations. Joe lui avait remis une serviette de toilette et une tenue propre, et il utilisait la douche qui se trouvait dans la chambre de Viv.

Lien n'était pas remise non plus. Il était peu probable qu'elle reprenne le travail rapidement. Cela ne l'empêchait pas de venir les voir en traînant sa perfusion avec elle, un bassin à la main.

Ron avait été fidèle à sa parole : les prises de sang de Viv avaient vite été analysées, et après avoir consulté un expert, on lui avait changé son traitement...

Soudain, un petit gémissement monta du lit.

Le premier signe qui émanait de Viv depuis deux jours !

Il se redressa vivement et lui prit la main.

— Viv, c'est Duc. Tu m'entends ?

Rien.

Il regarda le moniteur, espérant voir que son cœur battait plus vite. Mais non, c'était toujours pareil.

Frustré, il s'intima de rester calme.

C'était déjà *quelque chose.*

Après être resté un siècle penché sur son lit, il se réinstalla finalement dans le fauteuil.

— Je suis là, Viv, dit-il doucement. Si tu as besoin de moi, je suis là.

Il finit par s'endormir et se réveilla au petit matin. Dehors, il faisait encore sombre. Il se redressa et mit les pieds par terre, se demandant ce qui l'avait tiré du sommeil.

C'est alors qu'un petit grognement le mit en alerte.

— Viv ?

Elle plissait le nez.

— Mal à la tête, dit-elle d'une voix enrouée.

— Génial ! s'exclama-t-il en la prenant dans ses bras.

Elle était encore faible et ne lui rendit pas son étreinte. Il appuya sur le bouton pour appeler une infirmière.

— Tu n'as pas idée de la peur que tu nous as faite, dit-il dans un souffle. Je suis tellement, tellement désolé.

Elle ne parut pas assimiler ses paroles.

— Mal à la tête, répéta-t-elle en se laissant retomber sur les oreillers.

L'infirmière arriva, ouvrant de grands yeux.

— Elle est réveillée ?

Il fit signe que oui.

— À peine. Pouvez-vous lui donner quelque chose contre la migraine ?

Elle acquiesça et disparut, pour revenir une minute plus tard avec un verre d'eau, une paille et deux cachets.

— Essayons ceci, d'abord.

Il releva le haut du lit et aida Viv à se mettre en position pour pouvoir boire un peu d'eau. Elle toussa. Elle n'avait pas encore vraiment ouvert les yeux.

Il essaya de passer en mode médecin et de lui poser quelques questions types, mais les réponses furent confuses.

Au bout d'une minute environ, elle tendit la main pour avoir les cachets et les avala maladroitement. Elle referma aussitôt les yeux.

Il avait envie de la secouer, de la faire essayer de parler de nouveau, mais l'infirmière lui lança un regard d'avertissement.

— Notre patiente a besoin de repos. C'est quelqu'un qui a eu la malaria qui vous le dit.

Il se força à lui sourire.

Il savait qu'elle avait raison. Mais tant de choses bouillonnaient en lui en cet instant !

— Je suppose qu'il ne sert à rien que j'essaie de vous convaincre d'aller dormir dans votre lit, maintenant qu'elle est réveillée ?

Il secoua la tête.

— À rien du tout.

— C'est bien ce que je pensais.

Elle lui décocha un sourire amusé et se dirigea vers la porte.

Viv avait du flou dans la tête. Un flou pas agréable. Elle avait l'impression d'avoir la pire gueule de bois qui puisse exister. Elle n'en avait jamais eu d'aussi terrible. Et elle était fatiguée. Vraiment, vraiment fatiguée. Pas normal.

Elle se tourna dans le lit, se demandant pourquoi elle n'arrivait pas à se sentir bien. Ses articulations étaient douloureuses. Les draps étaient raides, la taie d'oreiller aussi. Duc les avaient-ils changés ?

Ses paupières s'ouvrirent en papillonnant.

Encore quelque chose qui clochait : elle s'était habituée au beau rouge mat des murs de la maison de Duc. Là, il n'y avait que du blanc. Du blanc partout.

Si seulement elle avait l'énergie nécessaire pour s'asseoir. Mais elle ne l'avait pas.

Puis elle vit Duc endormi dans un fauteuil près de son lit. Il avait une mine affreuse. Pourquoi était-il à son chevet ?

Elle n'eut pas besoin de parler, car ses paupières s'ouvrirent, il sursauta et se pencha vers elle pour lui prendre la main.

— Viv, tu es réveillée ! Comment te sens-tu ?

Alors là, elle n'y comprenait plus rien du tout. Tout ce qu'elle put articuler fut :

— Qu... Quoi ?

Elle baissa les yeux. Ce n'était pas son pyjama. Et elle portait une chemise d'hôpital. Elle l'écarta de son corps.

— Quoi ? répéta-t-elle.

— Tu n'as pas été bien, répondit Duc, le visage grave. Tu as la malaria. Nous pensons que tu as été piquée pendant que tu aidais pour l'accident... tu portais des manches courtes, ce jour-là.

— La malaria ? Mais je prends les médicaments...

Il caressait sa main, comme s'il ne voulait pas la lâcher.

— Je sais. Mais pour une raison quelconque, ils n'ont pas été efficaces. On fait des analyses de sang spéciales pour en savoir plus.

Il la regarda, l'air sérieux.

— Pourquoi ne m'as-tu pas dit que tu ne te sentais pas bien ? Les suées nocturnes ? Le mal de tête ? Y avait-il autre chose ?

Franchement, elle ne s'en souvenait pas. En outre, ces questions ressemblaient un peu à un sermon.

— J'ai besoin de dormir, déclara-t-elle en fermant les yeux et en se pelotonnant sur le côté.

La prochaine fois qu'elle se réveillerait, elle se plaindrait de ces draps et de la chemise d'hôpital.

Il fallut quatre jours pour que Viv retrouve à peu près un état normal. Elle était d'humeur grincheuse et constamment fatiguée. Elle ne pouvait toujours pas se mettre dans la tête qu'elle avait contracté la malaria.

Le personnel de l'hôpital défilait constamment pour la voir. Joe était là presque en permanence, comme Duc, et de temps à autre elle avait la visite de Lien qui souffrait encore de son *hyperemesis gravidarum*. Ron était également venu quelques fois, lui apportant du thé et s'asseyant pour bavarder.

Elle ne parvenait pas à croire qu'une chose pareille lui était arrivée. Maintenant, rétrospectivement, elle se rappelait avoir eu une démangeaison à l'arrière du bras. Mais elle n'avait pas pensé à regarder. Elle était trop occupée. Trop de choses se passaient. Duc prenait trop de place...

Ce soir-là, elle avait réussi à les convaincre de la laisser rentrer dormir dans son propre lit. Elle avait dû promettre que l'on pourrait venir voir comment elle allait. Personne n'écoutait quand elle soutenait qu'elle était infirmière et qu'elle pouvait s'occuper d'elle-même. Et Duc avait tenu à la porter tout le long.

Le bungalow était beaucoup plus en ordre que lorsqu'elle l'avait quitté.

— Où sont passés tous les cartons ? lança-t-elle comme Duc la portait à travers le salon.

— Mai Ahn s'en est occupée. Comme je restais avec toi, elle m'a demandé si elle pouvait faire quelque chose pour aider. Elle a offert de porter les cartons à des œuvres de bienfaisance.

Bien sûr. Ils étaient en train de trier les affaires de ses parents. Elle se souvenait des émotions qu'elle avait vues sur son visage. Cela avait dû lui paraître si définitif...

— Désolée, marmonna-t-elle.

— Quoi ? fit-il, surpris. De quoi dois-tu être désolée ?

Elle agita une main.

Elle ne pouvait pas le regarder. Depuis qu'elle s'était réveillée, c'était comme si toutes les émotions qu'elle avait gardées en elle les derniers mois bataillaient pour sortir. Apparemment, la maladie avait épuisé ses réserves. Si elle croisait les doux yeux bruns de Duc, elle s'effondrerait.

— Je crois qu'il faut que je parte, laissa-t-elle échapper. Il vaut mieux que je m'en aille. Dès que j'irai mieux.

Il se laissa tomber sur le lit à côté d'elle.

— Quoi ? s'écria-t-il, l'air incrédule. Mais je pensais que tu te plaisais ici ?

Elle se concentra sur ses propres mains.

— Je m'y plais. Enfin, je m'y plaisais...

— Viv, parle-moi ! Dis-moi ce que tu veux dire.

Comment le pourrait-elle ? Comment pourrait-elle dire à son meilleur ami que leur relation ne pourrait plus jamais être la même, en tout cas pour elle ? Dès l'instant où elle était descendue de l'avion et l'avait revu, les choses avaient changé entre eux. Ce n'était la faute de personne. Ni l'un ni l'autre ne comprenaient ce changement mais, à ses yeux à elle, ils avaient franchi une ligne. Maintenant, elle avait beau essayer, elle ne pouvait plus ignorer l'attirance qu'elle éprouvait pour Duc. Elle n'avait jamais ressenti une connexion aussi forte avec quelqu'un, ni avec un endroit.

— Je... Je ne peux pas rester. Pas ici. Pas maintenant.

Elle sentait l'odeur familière qui s'attachait à lui. Combien de fois s'était-elle blottie contre lui ou avait-elle posé la tête sur son épaule, humant ce parfum de lessive et d'after-shave ?

Il allongea ses jambes sur le lit, assis parallèlement à elle. Elle pouvait presque entendre tourner les rouages de son cerveau. Elle le connaissait. Peut-être même mieux qu'il ne se connaissait lui-même.

Elle prit une grande inspiration.

— Tu as bien réussi, Duc. Cet hôpital est formidable. Tu as tout réglé. Maintenant, tu peux t'en aller et être le chirurgien que tu as toujours voulu être.

Il y eut un long silence.

— Tu crois que c'est ce que je veux ?

— Je le sais. Tu dois mener la vie que tu souhaites, être... Être heureux.

— Et si je te disais que ce n'est pas ce qui peut me rendre heureux ?

Elle sursauta et se tourna automatiquement vers lui, se maudissant d'avoir laissé tomber sa garde.

Ses yeux bruns étaient fixés sur elle. Sincères.

— Viv, si je te disais que ce qui me rend heureux, c'est toi, même si j'ai mis des années à m'en rendre compte ?

Elle sentit qu'elle se mettait à trembler. Elle secoua la tête.

— Non, ce n'est pas moi, Duc.

Il entremêla leurs petits doigts. Elle eut envie de retirer sa main, mais la chaleur de sa peau la retint.

— Viv, je suis désolé, je n'ai jamais vraiment essayé de me mettre à ta place. Je n'ai jamais compris à quoi devait ressembler ta vie. Tu paraissais toujours si indépendante, comme si c'était ce que tu voulais, ce dont tu avais besoin. Je n'ai pas cherché plus loin, alors que j'aurais dû.

Il parlait d'une voix assurée. Elle ne voyait pas où menait cette conversation.

— Que veux-tu dire ?

Il passa son autre main dans ses cheveux.

— Je pensais que nous nous disions tout. Je croyais que nous étions les meilleurs amis du monde. Mais lorsque je regarde en arrière, je n'ai pas été l'ami que j'aurais dû être.

Cette fois, ce fut son regard qui s'abaissa sur leurs petits doigts liés.

— Je t'ai laissée tomber. J'aurais dû deviner, comprendre.

Elle commença à paniquer – elle ne parvenait pas à suivre.

— Que veux-tu dire ? répéta-t-elle, nerveuse.

— Tous ces petits amis minables. Le seul qui était bien, c'était Archie, tu te souviens ?

Elle frémit. Elle ne comprenait toujours pas où il voulait en venir. Oui, bien sûr qu'elle se souvenait d'Archie. Un garçon adorable, travailleur, doté d'un bon sens de l'humour, et désespérément amoureux d'elle. Elle l'avait laissé tomber au bout de quelques mois. Il était gentil, sûr, il se serait occupé d'elle. Elle ne pouvait rien dire contre lui.

Elle hocha la tête, silencieuse.

— Tu es partie en courant. Parce qu'il aurait pu t'offrir un attachement. De l'amour. Un foyer. Mais tu n'as pas pu l'accepter. Tu n'as pas pu t'y faire. Tous les garçons avec qui tu es sortie après ne pouvaient rien t'offrir de pareil. Tu les choisissais parce qu'ils ne t'obligeaient pas à t'engager, que tu n'avais pas besoin d'investir ton cœur avec eux. Je ne l'ai pas vu, à l'époque. Et à mon avis, tu agissais ainsi sans même savoir pourquoi.

Sa peau la picotait à l'entendre parler. Il y avait quelque chose de familier dans ce qu'il disait qui lui donnait la nausée. Elle aurait voulu s'indigner, crier, nier tout en bloc. Mais elle se sentait trop mal à l'aise. C'était trop près de la vérité, si près que son estomac se nouait. Et Duc n'en avait pas fini.

— Tu pars en courant, Viv, parce que c'est plus facile que de t'arrêter pour voir si l'amour et un foyer valent la peine de risquer de souffrir.

Là, elle lui arracha sa main.

— Tout le monde n'a pas eu ta vie, répliqua-t-elle sèchement. Tout le monde n'a pas eu Khiem et Hoa.

C'était sans doute cruel de les mentionner, mais il lui semblait que, à présent, toutes les armes étaient bonnes.

— Mais quand t'arrêteras-tu de courir, Viv ? Quand feras-tu une pause pour reprendre ton souffle ? Quand prendras-tu le temps de regarder autour de toi et de voir si quelqu'un pourrait valoir la peine de prendre ce risque ?

Elle avait l'impression d'entendre son cœur dans ces paroles. Il avait un ton implorant.

— J'aurais pu te perdre, Viv. Je t'ai invitée à venir dans un pays qui a failli te tuer. J'ai passé les derniers jours à retenir mon souffle, de peur que chaque respiration puisse être la dernière avec toi à mon côté. Je me rendais très bien compte de ce que je pourrais perdre.

Son cœur fit un petit bond.

Vers quoi allait-il ? Elle aurait voulu parler, dire n'importe quoi, mais les mots étaient coincés dans sa gorge.

— Tu m'as montré ce que j'avais ici, reprit Duc. Tu m'as appris à aimer redevenir médecin. Pas chirurgien, *médecin*. Tu m'as fait comprendre que je possédais non seulement un bâtiment, mais toute une équipe autour de moi. Je ne peux pas imaginer de travailler ailleurs qu'ici, à présent...

Il prit une grande inspiration.

— Mais je le ferai, si tu le veux.

Elle fronça les sourcils.

— Quoi ?

Il prit quelques instants pour répondre.

— Je veux que tu sois heureuse. Et si rester ici n'est pas quelque chose que tu peux envisager, alors dis-moi où tu veux aller, et j'irai avec toi.

Elle secoua la tête.

— Qu'est-ce que tu racontes ?

Il mit un doigt sur sa poitrine.

— Je te parle de toi et moi. Nous devons donner une chance à ce qu'il y a entre nous. Voir si « nous deux » est destiné à être.

Il tendit la main et lui caressa doucement la joue.

— Laisse-moi te montrer ce que peut être un foyer.

Ce fut peut-être la façon dont il dit ces mots. Ou ce qu'il avait dit avant. Mais ses cheveux se dressèrent sur sa nuque.

Ce n'était tellement pas ce qu'elle souhaitait entendre ! Il se sentait désolé pour elle. Comme s'il réagissait en médecin.

Elle secoua la tête et tenta de retenir les larmes qui lui montaient aux yeux.

— Tu ne peux pas me « réparer », Duc. Même si, en effet, tout ce que tu penses de moi est vrai, car j'ai peur de nouer des relations et de prendre le risque de créer un foyer, je ne suis pas ton œuvre de charité. Tu n'as pas à te sentir désolé pour moi. Et tu n'as surtout pas à me... réparer !

Cette seule idée la révulsait. Ce n'était pas ce qu'elle souhaitait. Dans tous ses rêves, elle avait imaginé ce qu'ils pourraient devenir l'un pour l'autre, et ce n'était pas ça.

Duc secoua la tête avec un sourire.

— Je ne veux pas te réparer, Viv ! Ce n'est pas pour ça que je suis là. Tu n'as pas besoin d'être réparée. Tu es parfaite telle que tu es.

— Alors, qu'essaies-tu de dire ?

Il fixa sur elle ses profonds yeux bruns.

— Ce que je demande, c'est la permission de t'aimer.

Elle se figea.

Était-ce vraiment ce qu'il venait de dire ?

— Mais... Mais tu t'es écarté, balbutia-t-elle. Tu ne voulais pas que nous nous engagions dans cette voie. Tu as reculé comme si m'embrasser était la pire chose que tu aies jamais faite. Soi-disant parce que nous devions rester amis.

Il eut un rire incrédule.

— Vraiment ? Tu as cru que je n'aimais pas t'embrasser ? Quand tu te trompes, tu te trompes *tellement* que ça fait peur ! Viv, j'ai pensé à t'embrasser pratiquement dès l'instant où tu es descendue de cet avion avec ton short en jean et ta chemise nouée. À la seconde où tu m'as enlacé à l'aéroport, quelque chose a changé. En tout cas pour moi. Chaque fois que tu me frôles, ça me rend fou – au bon sens du terme. Je passe ma vie à renifler le parfum de ton shampoing, à me demander où tu es. Tu fais grimper ma pression sanguine avec ta tenue « d'entretien ». Et ta robe rouge...

Il secoua la tête, ses yeux pétillaient.

— J'ignore pourquoi nous n'avons pas emprunté plus tôt ce chemin-là. Peut-être n'étions-nous pas prêts. Peut-être n'étions-nous pas arrivés à ce point-là de notre vie. Peut-être avions-nous besoin de trouver un équilibre. Mais maintenant, Viv ? Je suis prêt si tu l'es. Tu n'as qu'à dire le mot. Parce que je veux t'aimer. Vraiment. Je veux plus que n'importe quoi d'autre que nous essayions d'être ensemble. Ça passe avant tout. Alors dis-le. Dis que tu vas nous donner une chance. Ça peut être n'importe où dans le monde. Je te suivrai où tu voudras. Dis-moi juste que tu penses que nous méritons une chance.

Elle était abasourdie. Comment, après tout ce temps, Duc réussissait-il à dire un million de choses en une fois ?

Il reprit d'une voix plus basse, plus rauque :

— Tu n'as pas idée de ce que ça a été de te voir t'évanouir. De te voir allongée dans ce lit d'hôpital. J'ai perdu mes parents cette année, Viv. Alors, te perdre aussi... Je ne pouvais pas gérer ça. Je ne peux pas perdre la personne dont j'ai le plus besoin. Je ne suis pas fou. Les choses ont changé entre nous, nous le savons tous les deux. Alors, saisissons cette chance à deux mains et voyons où ça nous conduira. Nous méritons d'essayer, Viv.

Il abaissa encore la voix.

— Je le veux de tout mon cœur.

Une larme roula sur sa joue. Elle l'oberva et vit les cernes sous ses yeux. Il n'avait pas dormi correctement depuis des jours.

Elle inspira à fond.

— Ce n'est pas ta faute si je suis tombée malade. C'est la vie. Je prenais des précautions, mais j'ai été négligente ce jour-là et je n'ai pas remarqué cette piqûre de moustique. Je suis responsable. Mais... – elle le regarda dans les yeux – tu ne m'as pas vraiment dit ce que tu ressens pour moi. Tu dis que tu veux essayer, mais quoi ?

Comme il semblait en proie à la confusion, elle leva une main.

— Cet endroit est spécial, aussi. En tout cas pour moi. Peut-être est-ce une question de circonstances, mais j'ai l'impression d'avoir enfin trouvé un endroit où je peux m'intégrer, être moi-même. J'aime les gens. J'aime les patients. La seule chose qui m'empêche de rester, c'est toi.

Il eut l'air choqué.

— Pourquoi ?

Elle secoua la tête.

— Tu ne peux pas rester parce que tu penses que je veux rester, moi. Tu rêvais d'être chirurgien. As-tu toujours ce rêve ? Parce que, si oui, dans quelques mois tu commenceras à te sentir mal, à être frustré. Tu n'auras plus envie d'être ici, et cela affectera tout le monde autour de toi.

Il secoua la tête à son tour et regarda l'hôpital par la fenêtre.

— Je n'avais pas pris le temps de soupeser les choses. Tu sais à quoi ressemble une équipe chirurgicale ? C'est un monde de compétition avec des coups de poignard dans le dos. Je pensais qu'il me fallait l'accepter, mais je sais à présent à quel point je peux être davantage médecin, ici. Je suis encore en train de m'ajuster. Mais il y a tant de travail à faire que je ne veux pas rester immobile. Je veux que cet endroit progresse et m'assurer que nous faisons tout ce que nous pouvons pour cela. C'est la tâche d'une vie, du moins pour moi. Je sais que tu as beaucoup bougé. Je sais que tu pourrais encore le vouloir. Tu veux savoir ce que j'éprouve pour toi ? Je t'aime. Je crois que je t'ai toujours aimée. Si cet endroit ne te rend pas heureuse… et si je ne te rends pas heureuse, malgré tout je t'aimerai toujours. Je serai toujours là, je serai toujours ton meilleur ami, et… Tu auras toujours ton foyer ici avec moi.

Elle se mit à sangloter. Elle ne pouvait se retenir.

Duc passa un bras sur ses épaules et l'attira contre lui.

— J'adore cet endroit, dit-elle en reniflant et en posant une main sur son torse. Mais si je l'adore, c'est parce que tu t'y trouves. C'est toi. Tout ce que je vois te rappelle à moi. Je ne pourrais pas être ici si tu n'y étais pas. Tu me rends folle, tu sais ça ? Quand tu m'as embrassée dans la cuisine et que tu t'es écarté, j'ai cru que mon cœur allait se briser en deux.

Il l'embrassa sur la tête.

— Pardon, Viv. J'étais perturbé. Je pensais que j'avais franchi une ligne interdite et tout gâché entre nous. Je pensais que tu allais me détester.

Elle lui frappa le torse de sa main.

— Comment pourrais-je te détester alors que je t'aime, idiot ? Toi, le garçon qui a été tout pour moi ces dix dernières années. La seule personne avec qui je suis honnête et à qui je confie tous mes sombres secrets de famille. Le seul homme qui m'achète un bijou assorti à mes yeux…

Elle toucha son collier.

— Et quand tu m'as embrassée, tu m'as mise sens dessus dessous. Un baiser entre amis n'est pas censé faire cette impression-là. Il n'est pas censé te couper le souffle et changer tes jambes en gelée. Il n'est pas censé t'emballer le cœur au point que tu ne peux pas dormir la nuit.

Elle caressa des doigts la base du cou de Duc. Il baissa sur elle ses yeux sombres. Elle pouvait les voir étinceler, sentir l'air crépiter entre eux, de nouveau.

Elle ralentit sa caresse et prit un ton taquin.

— Et ça ? Cette électricité qui fuse sans arrêt entre nous ? Comment allons-nous réussir à travailler à l'avenir ? Comment les patients seront-ils soignés si nous exerçons tous les deux ici ?

Son cœur était si plein qu'elle ne pouvait plus respirer.

Duc l'aimait. Il avait dit qu'il l'aimait. Le monde pouvait-il être plus parfait ?

Il changea de position, lui relevant le menton.

— Alors c'est « nous » ? C'est vraiment « nous » ?

Il semblait vouloir s'en assurer.

Elle fit signe que oui.

Mais il continua, tandis qu'un sourire sexy naissait sur son visage.

— Pas de retour en arrière ? Pas de changement d'avis ?

— Pas le moindre, répéta-t-elle en souriant.

Elle soupira lorsqu'il bondit du lit vers la porte.

— Duc, vas-tu m'embrasser, oui ou non ? Ou vais-je mourir en attendant que tu le fasses ?

— Oh oui, je vais t'embrasser ! Je m'assure juste que nous ne serons pas dérangés.

Il tourna le verrou, la rejoignit sur le lit et passa les bras autour de sa taille, souriant.

— À présent, où en étions-nous ?

— Là, répondit-elle en posant les lèvres sur les siennes.

15

Six mois plus tard

— Pousse, Lien, pousse !

C'était le milieu de la nuit. Mais personne au May Mân Hospital ne se souciait de l'heure qu'il était. Le couloir à l'extérieur de la salle d'accouchement était pratiquement plein. Les infirmières avaient même commencé à distribuer des collations. C'était le premier bébé estampillé « May Mân », né de deux médecins qui travaillaient ici, mis au monde par un personnel qui les aimait tous les deux. Au bureau des infirmières, il y avait une fiche colorée avec des paris sur la date, l'heure, le sexe, le poids et le prénom.

Joe faisait les cent pas dehors. Les parents de Lien étaient assis impatiemment sur leur chaise, guettant chaque ouverture de la porte. Deux médecins extérieurs qui étaient de garde ce soir-là observaient la scène avec amusement.

De temps à autre, Viv passait la tête par la porte pour donner une instruction, et les gens retenaient leur souffle, déçus qu'elle n'annonce pas la nouvelle qu'ils attendaient.

Ron était le plus amusé de tous.

— C'est toujours aussi drôle ? demanda-t-il en passant.

Pendant quelques minutes, le silence régna, puis il y eut un vagissement.

Des cris de joie montèrent dans le couloir tandis que Bébé Lennox, une fille, annonçait son arrivée au monde.

Viv lui nettoya le visage, fit quelques vérifications rapides et la plaça sur la poitrine de Lien. Celle-ci sourit et s'adossa aux oreillers, épuisée.

— Dites-moi qu'ils ne crient pas victoire, là-dehors !

Viv et Ron rirent.

— Les paris sont allés bon train, dit l'obstétricien. Trois infirmières surveillaient la pendule, espérant gagner.

Lien secoua la tête et contempla sa fille tout juste née.

— Waouh..., dit-elle dans un souffle.

Puis elle regarda Joe qui ne quittait pas le bébé des yeux.

— Ne compte pas sur moi pour recommencer.

— C'est ce qu'elles disent toutes, affirmèrent Ron et Viv en chœur.

Lien sourit.

— Je suis sérieuse.

Viv hocha la tête.

— Elles aussi. Ce qui ne veut pas dire que je ne te reverrai pas dans deux ans.

Ron eut un grand sourire.

— Je suis ravi. A-t-on un nom pour notre nouvelle venue ?

Joe soupira.

— C'est Regan qui doit choisir. Et comme nous ne savions pas si ce serait un garçon ou une fille, il a décidé de garder le secret.

Ron rit de bon cœur.

— Je suis impatient de savoir.

Cinq minutes plus tard, Lien et sa fille étaient installées, et Viv avait rangé la chambre pour les visites – c'est-à-dire l'hôpital au grand complet.

Duc serra la main de Joe et embrassa Lien sur la joue après avoir admiré le bébé, puis il fit signe à Viv de le suivre dehors.

Elle laissa les choses entre les mains de Melody, l'autre sage-femme, et sortit avec lui pour s'asseoir cinq minutes dans l'herbe.

Il faisait plus frais à l'extérieur, et lorsqu'il eut passé un bras sur ses épaules, elle s'appuya contre lui.

— Oh ! je suis crevée. Il me faut du thé.

Elle aurait pu rester ainsi toute la nuit. Quelquefois, ils s'asseyaient ainsi ensemble pour contempler les étoiles.

Il lui fallut quelques minutes pour remarquer quelque chose d'inhabituel.

— Hé, qu'est-il arrivé aux arbres ?

— Tu veux parler de ces petites lumières blanches qui clignotent ?

Il se leva et lui tendit la main. Elle sourit avec curiosité tandis qu'il la conduisait vers le banc du souvenir qu'ils avaient installé sous les arbres en mémoire de Khiem et Hoa. Elle s'assit et regarda les guirlandes.

— Elles ajoutent vraiment de la magie au terrain. Nous aurions dû y penser plus tôt. Et pour Noël, nous pourrons peut-être les remplacer par des guirlandes colorées ?

Elle jeta un coup d'œil sur sa droite, mais Duc avait disparu.

— Duc ?

— Ici.

Il était agenouillé dans l'herbe devant elle.

Elle étouffa une petite exclamation et porta ses deux mains à sa bouche.

Il sourit.

— Prévoir le bon moment est capital.

Il prit ses mains dans les siennes.

— Viv, les six derniers mois ont été les meilleurs de mon existence. Tu es ma partenaire et l'amour de ma vie. Je ne peux pas imaginer de passer une minute sans t'avoir à mon côté. Je ne peux pas imaginer une journée où tu ne me cries pas après avec ton dingue d'accent écossais, où tu ne te bats pas avec moi pour un morceau de chocolat. N'attendons plus. Ça fait déjà trop longtemps.

Il sortit de sa poche la bague d'émeraude et de diamants qui avait appartenu à sa mère.

Il leva les yeux vers le ciel.

— Tu sais que mes parents t'adoraient. Je suis sûr qu'ils nous sourient là-haut et nous disent de nous dépêcher.

Il lui jeta un coup d'œil prudent.

— Si tu as envie de quelque chose d'autre, je te l'achèterai. Mais ma mère m'a toujours dit qu'elle espérait que je trouverais quelqu'un à aimer comme elle aimait mon père. Et peut-être savait-elle déjà qui ce serait. Alors qu'en dites-vous, Vivienne Kerr ? Voulez-vous être ma femme jusqu'à la fin des temps ?

Elle avait les mains qui tremblaient, ce qui ne l'empêcha pas de tendre son annulaire gauche pour qu'il y glisse la magnifique bague. Elle lui toucha la joue.

— J'ai eu tellement de chance le jour où je t'ai rencontré, Duc ! Je ne peux pas imaginer ce qu'il se serait passé si tu n'avais pas été là pour m'enlacer dans la salle de soins. Tu as pris mon cœur et m'as donné quelque chose que je n'aurais jamais trouvé sans toi : un foyer. Cette bague, je l'adore. Je me sens honorée. Alors, oui ! Tu peux proclamer au monde entier que je suis ta femme.

Duc la souleva et la fit tournoyer mais, lorsqu'elle reposa les pieds par terre, elle recula d'un pas pour trouver sa main. Elle noua leurs petits doigts et le regarda dans les yeux.

— Pour toujours, chuchota-t-elle.

— Pour toujours, répéta-t-il en se penchant pour l'embrasser.